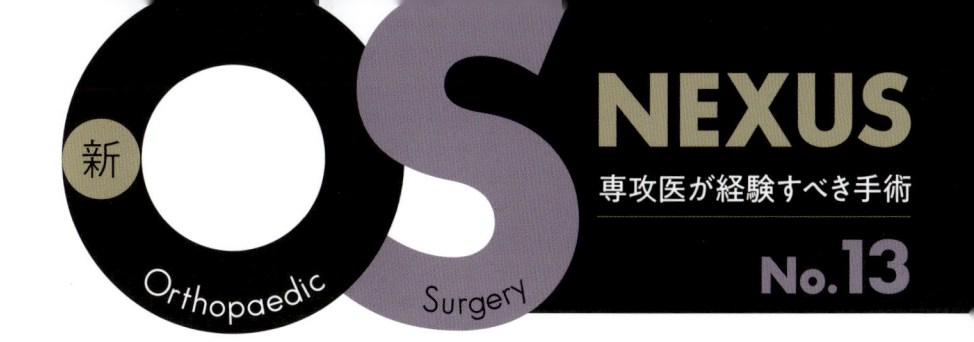

新 OS Orthopaedic Surgery

NEXUS
専攻医が経験すべき手術

No.13

脊椎の再建法
すべり症から脊柱変形まで

担当編集委員

今釜史郎
名古屋大学大学院医学系研究科整形外科学教授

編集委員

松田秀一 京都大学大学院医学研究科整形外科学教授
今井晋二 滋賀医科大学整形外科学講座教授
今釜史郎 名古屋大学大学院医学系研究科整形外科学教授

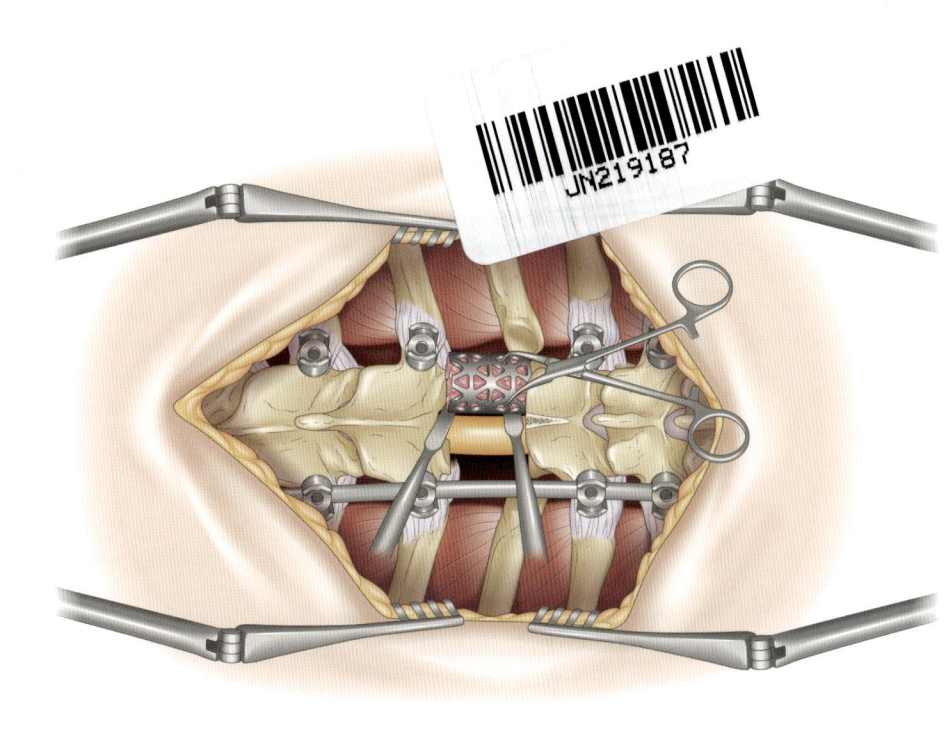

MEDICAL VIEW

New OS NEXUS No.13

The Spinal Reconstruction Techniques: From Spondylolisthesis to Spinal Deformities

（ISBN978-4-7583-2163-1 C3347）

Editor : IMAGAMA Shiro

2025. 2. 10　1st ed

©MEDICAL VIEW, 2025
Printed and Bound in Japan

Medical View Co., Ltd.
2-30　Ichigayahonmuracho, Shinjuku-ku, Tokyo, 162-0845, Japan
E-mail　ed@medicalview.co.jp

序 文

脊椎の再建法─すべり症から脊柱変形まで

The Spinal Reconstruction Techniques:
From Spondylolisthesis to Spinal Deformities

　このたび，「新OS NEXUS」No.13「脊椎の再建法─すべり症から脊柱変形まで」を上梓する運びとなりました。「新OS NEXUS」の脊椎シリーズでは，これまで「ベーシックな脊椎除圧術のすべて」(No.3)や「脊椎固定術の基本手技」(No.6)など，脊椎手術の基本的な技術をテーマとした号を発刊し，多くの先生方に日常臨床や研鑽にご活用いただいております。今回の特集では，基本手技に加えて，さらにテクニックを必要とする「脊椎の再建法」に焦点を当て，内容を一層充実させました。

　脊柱変形手術は一般的に，高度な技術を要する治療法と見られがちですが，患者数が年々増加しており，現在では決して特殊な手術ではなくなっています。若年者から高齢者に至るまで，さまざまな疾患や病態が適応となるため，脊柱変形手術の技術を習得する意義は非常に大きいと考えます。一見困難に思える手術でも，丁寧な基本手技を実践し，そこに脊椎再建の手術テクニックを加えることで，より安全に良好な治療成績を得ることが可能です。また，近年のinstrumentationの進歩や術中ナビゲーションシステム，術中脊髄モニタリングなどの普及により，これまで以上に円滑で安全な手術の実施が可能となっています。

　本書は，「頚椎」「胸椎」「腰・仙椎」の3つの部位に分け，それぞれの部位ごとに検索しやすい構成としました。さらに，各章では美しいシェーマや術中動画を豊富に取り入れ，具体的な手技のポイントをわかりやすく解説しています。頚椎の章では，基本的な固定術の手術手技に加え，頚椎すべり症や頚椎変形に対する矯正固定法の実際を取り上げました。胸椎の章では，胸椎側弯症を含む脊柱変形手術の最新の知見と技術を網羅し，脊柱変形を矯正する骨切り術についても詳述しています。腰・仙椎の章では，症例数が多い腰椎すべり症の矯正手技や骨切り術，腰仙椎の矯正テクニック，近年注目されている前側方固定術についても取り上げています。これらの章を通じて，基本手技の復習はもちろん，多様な脊椎矯正手技を習得し，先生方の診療技術の向上に役立てていただければと存じます。

　加えて「基本的治療手技」として，脊椎矯正手術において重要な役割を果たす「Halo牽引」および「術中脊髄モニタリング」にもスポットを当てました。これらの手技は，安全で精度の高い矯正手術を行う上で不可欠であり，ぜひ本書をご参考いただければ幸いです。

　本書は，現在臨床の最前線でご活躍中の先生方にご執筆をお願いし，多岐にわたるテーマについてご解説いただきました。その結果，脊椎外科を志す若手医師にとっては基礎的な学びを得る入門書として，また経験豊富な先生方にとっては新たな知見を得る一助として，大変充実した内容をお届けすることができました。ここに改めて，ご執筆ならびに手術動画の作成に多大なるご尽力をいただいた諸先生方，ならびに出版に関わる皆様に，心より御礼申し上げます。

2024年12月

名古屋大学大学院医学系研究科整形外科学教授

今釜史郎

－新OS NEXUS　No.13 －

脊椎の再建法　すべり症から脊柱変形まで

目　次

CONTENTS

執筆者一覧

● 担当編集委員

今釜史郎　名古屋大学大学院医学系研究科整形外科学教授

● 執筆（掲載順）

三原久範　横浜南共済病院整形外科部長

多々羅靖則　横浜南共済病院整形外科脊椎外科部長

下川宣幸　社会医療法人三栄会ツカザキ病院脳神経外科主任部長

佐藤英俊　社会医療法人三栄会ツカザキ病院脳神経外科部長

宮本　敬　岐阜市民病院整形外科部長

辻　太一　JA愛知厚生連豊田厚生病院整形外科・脊椎脊髄センターセンター長

中島宏彰　名古屋大学大学院医学系研究科整形外科学准教授

今釜史郎　名古屋大学大学院医学系研究科整形外科学教授

伊藤定之　名古屋大学大学院医学系研究科整形外科学助教

世木直喜　名古屋大学大学院医学系研究科整形外科学助教

大内田隼　名古屋大学大学院医学系研究科整形外科学助教

山内一平　名古屋大学大学院医学系研究科整形外科学

戸川大輔　近畿大学奈良病院整形外科教授

南出晃人　獨協医科大学日光医療センター　脊椎センター診療科長

松村　昭　大阪市立総合医療センター側弯症センターセンター長

大和　雄　浜松医科大学整形外科准教授

野尻英俊　順天堂大学医学部整形外科学講座・順天堂医院脊椎脊髄センター副センター長

松原祐二　刈谷豊田総合病院副院長兼整形外科統括部長

中尾祐介　三楽病院整形外科・脊椎脊髄センターセンター長

福田健太郎　済生会横浜市東部病院整形外科部長

原田智久　洛和会丸太町病院副院長，脊椎センターセンター長

槇尾　智　洛和会丸太町病院脊椎センター副部長

小谷善久　関西医科大学総合医療センター整形外科・脊椎神経センター教授

大田恭太郎　JA愛知厚生連豊田厚生病院整形外科病棟部長

後迫宏紀　公立森町病院整形外科医長

松山幸弘　浜松医科大学整形外科教授

『新 OS NEXUS No.13 脊椎の再建法』 ストリーミング動画視聴方法

　本書の内容に関連した動画をメジカルビュー社のホームページでストリーミング配信しております。下記の手順でご利用ください（下記はパソコンで表示した場合の画面です。スマートフォンやタブレット端末などで見た場合の画面とは異なります）。
※動画配信は本書刊行から一定期間経過後に終了いたしますので，あらかじめご了承ください。

1 下記URLにアクセスします。
https://www.medicalview.co.jp/movies/

 スマートフォンやタブレット端末では，二次元バーコードから**3**のパスワード入力画面にアクセス可能です。その際は二次元バーコードリーダーのブラウザではなく，SafariやChrome，標準ブラウザでご覧ください。

2 表示されたページの本書タイトルそばにある「動画視聴ページ」のボタンをクリックします。

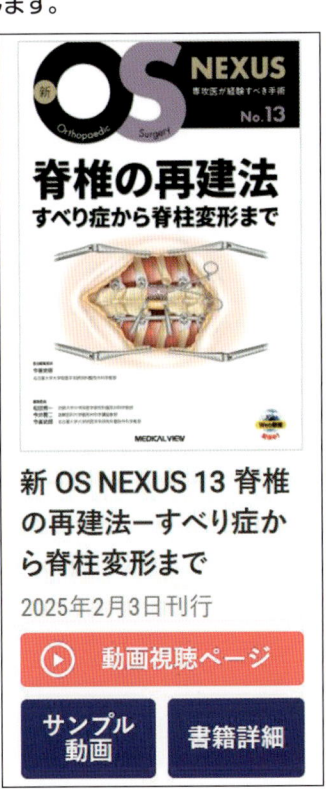

3 パスワード入力画面が表示されますので，利用規約に同意していただき，下記のパスワードを半角で入力します。

48875907

4 本書の動画視聴ページが表示されますので，視聴したい動画のサムネイルをクリックすると動画が再生されます。

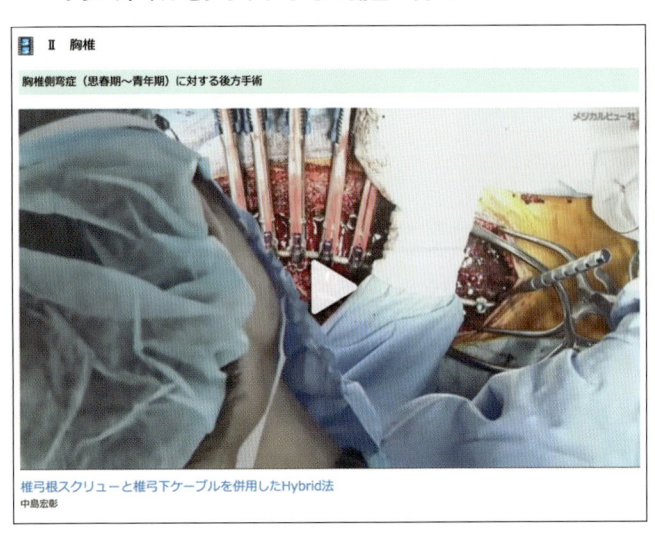

動作環境

※動画視聴の際にはインターネットへの接続が必要となります。下記は2024年12月時点での動作環境で，予告なく変更となる場合がございます。
※パソコンの場合は2.0Mbps以上の，タブレットの場合はWiFiやLTE等の高速で安定したインターネット接続をご使用ください。
※通信料はお客様のご負担となります。

Windows
OS：Windows 11/10(JavaScriptが動作すること)
ブラウザ：Microsoft Edge・Chrome・Firefox最新バージョン

Macintosh
OS：13〜11(JavaScriptが動作すること)
ブラウザ：Safari・Chrome・Firefox最新バージョン

スマートフォン，タブレット端末
2024年12月時点で最新のiOS端末では動作確認済みです。
Android 端末の場合，端末の種類やブラウザアプリによっては正常に視聴できない場合があります。

『新 OS NEXUS No.13 脊椎の再建法』
ストリーミング動画一覧

項　目	動画タイトル	再生時間 （分：秒）	掲載 ページ
頚椎のすべり症・不安定症・変形に対する後方手術	蓋頚椎移行部の術野頭展開	27：27	16
	頭蓋頚椎移行部静脈叢の処置	24：53	17
	徒手的整復	0：56	17, 18
頚胸移行部の変形に対する前方手術（上位胸椎への前方アプローチを用いた後方前方手術）	胸鎖関節切除前方除圧固定	4：33	28
胸椎側弯症（思春期〜青年期）に対する後方手術	椎弓根スクリューと椎弓下ケーブルを併用したHybrid法	3：08	53
特発性胸椎側弯症遺残変形に対する後方矯正固定術	Grade 2 osteotomy	1：00	82
	concave rib resection	1：19	85
骨欠損や椎体圧潰を併発した胸腰椎化膿性脊椎炎に対する脊椎固定術	移植骨片挿入	0：17	103
	移植骨片打ち込み	0：12	103
側臥位におけるL5/S1低侵襲前側方固定術（OLIF51™）	OLIF51™ Sovereign v2	3：19	156
脊柱変形矯正手術後新規麻痺発生を防ぐ術中脊髄モニタリングのポイント	介入手技について	0：28	168

I

頸　椎

頚椎のすべりと変形に対する前方からの矯正固定法

横浜南共済病院整形外科　**三原久範，多々羅靖則**

手技の Point

▶矯正操作のための十分な展開

▶側方Luschka関節近傍の郭清

▶骨性終板温存による支持性確保の重要性

▶椎間板腔および椎体亜全摘による矯正操作の要領

▶矯正損失を軽減するための固定法のコツ

introduction

　変性疾患や外傷性疾患の如何にかかわらず，頚椎疾患の多くは椎間板や椎体，あるいは後縦靱帯などの頚椎前方要素に起因していることが多い。そのため，椎体間すべりや後弯症などの各種変形に対する前方からの矯正手術は，変形のmain driver（主因子）に直接操作できる点で有用性が高く，矯正率の向上や固定範囲の低減にもつながる。しかし，現在わが国における頚椎手術は後方法が主流となっており，前方法の採用率は欧米諸国や近隣のアジア諸国よりも格段に低い[2, 10]。その主たる原因は呼吸・嚥下にかかわる重篤な手術合併症への強い危惧にあると考えられる[4]。

　本稿では頚椎前方からの矯正手術操作の要点を解説し，これら合併症のリスク軽減のための手技上の工夫と留意点を併せて紹介する。

術前情報

手術適応

　変形を呈するような頚椎疾患では現症に至るまでに一連の経過があり，症例ごとにその"物語"を把握しておくことは治療計画を考えるうえで重要である。また，頚椎は脊髄や神経根といった重要な神経組織を包含しているので，愁訴の有無にかかわらず神経症候を正確かつ定量的に評価しておく必要がある。これらを踏まえ，以下の点を確認し整理しておく。

ⅰ）生活や就労を妨げる程の神経症状や形態異常があるか？

ⅱ）適切な保存的治療が実施された経緯があるか？

ⅲ）外科的治療によって神経症状や形態異常を改善できる見込みがあるか？

ⅳ）患者や家族が手術による治療を希望しているか？

ⅴ）患者に重篤な併存症がないか？（医療者間で手術実施に合意が得られているか？）

　これらの情報を総合的に評価し，手術適応の是非を決定する。

術式選択

　手術療法が患者に有益と判断した場合，個々の患者にとって最適の術式を模索することになる。頚椎疾患における病変の主座は頚椎前方構成体にあることが多く，外科的な治療戦略を考える際に前方からの除圧（減圧）と矯正，および支持性獲得を図ることは合理的といえる[13]。しかし，頚椎前方手術では呼吸や嚥下機能などへの侵襲により重篤な合併症を生じるリスクがあり[5]，予備力の低い患者への適用には慎重を要する。これらの前方法の有益性と危険性のバランスを考慮して術式を検討することになるが，前方法を適用する範囲は神経症状と変形を改善させるために必要な2〜3椎間にと

手術Step

どめるほうが安全である。

前方からの矯正を目的とした手術術式は，椎間板腔から操作する椎体間除圧固定術（anterior cervical discectomy and fusion：ACDF）と椎体亜全摘（骨切り術を含む）による除圧固定術（anterior cervical compoctomy and fusion：ACCF）に大別できる。また，両者を併用したハイブリッド法も選択肢となる。

術前計画

手術戦略の立案においては，以下の項目について検討する必要がある。

ⅰ）神経症状の原因となっている病変の高位および横位での局在を確認し，有効な除去（減圧）方法を検討

ⅱ）変形の矯正に必要な手順の検討

アプローチの選択肢として，❶前方法単独，❷後方法単独，❸前方→後方，❹後方→前方，❺前方→後方→前方，❻後方→前方→後方，などが候補となる。最適な手順を考えるうえで，動態撮影などにより各椎間の可動性を確認しておくことは必須である。その結果，椎間関節などの後方要素に骨性癒合があれば後方から先に解離操作を行う必要がある。逆に，前方に骨性架橋形成などがあれば，先に前方操作で椎体間の可動性を獲得し，その後に体位変換して後方からの矯正と固定を行う。また，重篤なchin on chest deformityのために前方アプローチが困難な例もあり，先に後方から（部分）矯正を行わなければならないこともある。

ⅲ）目標の設定

変形矯正が治療の主目的な場合には，最終的な矯正の目標値を設定する。その際，頚椎内のパラメータのみならず，頭蓋と頚椎の関係，あるいは全脊柱のアライメントも視野に入れて目標設定する必要がある[1, 6]。一方で，症例ごとに年齢や生活様式，併存症などの背景がさまざまであり，一瞬の形態を描出した画像情報だけに固執した目標設定にならないように留意する必要がある。治療方針が決まれば，患者・家族に説明し，同意を得て治療を進めることになるが，治療過程では予測困難な事象が起きる可能性があることについても説明しておく[8]。

手術に必要な解剖

頚椎前方には，生命維持にかかわるきわめて重要な臓器・構造があり，解剖学的な位置関係やそれぞれの機能についての知識は必須である。臓器としては，気管・食道・甲状腺は術野近傍に登場し，これらをよけて頚椎柱前方に到達することになる。その際，Smith & Robinsonのアプローチが汎用されているが，その進入路となるcarotid triangleを形成する顎二腹筋，胸鎖乳突筋，肩甲舌骨筋の走行と下記の神経・脈管組織の位置関係は三次元的に把握しておきたい。

具体的には，脈管系では総頚動脈，外頚・内頚・前頚静脈，上・下甲状腺動脈，神経系では上喉頭神経（内枝・外枝），反回神経などについて，その走行と機能をしっかり学習しておく（図1）。

図1 頚椎前方アプローチに関わる解剖

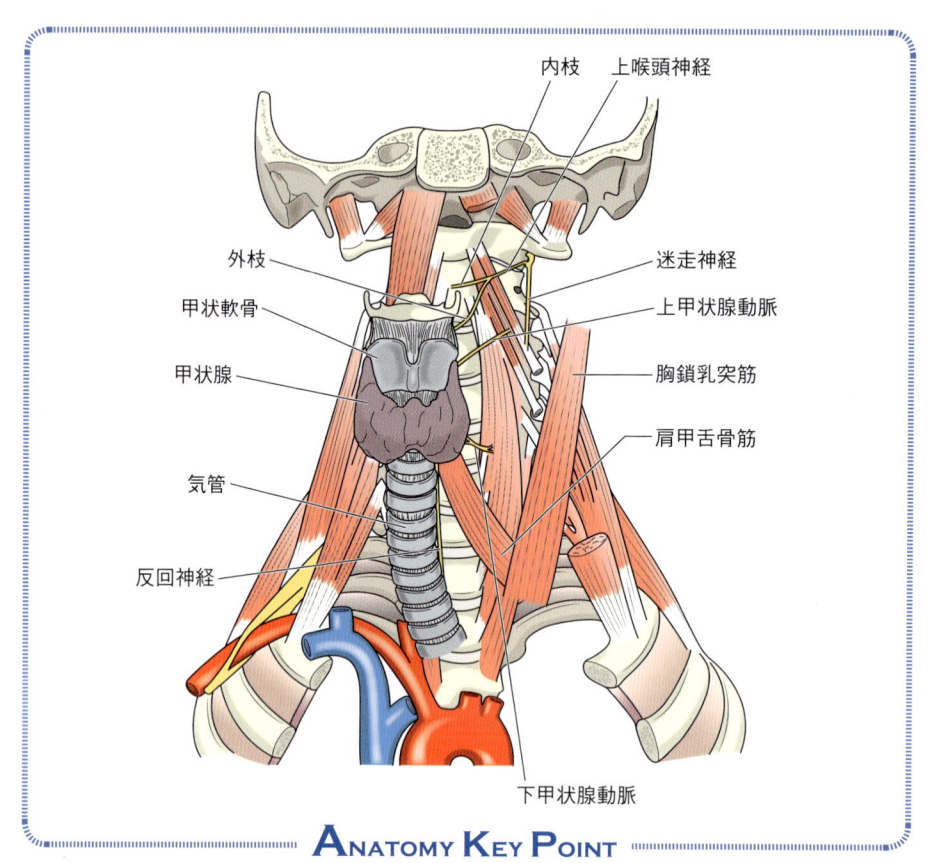

内枝　上喉頭神経

外枝

甲状軟骨

甲状腺

気管

反回神経

迷走神経

上甲状腺動脈

胸鎖乳突筋

肩甲舌骨筋

下甲状腺動脈

ANATOMY KEY POINT

手術手技

1 手術体位（図2）

　仰臥位の患者の上半身に肩枕を入れ，体幹を5cm程度かさ上げしておく。タオル5枚程度をロール状にして項部に挿入し，この項部枕で頭頚部の重量を支えるようにする。後頭隆起の接地部にはゴム製円座を入れるが，軽く接する程度の厚みにする。前方すべりや後弯を矯正する際には，この円座は取り外せるようにしておく。

図2 手術体位

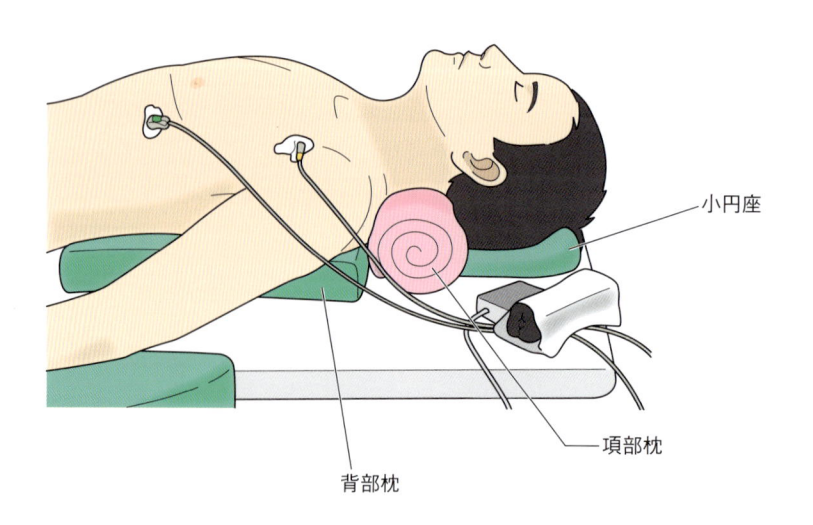

小円座

項部枕

背部枕

2 皮切・展開・高位確認

横皮切の後，Smith & Robinsonのアプローチで椎体前面に到達する。その際，なるべく頚椎柱を正面からとらえられる術野展開を心掛ける。目標となる椎間板正中に長さ10mm程度の針を刺入し，側面X線像で高位確認を行う。

3 椎体前方の郭清

前方から側方に張り出した骨棘は可及的に切除し，本来の椎体前面の高さにそろえる。骨性架橋が形成されていても，椎体よりも前方の骨増殖部を切除すれば架橋の連続性は絶たれて可動性を獲得できることが多い。

4 椎間板内操作

椎間板組織は前方から順々に取り除いていくが，椎間板腔が狭小化している場合には鉗子類は入れづらいため，小鋭匙を用いて少しずつ掘り進んでいく。この際に無理に操作すると骨性終板を傷つけるので，椎間板腔を少しずつ開大させながら操作を進めるとよい。椎間板腔の後方はさらに狭小化している場合が多いので，この段階では骨性終板から剥がれる組織だけを可及的に掻爬する。

5 Luschka関節（鉤椎関節）近傍の郭清

椎間板腔の側方にあるやや硬い組織を除去すると，Luschka関節の隆起を触知できる。この付近の線維輪を郭清すると，椎間板腔が開大しやすくなる。開きが悪い場合には，Luschka関節の立ち上がりをダイヤモンドバーで削り（レターボックス化），そこにコブ・エレベーターを挿入して間隙を作る。それでも開大できない場合には，椎間板の外縁に神経ヘラを滑り込ませて椎骨動脈を保護し，Luschka関節をさらに外方に向かって削り取る（鉤椎関節切除）。

6 椎体後縁の処置

上位椎体の後縁は椎間板腔に向かって垂れ下がる形状をしており，さらにその奥に張り出した骨棘は脊柱管に向かって突出している。この部分の骨性除圧は十分に行う必要があり，著者は上位椎体正中下端に骨溝を作成し，そこを起点として椎体後縁を切り上げるように掘削している（midline groove法）[7]。この骨棘は外側縁まで連続して張り出していることが多く，後側方の椎間孔入口部までしっかり削除する（図3）。

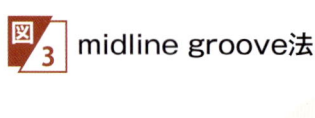
図3 midline groove法

前方からの視野　　　　　　　　　　　側面像

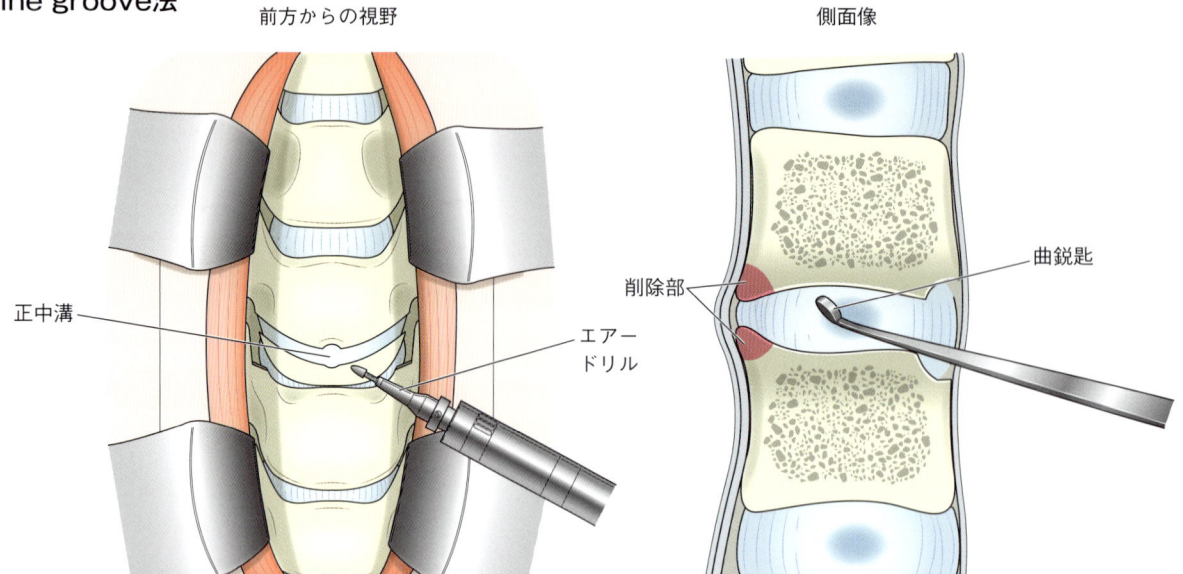

正中溝
エアードリル
削除部
曲鋭匙

7 後縦靱帯の切除

骨性除圧をしっかり行うと後縦靱帯は前方に持ち上がってくるので，2〜3mm程度のケリソンパンチで正中から側方に向かって切除していく。この際，側方は後縦靱帯浅層を温存して手前にある深層のみを切除すると静脈性出血を低減できる。

8 神経除圧の確認

術中超音波は脊髄や神経根の除圧状態をリアルタイムに評価できる[9]。その他，術中CTやナビゲーションシステムも骨性除圧の確認に有用である。

9 椎間板腔からの矯正操作

a）前方すべりの矯正

前方すべりを呈する症例の多くは椎間板腔の前方が狭小化しており，前方から椎間板腔を開大していくと上位椎体は椎間関節の斜面に沿って後方に引き戻され，比較的容易に矯正される（**図4**）。矯正が不十分な場合には，斜め上方から椎間板腔にコブや神経ヘラを挿入し，梃子の力で矯正することもできる。その際，後頭部の枕を抜いて前額部を軽く後ろへ押すことも有効である[11]。

b）後方すべりの矯正

椎間関節が伸展位で拘縮している場合には，先に後方から解離しておく必要がある。しかし，多くの症例では頚部を前屈することですべりは軽減するので，項部や後頭部の枕の高さを調整することで，ある程度の後方すべりは体位で矯正できる。術中操作では，椎間板腔を持ち上げることで上位椎の前後方向の動きが出てくる。そこに，椎間板腔の斜め尾側から神経ヘラや直鋭匙を挿入し，梃子の力で上位椎を引き出すようにする（**図5**）。それでもすべりの矯正が不十分な場合には，もう1椎間上位の椎体にまたがる前方プレートを設置し，すべり椎をスクリューの力で前方に引き寄せる方法もある。さらに硬い後方すべりの場合には，上位椎体の亜全摘が必要となる（**図6**）。

図4 前方すべりの矯正

a：術前側面像
b：術前CT矢状断像
c：椎間板腔開大による矯正

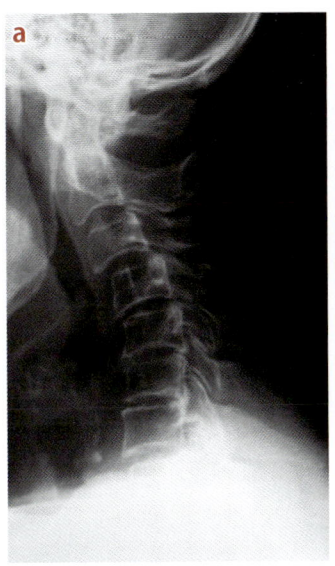
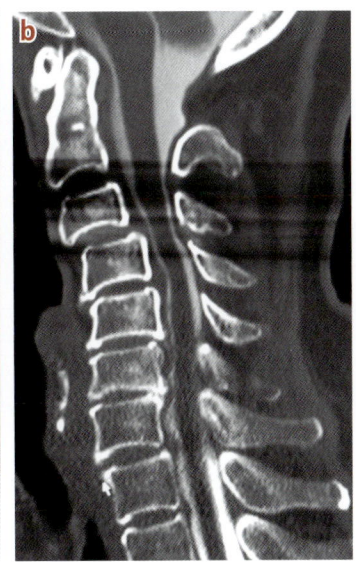
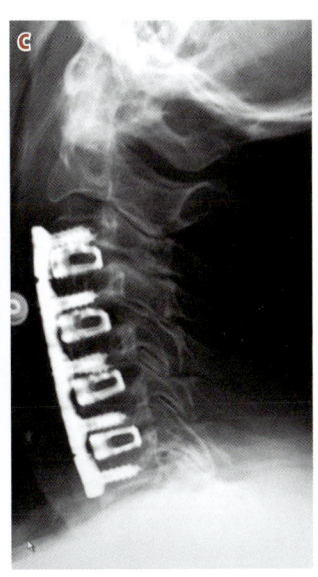

図5 後方すべりの矯正

a：術前側面像　**b**：術中矯正操作　**c**：術後側面像

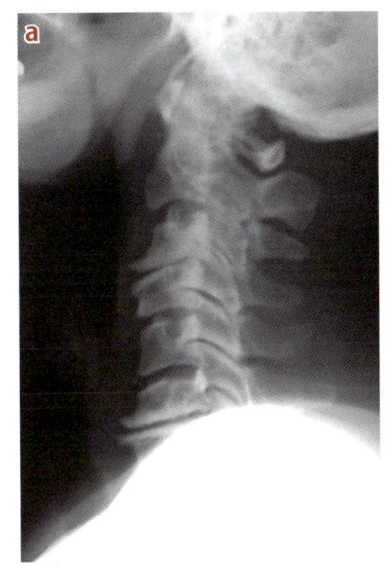
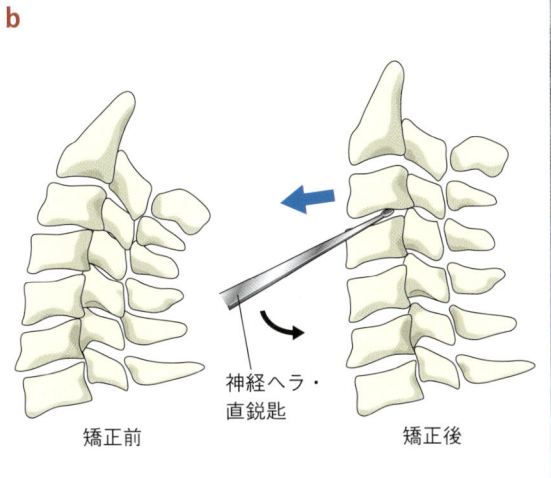
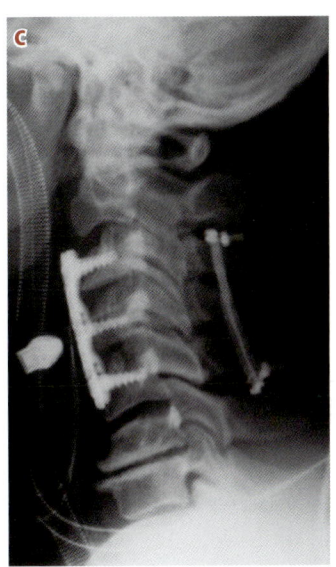

矯正前　　神経ヘラ・直鋭匙　　矯正後

図6 椎体亜全摘によるすべりの矯正

a：術前側面像
b：術前CT矢状断像
c：C3-6，6-7ハイブリッド法＋後方固定

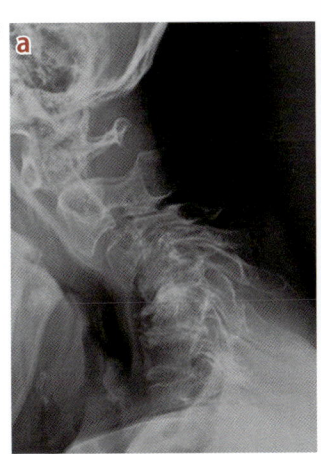
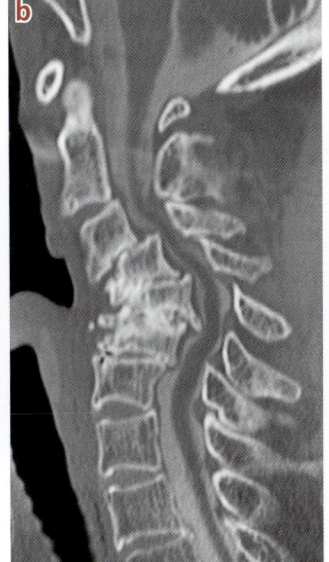
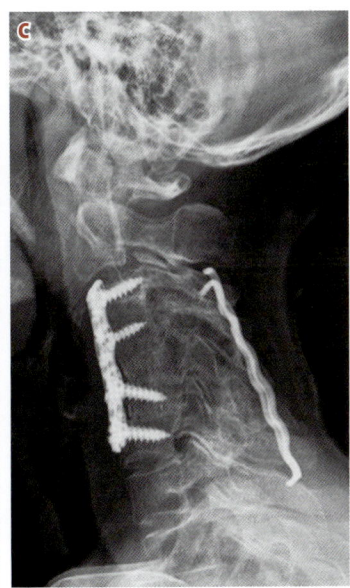

c)後弯の矯正

　apex（頂点）となっている椎間板腔から矯正することが最も合理的である。後方の椎間関節周辺の拘縮が強い場合には先に後方から解離しておく必要があるが，骨性癒合がなければ前方操作で可動性を獲得できる場合が多い。矯正は椎間板腔にコブ・エレベーターを差し込んで，これを回転させることで少しずつ開大していく。コブは正中に挿入するのではなく，側方のLuschka関節近傍に入れることがコツであり，場合によっては左右同時に入れて矯正操作を行う。この際，椎間開大器も同時に広げていくが，固定ピンの力で開大しようとすると椎体前方骨皮質にチーズカットを生じるので，あくまでも椎体間からのコブ操作を先行させる。この際，多くの例でミシミシッと音がして椎体間が開大してくる。矯正範囲は，前屈位頚髄症のように可動性のある後弯の場合には2〜3椎間の矯正固定で対応できることが多い（**図7**）。しかし，硬い後弯を矯正するには，後述する椎体亜全摘やハイブリッド再建を検討する必要がある。また，首下がり症候群のように頚胸椎移行部を含めた変形を有する症例では，前後方からの長範囲固定が必要となる（**図8**）。

Point / コツ&注意点

Luschka関節近傍の開大がカギ！

● 矯正操作はLuschka関節近傍の郭清がカギになる。

---

d)側弯の矯正

　椎体そのものに変形がなければ，側弯の矯正は椎間板腔を水平化することで比較的容易に達成できる（**図9**）。しかし，側弯の原因が脳性麻痺などによる頚部筋の異常緊張やParkinson病などの平衡機能障害に由来する場合，術後に側弯が再発することも稀ではない。手術と並行して，側弯を引き起こす原疾患のコントロールが重要である。

図7 前屈位頚髄症に対する多椎間矯正固定

a：術前側面像
b：術前ミエロCT像
c：C3-4，4-5，5-6ACDF後

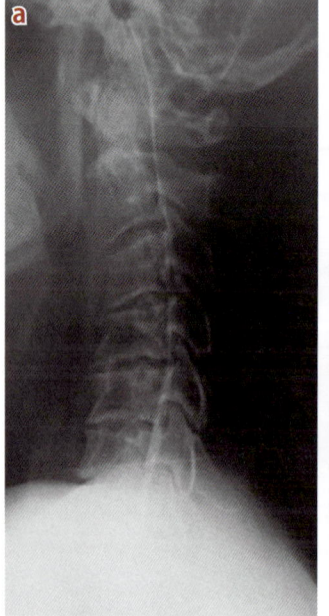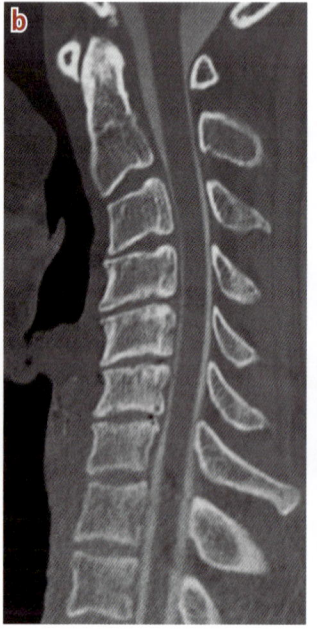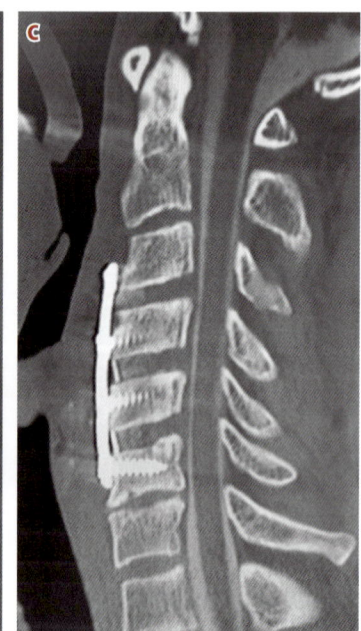

図8 首下がり症候群に対する前後方固定

a：術前立位側面像
b：術後立位側面像

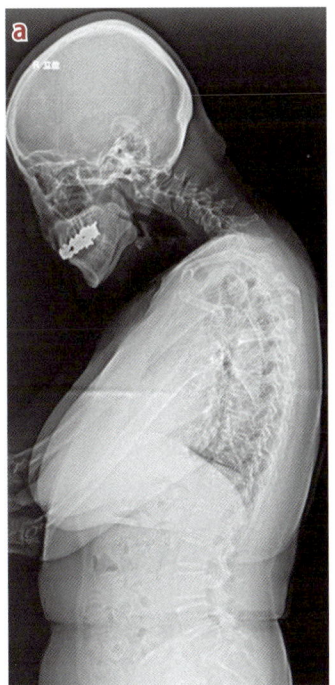
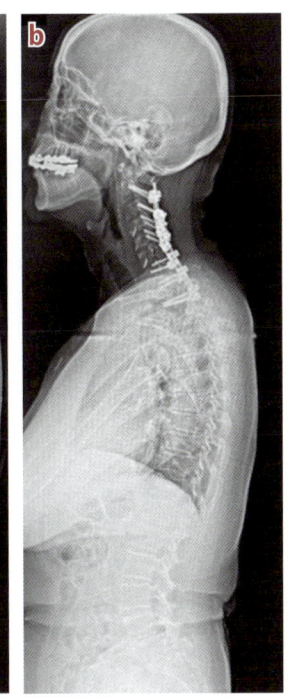

図9 側弯の矯正

a：術前正面像　b：C3-4，4-5，5-6前後方固定術　c：術後CT冠状断像

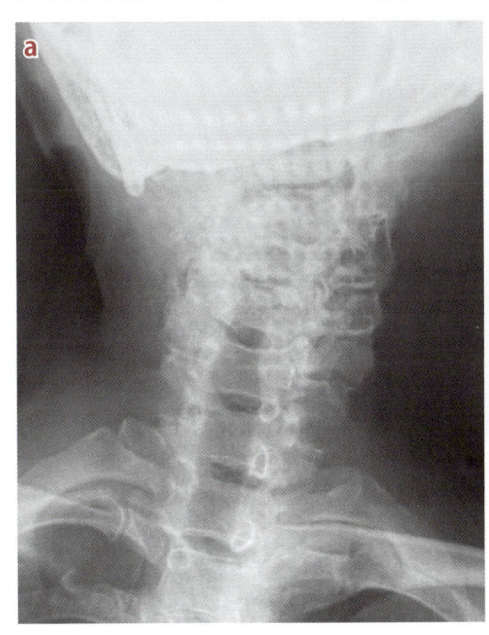
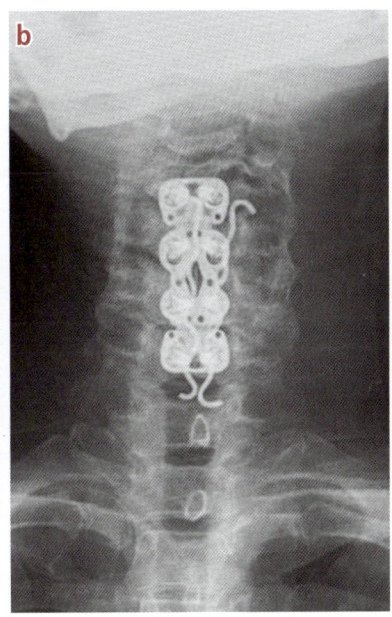
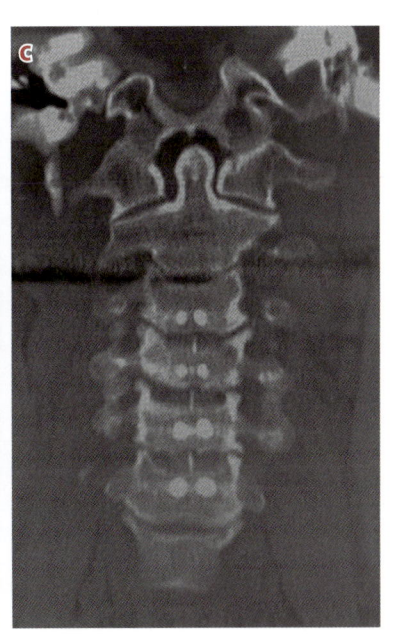

10 椎体亜全摘による除圧と矯正

　　椎体を温存しての除圧と矯正が困難な症例では，椎体亜全摘法を用いる。この場合も，椎間板高位では側方までしっかり除圧して神経根への圧迫が遺残しないように注意する。椎体の削開幅は20mm程度を目標とするが，左右の除圧幅が不均等になることもまれではなく，必要に応じて術中超音波や術中CTで確認するとよい。亜全摘後にもある程度の前弯獲得は可能であるが，過大な支柱骨を設置して矯正角度を保とうとすると，脱転やsinkingを生じやすくなる。したがって，亜全摘した箇所で大きなアライメント矯正は狙わず，脊髄の除圧が達成できる矯正量にとどめたほうが安全である（**図10**）。また，高度の後弯例では支柱骨に大きな負荷が加わるため，ハイブリッド再建や後方からの固定追加を考慮する（**図11**）。

Point
コツ&注意点
　過大な支柱骨は脱転やsinkingを招く！

図10　前方ハイブリッド再建法

a：椎弓形成術後の後弯症
b：術中CT navigation
c：C3-5，5-6ハイブリッド固定

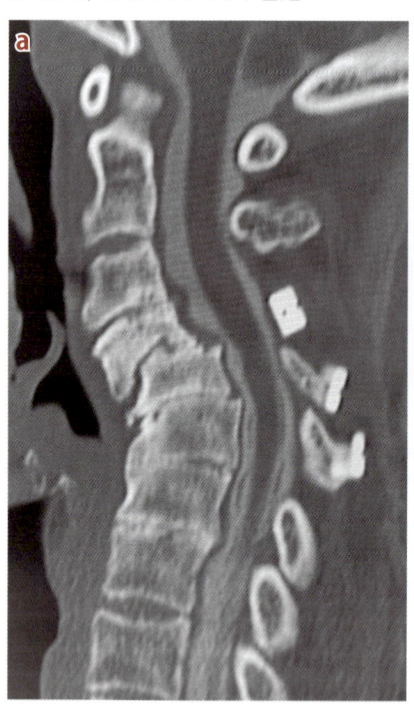
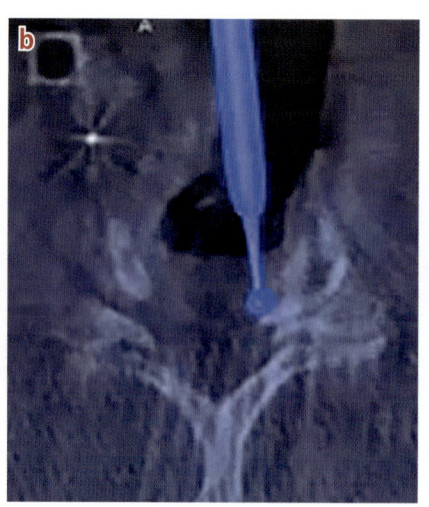
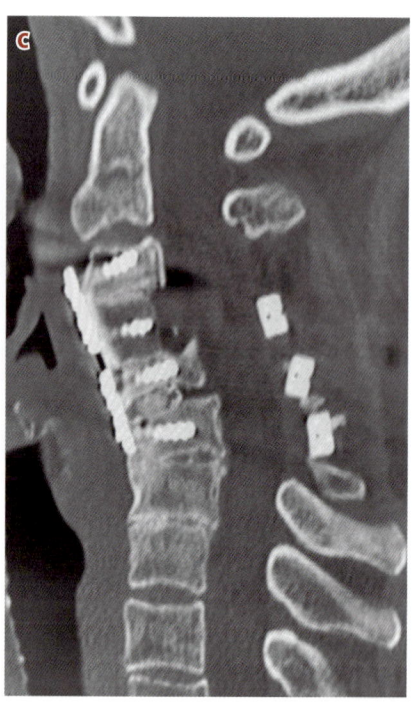

図11 前方ハイブリッド再建＋後側方固定

a：脳性麻痺患者に対する前方固定術後の後弯症
b：C2-5，5-6前方固定＋後側方固定

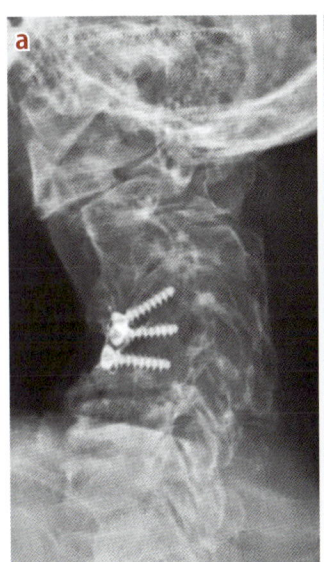
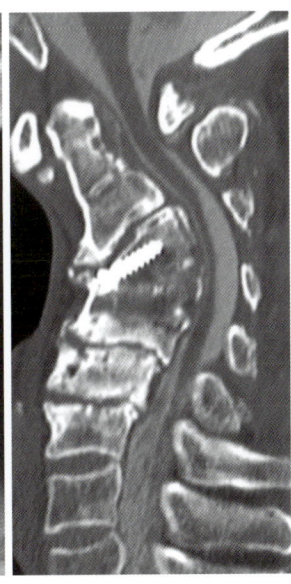
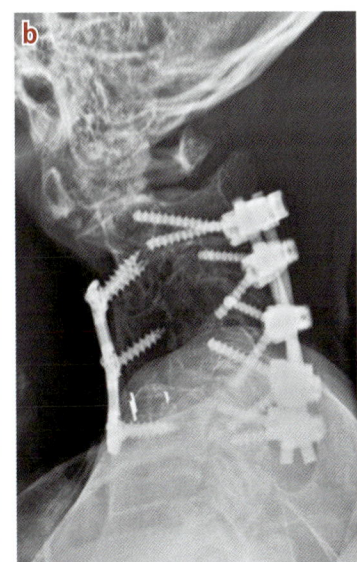
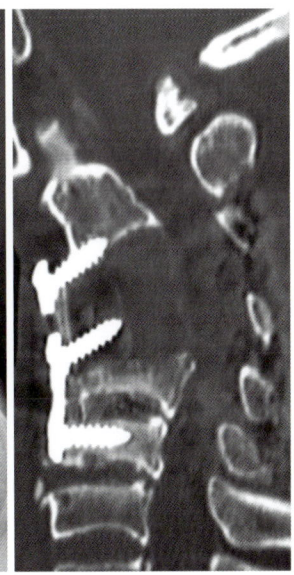

11 移植骨・インプラント設置

　　前方再建において，移植骨やインプラントの設置位置はとても重要で，以下のポイントに留意する。

・支持性のある骨性終板の間に設置する
・移植骨やインプラントは決してオーバーサイズにならないように注意する
・椎体間固定のケージや移植骨は，前縁を椎体前面と一致させる（**図12a**）
・支柱骨移植では，亜全摘椎間の荷重軸と支柱骨のアライメントを一致させる（**図12b**）[12]

図12 移植骨・インプラントの設置

a：椎体間に設置するケージや移植骨は，上下の椎体前面骨皮質の間に挟まれているほうが学的に有利となる。
b：椎体亜全摘後の支柱骨移植は，上下の椎体の二等分点を結ぶ荷重軸上に設置することが望ましい。

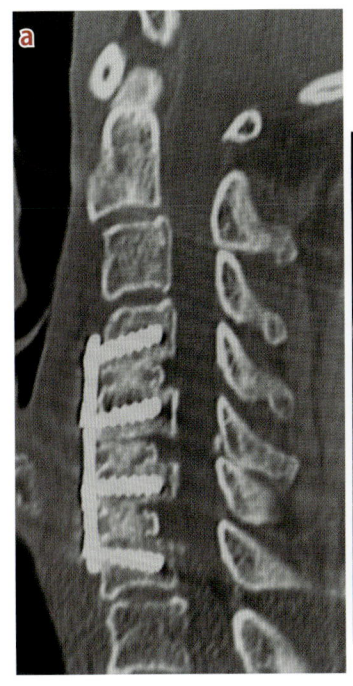
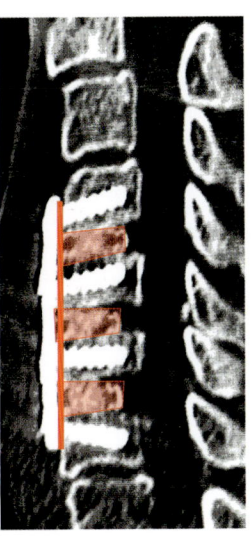
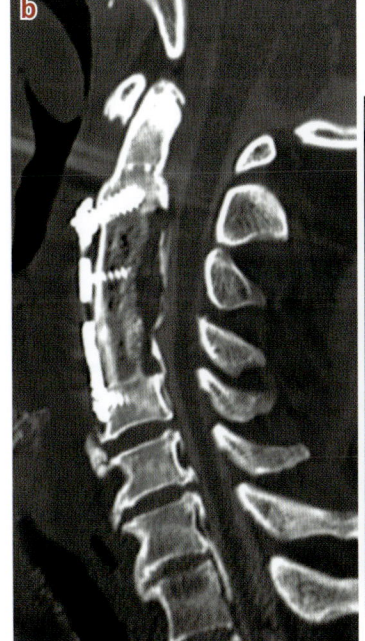
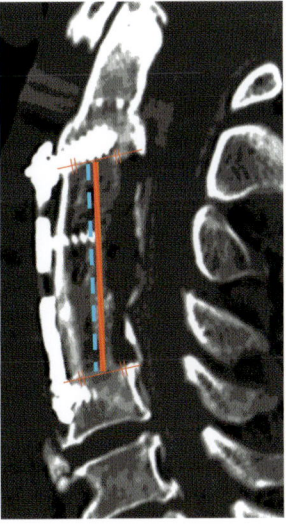

12 前方プレート固定

　プレート上端が隣接上位椎間の変性を助長する可能性が指摘されており[3]，プレートはなるべく尾側に設置することが望ましい。その際，頭側端のスクリューは椎体の前下縁から斜め上方に傾けて刺入すると矯正損失を軽減できる（**図13**）。

図13 スクリュー設置角度と矯正損失（自験例152例の検討）

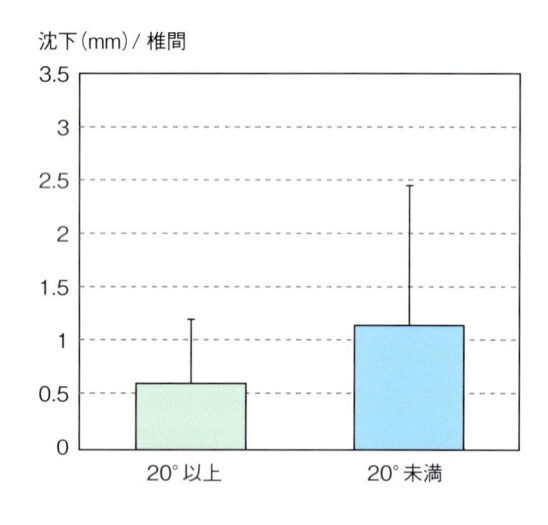
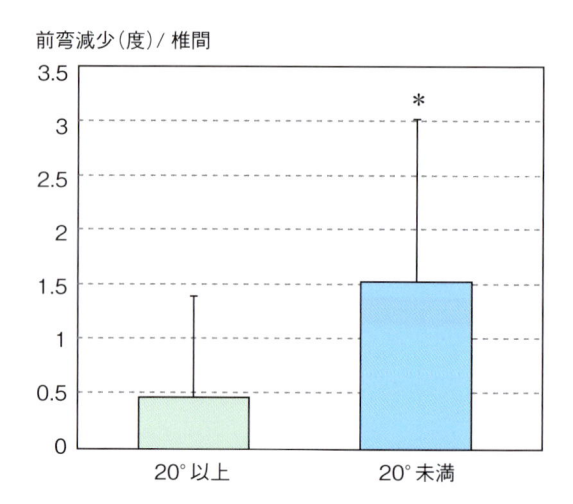

13 ドレナージ留置と閉創

　プレートやケージなどの金属材料は頸長筋で可及的に覆っておくことが望ましい。丹念な止血と，食道損傷がないことを確認し，ドレナージチューブ（なるべく2本）を留置して閉創する。

14 術後管理

　手術終了後の抜管の時期や集中治療室管理の要否については，各施設の安全管理指針に則って標準化しておく。重篤は合併症につながる術後血腫や気道浮腫については細心の注意を払う必要があり，特に術後72時間は各種モニターで監視することを勧める。

まとめ

　頸椎前方からの矯正手技は，さまざまな頸椎疾患に対処するうえでとても有用であり，脊椎外科医にとっては大きな武器となる。しかし，不十分な術前評価や不適切や術中操作により重篤な合併症を生じる危険があり，その実施には慎重さが求められる。
　術前準備・術中操作・術後管理がすべて整ってはじめて良好な結果につながると認識して手術に臨むべきである。

文献

1）Ames CP, Smith JS, Eastlack R, et al. Reliability assessment of a novel cervical spine deformity classification system. J Neurosurg Spine 2015; 23: 673-83.

2）Cheung JP, Luk KD: Complications of anterior and posterior cervical spine surgery. Asian Spine J 2016; 10-2: 385-400.

3）Chung JY, Park JB, Seo HY, et al. Adjacent segment pathology after anterior cervical fusion. Asian Spine J 2016; 10-3: 582-92.

4）Fountas KN, Kapsalaki EZ, Nikolakakos LG, et al. Anterior cervical discectomy and fusion associated complications. Spine 2007; 32-21; 2310-7.

5）医療事故調査・支援センター. 頚部手術に起因した気道閉塞に係る死亡事例の分析. 医療事故の再発防止に向けた提言 2022; 第16号: 8-27.

6）Koller H, Ames C, Mehdian H, et al. Characteristics of deformity surgery in patients with severe and rigid cervical kyphosis (CK): results of the CSRS-Europe multi-centre study project. Eur Spine J 2019; 28: 324-44.

7）三原久範, 多々羅靖則, 新村高典, ほか. Midline Groove法を用いた頚椎前方除圧固定術, 脊椎脊髄ジャーナル 2018; Vol.31-8: 702-8.

8）三原久範, 多々羅靖則, 新村高典, ほか. 私の術前説明書：頚椎前方手術, 脊椎脊髄ジャーナル 2023; Vol. 35-12: 569-75.

9）Mihara H, Kondo S, Katoh S, et al. Intraoperative Neural Mobility and Postoperative Neurological Recovery in Anterior Cervical Decompression Surgery. J Clinical Spine Surgery 2016; 29-5: 212-6.

10）Montano N, Ricciardi L, Olivi A. Comparison of anterior cervical decompression and fusion versus laminoplasty in the treatment of multilevel cervical spondylotic myelopathy: A meta-analysis of clinical and radiological outcomes. World Neurosurgery 2019; 130: 530-6.

11）Tan LA, Riew KD. Anterior cervical osteotomy: operative technique. Eur Spine J 2018; 27-1: 39-47.

12）Yamauchi K, Fushimi K, Miyamoto K, et al. Sagittal alignment of a strut graft affects graft subsidence and clinical outcomes of anterior cervical corpectomy and fusion. Asian Spine J 2017; 11-5: 739-47.

13）Yoshii T, Egawa S, Chikuda, H, et al. A systematic review and meta-analysis comparing anterior decompression with fusion and posterior laminoplasty for cervical spondylotic myelopathy. J Orthop Sci 2021; 26-1: 116-22.

頚椎のすべり症・不安定症・変形に対する後方手術

社会医療法人三栄会ツカザキ病院脳神経外科　**下川宣幸，佐藤英俊**

手技の Point

▶ 全身麻酔下並びに筋弛緩剤を投与しているため，頚椎の長軸方向への伸展を過度に行ない，そのままの頚椎配列で内固定を行うと術後の頚部痛の惹起につながるため，それを避ける。

▶ すべりの矯正が可能かどうかは術前の画像評価だけで決定をくださずに，術中に棘突起を鉗子で把持して整復が可能かどうかを実際の術野で確認する。

▶ 術前より患者の骨質を評価し，骨質が悪い症例には，スクリューを使用しての術中矯正操作は，アンカーの緩みにつながるため極力避ける。

▶ 十分な術野の洗浄の後に十分な骨移植を行う。

introduction

術前情報

手術適応

　変性疾患，外傷，先天性奇形，腫瘍などによる頭蓋頚椎移行部から頚胸椎移行部での不安定性や回旋異常，すべり症が存在し進行性の頚髄症を呈している症例が適応となる。骨性癒合を伴い，術中骨性解離が必要なものかどうかを術前より画像評価しておく。椎骨動脈走行異常を合併し，手術操作が困難なものは術中整復の相対的禁忌となる。前方の骨癒合を伴い，前方からの骨性解離が必要な症例には後方単独での手術は困難であり，前後合併手術の適応となる。詳細な画像評価と念入りなインフォームド・コンセントが必要とされる。

手術に必要な解剖

　頚椎では椎骨動脈の走行異常の有無やその発達程度，骨性異常の有無を術前に評価しておく。スクリュー設置位置，方向・角度，長さ，太さの決定にCT ならびにCT angiographyは有用である（**図1**）。

手術Step

1. 手術体位(p.16)
2. 頚椎高位確認(p.16)
3. 皮切・展開(p.16)
4. 正中骨構造の剥離展開(p.16)
5. 術野全体の露出(p.16)
6. 整復可能かどうかの確認(p.17)
7. アンカーの設置(p.17)
8. 必要であれば骨性解離(p.17)
9. 徒手整復(p.17)
10. 内固定(p.17)
11. 閉創(p.24)

手術室のセッティング

・手術体位

気管内挿管の際，頚部の屈曲・伸展がなされないようにエアーウェイスコープを使用し，挿管する。頭部にメイフィールド型頭位固定器を装着し，腹臥位とする。体位変換の際にも頚部が屈曲・伸展されないようにネックカラーを装着したまま慎重に行う。頭蓋頚椎移行部に手術操作が及ぶ症例では，後頭骨と環椎の間隙がなくならないように（環椎の手術操作に難渋するため）留意しながら環軸椎配列ができるだけ良好な配列で固定を行う。実際には頚椎全体は術前の中間位の配列とし，後頭骨と環椎部でやや屈曲位となる形で固定される。骨性癒合を合併していないすべり症の症例では，この頚椎配列を整える操作だけで，ある程度矯正される場合も存在する。

静脈還流を考慮し，5～10°程度にベッド全体を縦転しておく。床と前額部が平行となるようにし，頚椎全体の回旋を起こさないように留意する。側面透視を使用して，頚椎配列の確認を必ず行い，皮切の範囲を決定しておく。

・麻酔医とCアーム，スタッフの位置（図2）

皮膚切開や皮下の展開の際には，術者は患者の頭側に立つことが多い。さらに筆者は右利きであるため，深部の術野の展開やスクリュー刺入操作の際には，患者の左側から行うことが多い。そのため，麻酔医には患者の右尾側に位置してもらっている。こうすることによって，CアームやOアームが頭側から入りやすく，またあらゆる方向から助手の手も入りやすくなる。透視モニターやナビゲーションモニターは術者が頭を振ってみなくていいように患者頭側に設置する。

図1　環軸椎回旋位固定症例の術前CT画像

a：Fielding type 1のatlantoaxial rotatory fixation(AARF)の3D -CT約40°の右回旋を認める。
b：術前のCT angiography環椎の右側にPonticulus posteriorの骨性異常の合併（○）を認める。

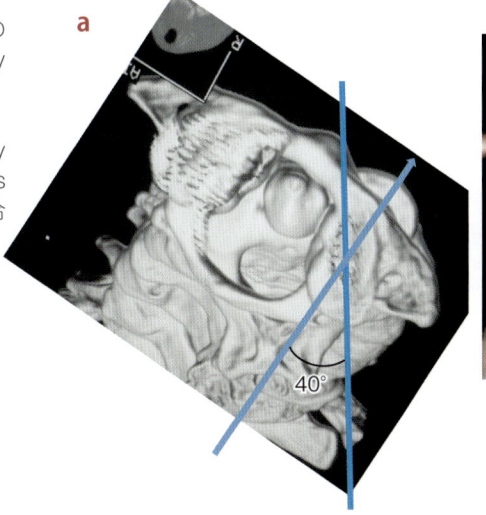
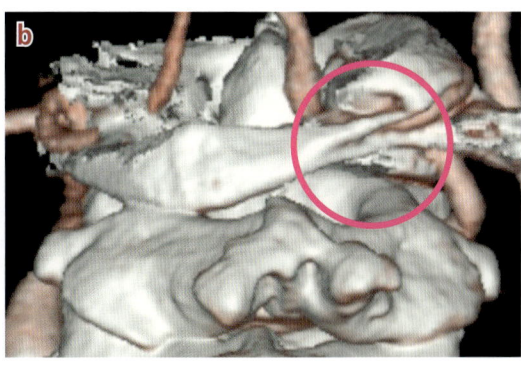

図2　手術室のセッティング

筆者は右利きであるため，患者の左側からアプローチすることが多い。よって麻酔器は患者の右尾側に位置してもらい。患者の頭側，右側どの方向からも術者ならびに助手が入りやすいようにしている。透視装置とモニターは出入りがしやすいように頭側にセットする。

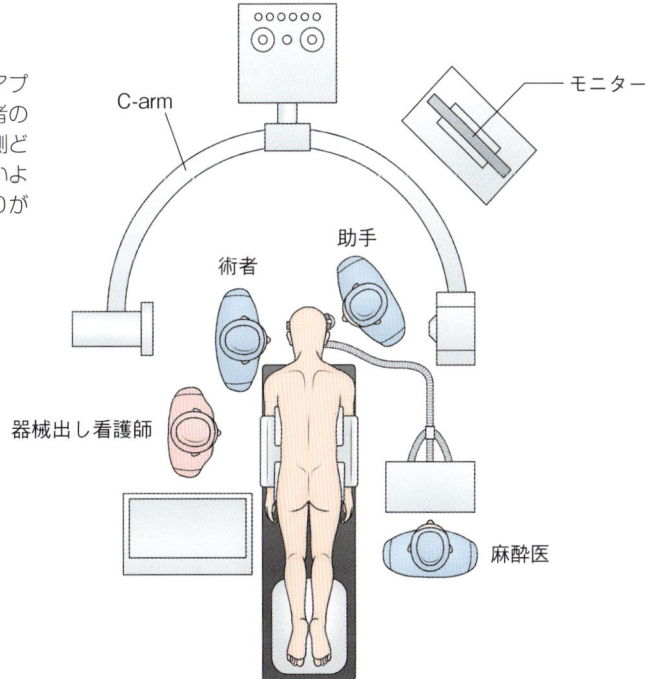

手術手技

1 手術体位

前述のとおりである。

2 頚椎高位確認

皮膚上で金属製の鉗子などを使用して，側面透視下で頚椎高位の確認を行う。皮膚上にマジックによるマーキングを行い，皮膚切開線を決める。

3 皮切・展開

4 正中骨構造の剥離展開

5 術野全体の露出

術野の展開は，頭蓋頚椎移行部について，その解剖学的特殊性のため軸椎以下の術野展開とは別に詳細に記載する。

【動画】
頭蓋頚椎移行部の
術野展開

頭蓋頚椎移行部手術の際の皮膚切開および術野の展開（動画1）[1]

皮膚切開は環椎の頭側からC2棘突起の尾側までの正中縦切開が基本となる。後頭骨まで手術操作が及ぶ場合には，頭側の皮膚切開線を延長する。あまり切開線を短くすると，開創器をかけた際に，術野展開が深くなり手術操作がやりにくくなる。軸椎以下の操作を行わず，環軸椎のみの手術操作を行う例では，

1）軸椎棘突起の剥離展開を行う
2）環椎後結節の剥離を行う
3）軸椎棘突起側面から椎弓の剥離展開を行う
4）正中環軸椎間の後環軸膜の剥離を行い，硬膜嚢の外側部近くまで正中から外側方向に硬膜を露出する
5）軸椎関節突起間部まで骨構造の剥離を行う。正中側から外側方向へ，環軸椎間部の硬膜嚢外側部のさらなる剥離を行う
6）環椎の剥離を進め，外側部の椎骨動脈溝部まで剥離操作を行う
7）環椎の外側塊スクリュー刺入部周囲の剥離操作を行い椎骨動脈と環椎後弓との剥離と後弓と第2頚神経との間に存在する静脈叢を剥離して，後弓周囲を展開する

これらの剥離はすべて骨膜下に行う。硬膜外静脈叢が発達している場合には，通常の出力の1/3〜1/4程度の出力にしたバイポーラーで凝固して静脈叢を退縮させる。バイポーラーの先端を開いて数カ所の点を順次凝固していくことで静脈叢は全体的に退縮する（面で凝固するイメージで行う）。これにより静脈叢の壁は硬くなり，ちょっと触れただけでは出血しなくなり静脈叢の扱いが容易になる。そのうえ，術野の視認性の改善が得られ骨膜下の剥離操作を進めることができる。万一，静脈叢からの出血をきたした場合には，小さな点からの出血ならばバイポーラーで止血が可能である。

しかし大きく口を開けた静脈叢からの出血の場合には，慌てずまず綿で押さえること，ベッドの縦転をかけて静脈叢の圧を減じることが大事である。その後，綿を外し出血点を確認しながら，コラーゲンシートなどで止血処理を行う。生理食塩水をかけながら綿で圧迫しておき，

【動画】
頭蓋頚椎移行部
静脈叢の処置

約5分程度待つと出血の勢いは治まっている。その後同じ操作を行うことで，止血操作を完了することができる。他の止血方法として，口を開いた静脈叢にコラーゲンシートをパッキングする方法やゼラチン粒子とヒトトロンビン製の止血剤を使用する方法もある（**動画2**）。

中下位頚椎手術の際の皮膚切開および術野の展開

露出すべき術野に応じた範囲で，正中骨構造から外側方向への骨膜下剥離を行う操作は同様である。骨構造をしっかり把握してから電気メスを使用することを原則とする。そうしないと，椎弓間に電気メスの先端が迷入し，思わぬ硬膜損傷や脊髄・神経根損傷につながる恐れがあることを，常に念頭に置かなければならない。

6 整復可能かどうかの確認

7 アンカーの設置

8 必要であれば骨性解離

9 徒手整復

10 内固定

以下にテーマに沿う実際の手術を頭蓋頚椎移行部とそれ以外に分けて記載する。具体的には環軸椎回旋位固定を含む頭蓋頚椎移行部矯正固定，中下位頚椎すべりに対する術中整復固定の手術操作を記す。

【動画】
徒手的整復

環軸椎亜脱臼に対する整復固定（**図3**，**動画3**：徒手的整復参照）

術前の動態撮影で非整復例であっても，術中の徒手整復にて整復可能な症例も存在することから，術中の徒手整復はぜひとも施行すべき手技である。環椎後弓下に通したネスプロンテープを天井方向（環軸椎脱臼を整復する方向）に牽引しつつ，術者のもう片側の手指で軸椎棘突起を床側に押す。この操作は側面透視下で緩徐に行う。側面透視で整復が得られている

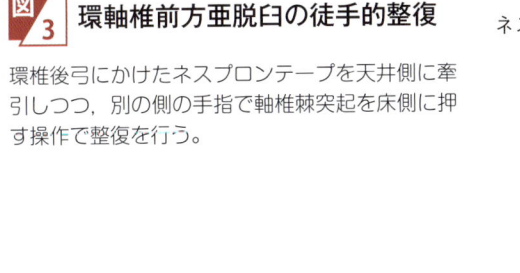
図3 環軸椎前方亜脱臼の徒手的整復

環椎後弓にかけたネスプロンテープを天井側に牽引しつつ，別の側の手指で軸椎棘突起を床側に押す操作で整復を行う。

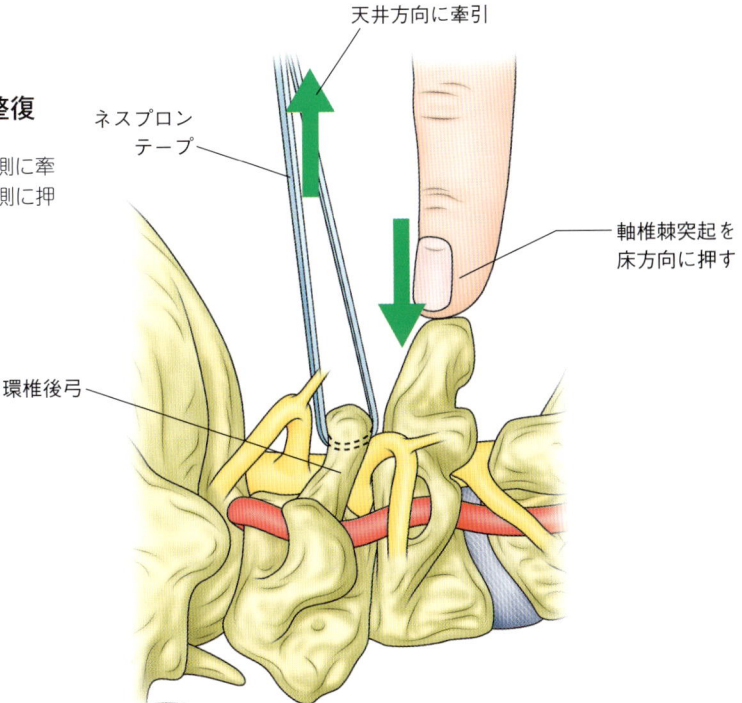

天井方向に牽引

ネスプロンテープ

軸椎棘突起を床方向に押す

環椎後弓

図4 術中整復固定した環軸椎亜脱臼症例

a：術前頭蓋頚椎移行部側面X線像
b：術後頭蓋頚椎移行部側面X線像

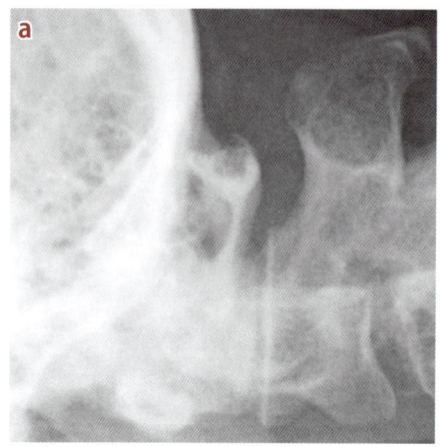
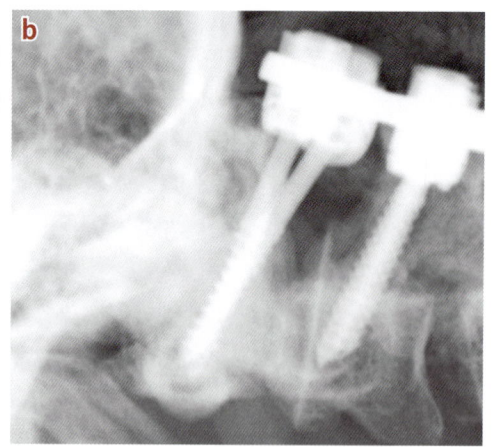

かどうかを確認することと，後方の正中環軸椎間には硬膜外に間隙が存在するので，その間隙から超音波エコーで脊髄への圧迫因子の有無を確認する。この操作で整復が得られ，脊髄への除圧効果が獲得されていれば，環椎後弓切除が回避可能となり，型のごとく環軸椎間のロッド締結ならびに正中環軸椎間での骨移植が可能となる[1]。実際の症例を**図4**に示す。

環軸椎回旋位固定に対する整復固定（環椎外側塊スクリューを用いた矯正）（動画3）

外側環軸関節が骨性癒合していない限り，ほとんどの症例では術中操作で整復は可能である。必要であれば同部位の骨性解離をドリルやノミで行う。その際には椎骨動脈の走行位置をしっかり把握しておくことが重要である。なぜなら回旋に伴い，椎骨動脈の位置が通常より正中寄りに位置するからである。特に環椎の椎骨動脈溝部と外側環軸関節の外側の剥離の際に，椎骨動脈に気を付けなければならない。環椎椎弓下にネスプロンテープをかけておく。

【動画】
徒手的整復

次に術野では刺入がしやすい側（術野では手前に回旋している側）の環椎外側塊スクリューを刺入する。このスクリュー刺入が一番困難で，ナビゲーションシステムがあれば比較的安全に施行できるが，もしなければ何度回旋しているかを術前より計測しておき，それを念頭に置いてスクリューの外側方向への傾きを慎重に決定しなければならない（**図1**）。時間をかけて少しずつ下穴作成を行うべきである。

この環椎外側塊スクリューが設置されれば，スクリュードライバーを外さずに，そのまま保持しておく。もう片方の手で先に通しておいたネスプロンテープを把持しながら，脊髄方向に環椎後弓が動かないようにテープを引き上げつつ，スクリュードライバーを用いて環椎回旋位をゆっくりと元の正しい位置へと矯正していく。その際の整復最終位置の目安は，環椎後結節と軸椎正中の位置が長軸方向の線で重なる位置である。矯正が得られれば，スクリュードライバーを助手に保持してもらいながら，もう片側の環椎外側塊スクリューを刺入する。軸椎に設置したアンカー（通常椎弓根スクリュー）とロッド締結し，外側環軸関節内や正中の環軸椎間部に十分量の骨移植を行う[1]。

後頭骨-環軸椎間の矯正1

頭蓋底陥入症などの矯正固定において，後頭骨においたプレートと環軸椎に設置したアンカーとの間に締結したロッドを使用する方法である[2,3]。通常後頭骨が環軸椎に対して，健常より腹側に位置している場合が多い。ロッドを介してスライディングしながら矯正されるため，実際の術野におけるロッド長より，頭側に矯正分の数mm長いロッドが必要となる。逆に後頭骨が環軸椎に対して背側に位置している場合は，頭側ロッド長は，実際の術野における長さより矯正操作により短くなる。

　後頭骨プレートと環軸椎に設置したスクリューヘッドに至適にベンディングしたロッドをかける。環軸椎側のヘッドスクリューは締結し，後頭骨プレート側は緩めにヘッドスクリューを締める。環椎スクリューより頭側のベンディングしたロッドにロッド把持鉗子を置き，後頭骨スクリューとの間に開大する操作を行うことで，環軸椎に対し後頭骨は後方（天井側）に移動される（**図5**）。

　側面透視下で確認しながら整復操作を行う。その際に術野では片方の手指で環椎後弓と軸椎棘突起を指で床方向に軽く押しながら行うことと，片側ずつの整復操作になるので，一期に整復せずに，徐々に片側ずつ交互に整復操作を行うことが重要である。逆方向の整復操作を行う際には，環椎後弓下にかけたネスプロンテープを片方の手で引き上げながら同部位のcompression操作を行う。頭蓋頚椎移行部での前後方向の整復を行った代表症例を示す（**図6**）。後頭骨−環軸椎間の長軸方向の整復では，環椎高位でロッドにロッド把持鉗子をかける。その後軸椎のアンカーのヘッドスクリューを緩めて，ロッド把持鉗子とスクリューヘッド間に開大操作を行う（**図7**）。この操作も片側ずつの整復操作になるため，徐々に少しずつ行う必要がある。整復程度の確認には術中側面透視や超音波エコーが同様に有用となる。長軸方向の整復を行った代表症例を提示する（**図8**）。

図5 模擬骨を使用した後頭骨−環軸椎部の前後方向の矯正操作

ロッド把持鉗子とヘッドスクリューを緩めた後頭骨スクリュー間に開大力を加えている。この操作により環軸椎に対し後頭骨は後方に移動する。

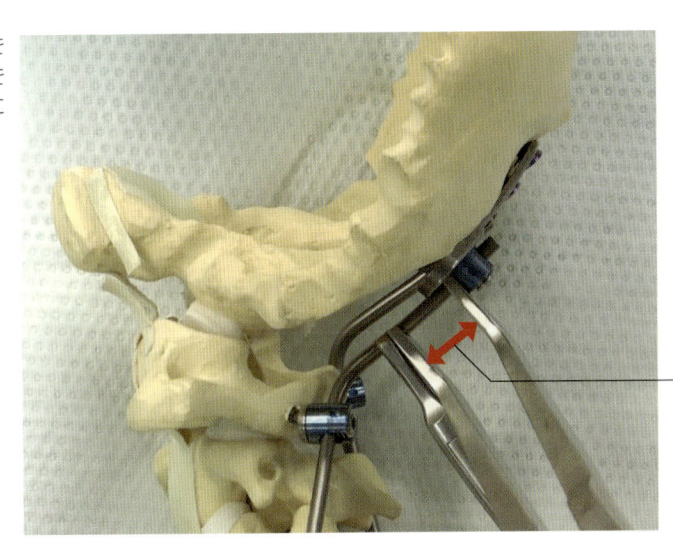

緩めたヘッドスクリュー

図6 頭蓋頚椎移行部で前後方向の矯正が必要であった症例

70歳代，女性。Os odontoideumにより頚髄症を発症した。
a：術前CT矢状断像
b：後方到達法により整復固定術6年後CT矢状断像

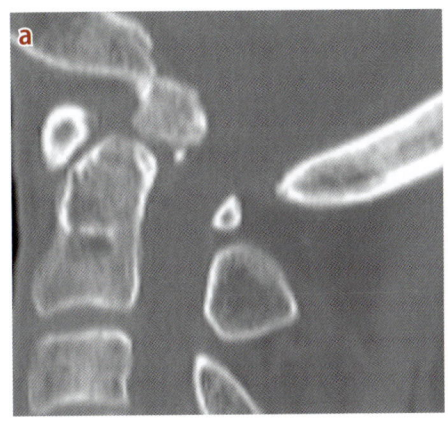
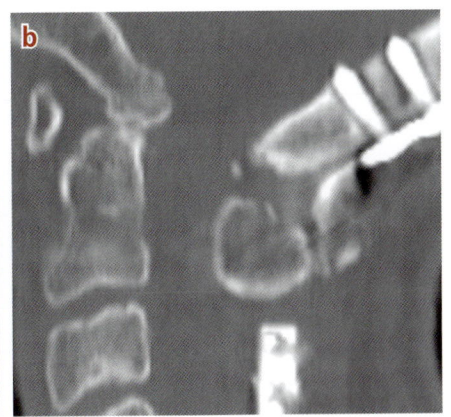

図 6 頭蓋頚椎移行部で前後方向の矯正が必要であった症例（つづき）

c：術前MRIT2強調矢状断像
d：術後6年MRI T2強調矢状断像
e：術前頭蓋頚椎移行部側面X線像
f：術後6年頭蓋頚椎移行部側面X線像
cervicomedullary angle（赤線）は術前116°から術後143°に改善している。
O-C2 angle（黄色線）は術前9.4°から術後9.6°と変化はなし。
後頭骨－頚椎固定においては，術前のO-C2 angleを変化させずに固定することが，術後の嚥下障害などを予防する意味で重要である。

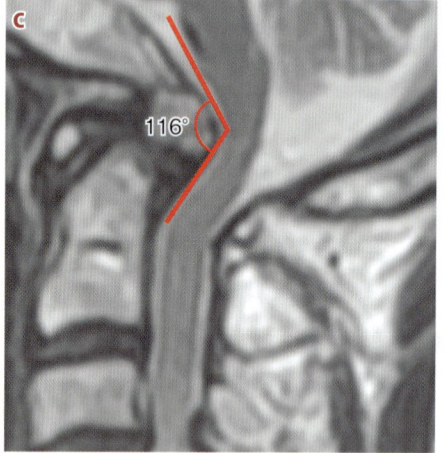
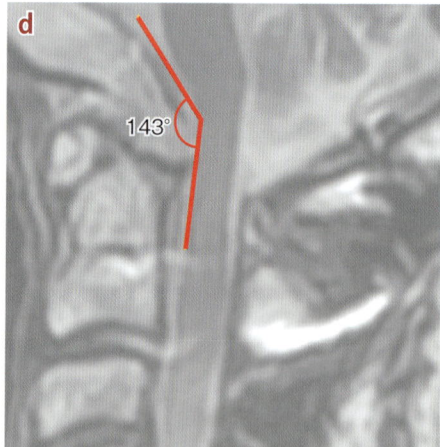
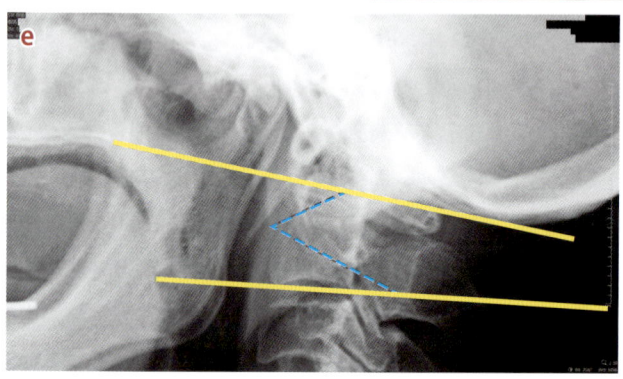
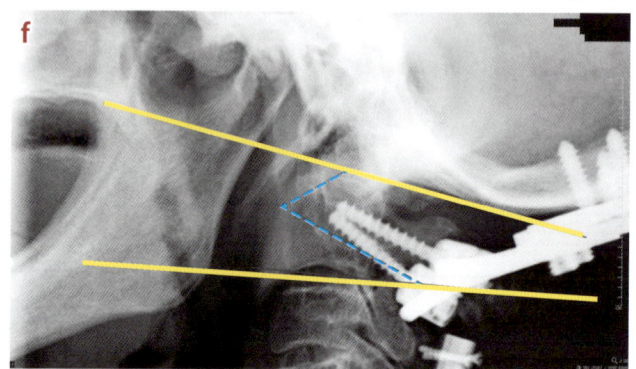

 図 7 模擬骨を使用した後頭骨－環軸椎部の長軸方向の矯正操作

軸椎のアンカーのヘッドスクリューは緩めて頭側のロッド把持鉗子との間に開大する操作を行っている。

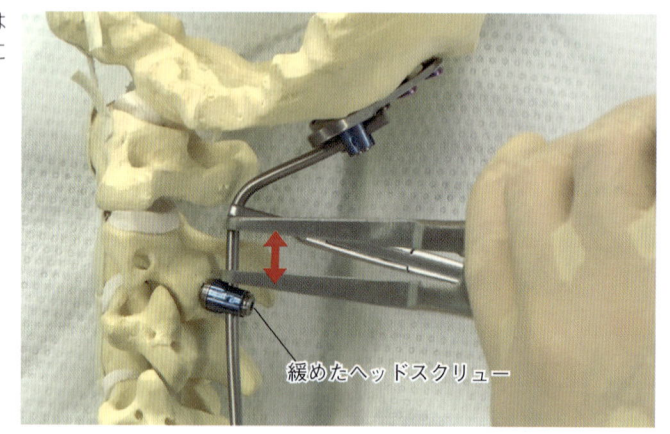

緩めたヘッドスクリュー

転移性腫瘍による病的骨折に対し後頭骨－環軸椎部の長軸方向の矯正を行った症例

60歳代，女性。乳癌の軸椎転移による病的骨折により突然の頚部痛を来した症例。術前CT（**a**），術後6カ月のCT（**b**）と頚椎側面X線像（**c**）。

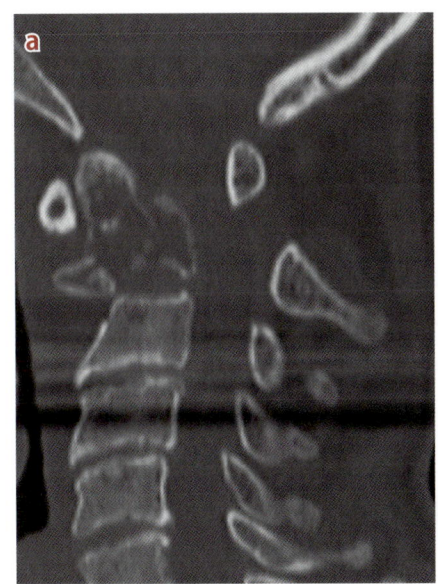
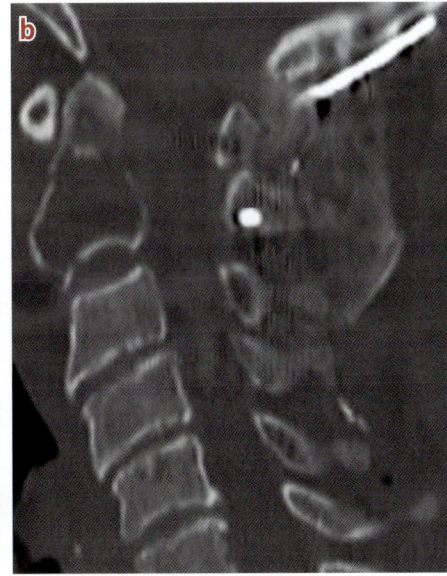
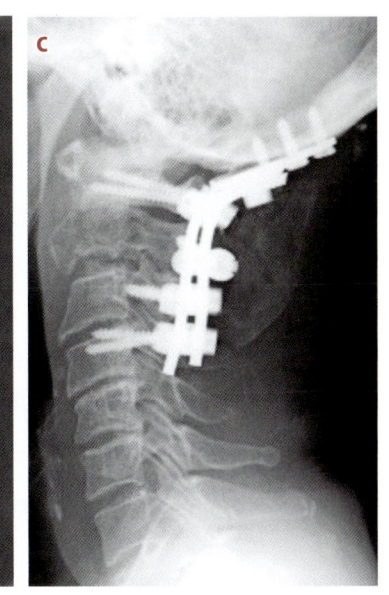

後頭骨-環軸椎間の矯正2（図9）

　軸椎から後頭骨と環椎を頭側に持ち上げる（ギャッジアップ）手術操作である[4]。両側の外側環軸関節部を露出する。骨性解離が必要であれば，ダイヤモンドドリルとノミを使用して解離する。外側環軸関節のすぐ外側には椎骨動脈が縦に走行しているので，その部位の操作には慎重に行わなければならない。決して外側方向にドリルを進めることや，ノミの刃先の方向を外側に向けるなどの操作は行ってはならない。外側の骨を一枚残した状態で骨削除を進め，厚さがあるノミを関節内に軽く叩いて広げる，もしくは軽くねじることで骨性解離が可能となる。

外側環軸関節内に骨移植を行ったギャッジアップ法

mesh cageを用いた図（**a**）とcylindrical cageを用いた症例の術後のCT（**b**，**c**）。
外側環軸関節の形状は後方からみると八の字となっている。

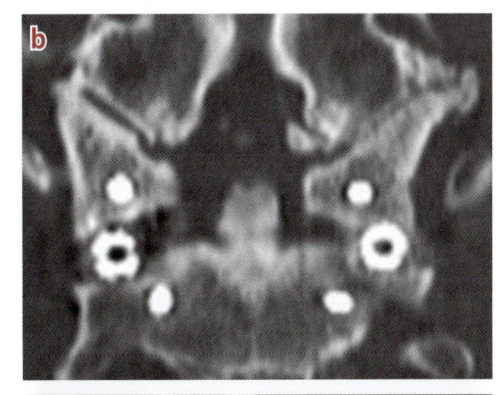

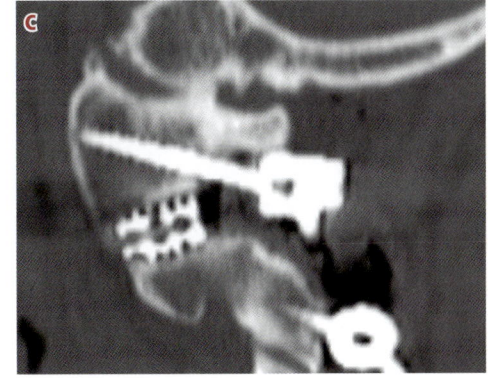

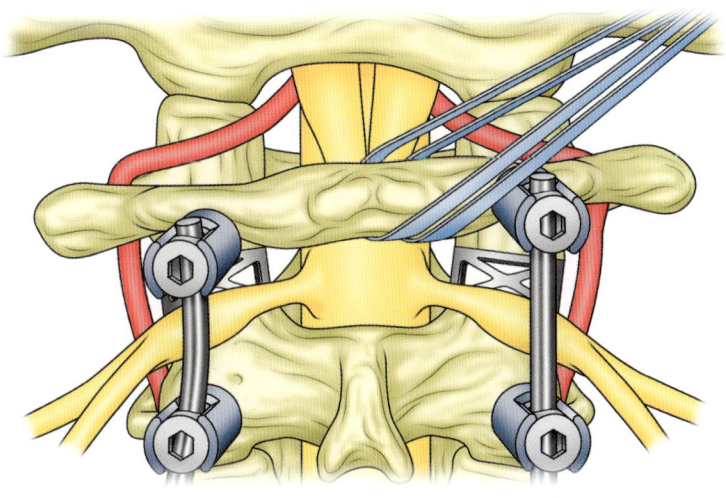

外側環軸関節の高さを計測し，それより数mm高いブロック状の移植骨やmesh cage，もしくはcylindrical cageを両側に設置する。外側椎間関節は後方からみるとハの字型をしており，移植骨を設置する場所は外側椎間関節の正中部とし，内外に偏らないようにする。特に外側に逸脱すると椎骨動脈が走行しており，危険である（図10a，b，11）。

図10 外側環軸関節内に骨移植を行ったギャッジアップ法の術中写真

mesh cageを用いた方法の術中写真（a）とcylindrical cageを用いた術中写真（b）

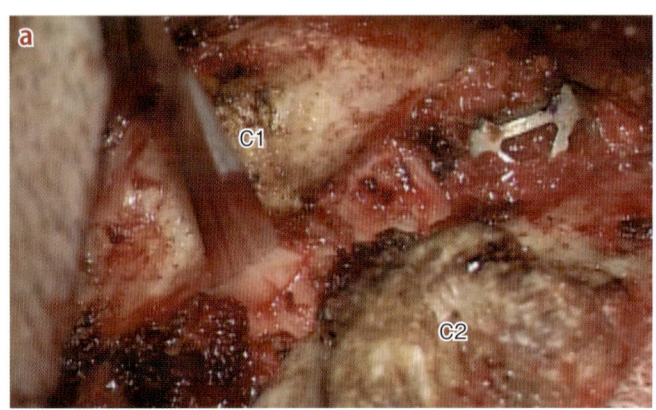
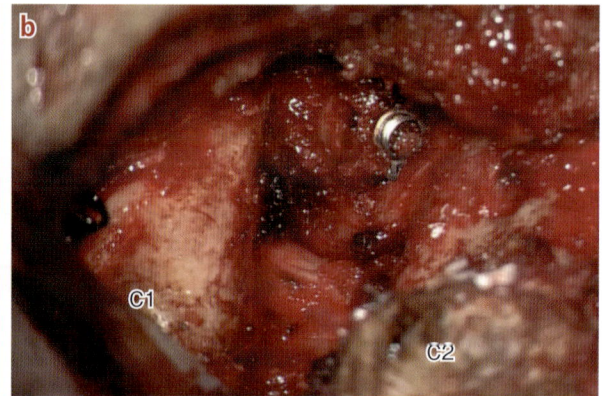
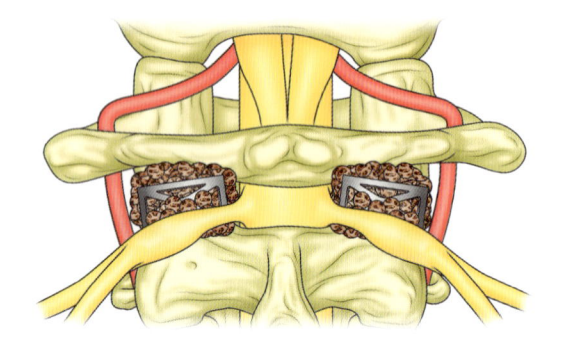

図11 頭蓋頚椎移行部のCT angiography

軸椎の関節突起間部の頭外側からクランクしてきた椎骨動脈は頭側方向に方向を転じて外側環軸関節のすぐ外側を縦に走行する。

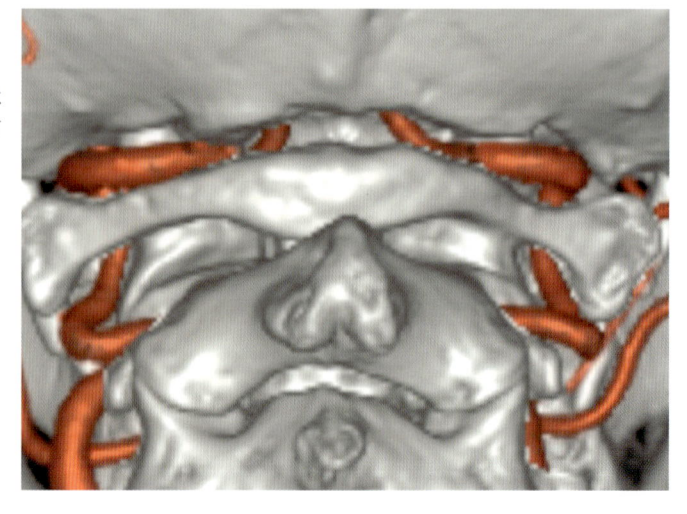

軸椎下のすべりや脱臼の整復

　矯正・整復を行う頚椎高位の外側塊の外側部分まで, 骨膜下剥離を行い骨構造物を露出する。外側塊外側部には静脈叢が比較的多く存在するため, 丁寧な剥離操作が必要となる。すべりを呈している棘突起に, 鉗子をかけて徒手整復を試みる(図12a)。容易に整復が得られればそのまま内固定を行えばよいが, 矯正が得られなければ外側椎間関節の骨性解離に移る。すべりを呈している外側椎間関節は本来の間隙より狭くなり, 外側塊の形状も変形し, 骨棘形成も伴っている。

　一方, 外傷により脱臼を呈している場合は, 変性は少ないものの, 上関節突起の骨折を伴っている場合が多い。側面透視を併用しながら, 外側椎間関節の位置, 幅, 方向を慎重に確認する。ダイヤモンドドリル(3mm)で外側椎間関節の左右幅分, 両側ともに骨削除を行う。骨削除を徐々に進めると, 椎間関節の皮質骨のラインが目視できるため, それを前方に追いかけるかたちで骨削除を深部まで進める。斜め上方に削り上げる操作となる。通常この操作ではほとんど骨からは出血を認めない。

　1カ所を深く削除するのではなく, 両側とも椎間関節の幅分, 広く同じ深さで骨削除を進める(図12b)。適宜棘突起に鉗子をかけて徒手整復が可能かどうかを確認する。ここで留意すべきは, 椎骨動脈の走行位置である。後方からみると, 椎骨動脈は外側椎間関節腹側を, ほぼ正中からわずかに外側の位置で縦方向に走行する。よって外側椎間関節の深部の皮質骨まで骨削除をするのではなく, 腹側の皮質骨を1枚残すかたちで骨削除を行うことが大切である。

図12 棘突起に鋭の鉗子を用いて脱臼整復を行っている術中写真(a)と外側椎間関節の骨削除を行っている術中写真(b)

整復時にはいったん頚椎の長軸方向へ伸延力を加えてから(矢印), 脱臼整復をゆっくり行う。

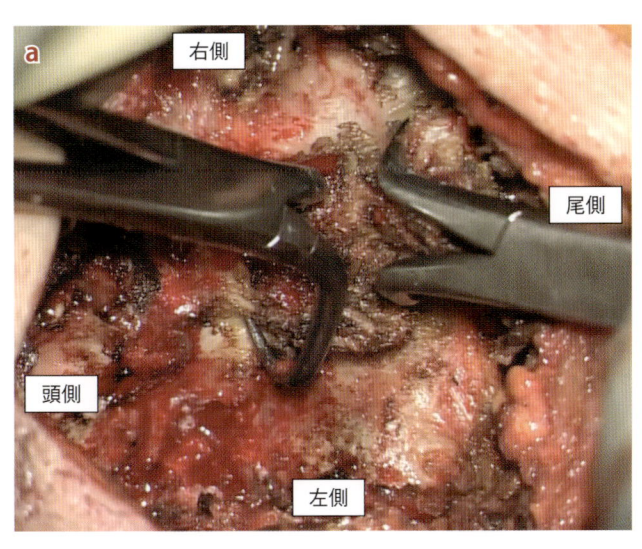
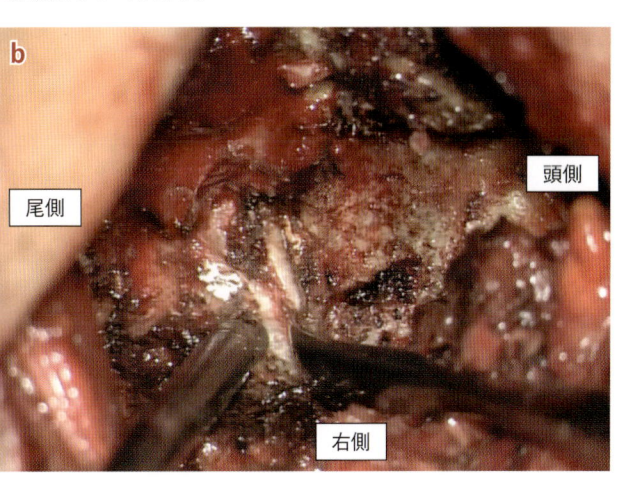
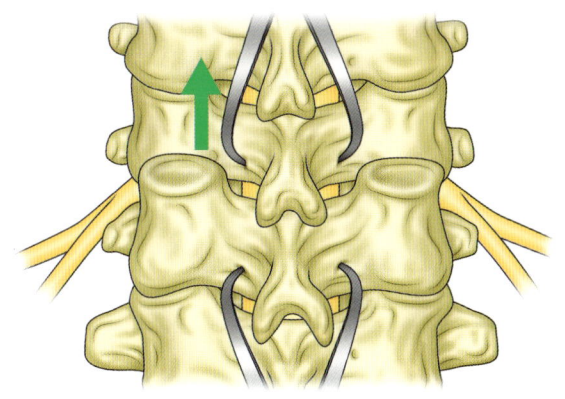
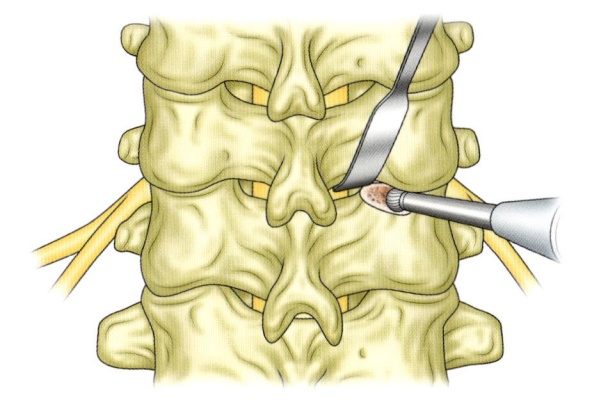

また変性疾患では，骨性解離を完成するためには，椎間関節の外側部に骨棘形成がなされていることが多く，同部までしっかり骨削除を行うことが重要である。削除した外側椎間関節部に幅の厚いノミを挿入し軽くたたく，もしくは軽くねじる操作を行うことで，パキッという音ともに後方からの骨性解離は通常完成する。もしこの操作でも骨性解離が得られなければ，前方からの骨性解離が必要となる症例であるため，術前の画像評価は重要である。本稿では前方の手技の記載は省略し他誌に譲る[5]。

徒手整復がなされれば，型のごとくの後方固定を行う。整復後に外側塊スクリューを刺入する場合は，骨性解離に伴い外側塊が骨削除されているため，スクリュー刺入点や方向に制限がかかるので注意が必要である。よって骨削除の前に外側塊スクリューは設置しておくべきであろう。

椎間関節を一部骨削除しているため椎間関節貫通螺子を用いる場合においても固定性に疑問が残る。固定性を考慮すると，できれば椎弓根スクリューを選択したい[6]。ロッドで締結するだけでなく，整復した外側椎間関節内ならびに外側塊周辺に，十分量の骨移植をしておくことが重要である。

Point コツ&注意点

- 通常，C6高位の横突孔に入った椎骨動脈はC3横突孔までは縦方向に走行する。横突孔は頚椎外側塊の外側に位置するのではなく，外側塊のほぼ正中腹側（椎体の横）に位置するという局所解剖を理解しておきたい。

11 閉創

深部筋層内にドレーンを留置し，層ごとに創を閉じる。皮下を丁寧に縫合し，表皮はステープラーもしくはダーマボンドできっちりと合わせておく。

文献

1）下川宣幸，井上崇文，佐藤英俊. C1-2後方固定術の基本. 脊椎脊髄外科ビデオライブラリー経験すべき手術37. メジカルビュー社；2022. p.2-9

2）Young RM, Sherman JH, Wind JJ, et al. Treatment of craniocervical instability using a posterior-only approach. J Neurosurg Spine 2014; 21: 239-48.

3）Hsu W, Zaidi HA, Suk I, et al. A new technique for intraoperative reduction of occipitocervical instability. Neurosurgery 2010; 66(ONS Suppl 2): 319-24.

4）Goel A, Shah A. Atlantoaxial joint distraction as a treatment for basilar invagination:a report of an experience with 11 cases. Neurology India 2008; 56(2): 144-50.

5）Miyamoto H, Ikeda T, Hashimoto K et al. An algorithmic strategy of surgical intervention for cervical degenerative kyphosis. J Orthop Sci 2018; 23: 635-42.

6）Beucler N. Comparison between cervical lateral mass screw and cervical pedicle screw surgery. Neurosurg Rev 2023; 46: 78.

頚胸椎移行部の変形に対する前方手術（上位胸椎への前方アプローチを用いた後方前方手術）

岐阜市民病院整形外科　**宮本　敬**

手技のPoint

▶ 上位胸椎への各種前方アプローチの意義を知り，術前検討にて個々の症例にあった必要十分なアプローチを選択する（例えば，大多数の症例において，Th1/2椎間板へのアプローチが必用な場合は胸骨縦割までは要しない場合が多い）。

▶ 左反回神経を損傷しないように十分に注意する。

▶ 大血管を下方にレトラクトする際に，血管鞘の展開が必要であり，ときとして心臓血管外科医に依頼するほうがよい。

introduction

頚胸移行部の変形に対する前方手術を適用した例として胸鎖関節切除アプローチを提示し，本アプローチを用いて治療（後方前方矯正固定術）を行ったびまん性特発性骨増殖症（diffuse idiopathic skeletal hyperostosis：DISH）に合併した上位胸椎化膿性脊椎炎，後弯変形の症例を提示する。

上位胸椎前方進入アプローチ，手術適応，術式選択

　上位胸椎への前方アプローチはもともと，前方に存在する脊髄圧迫病変（胸椎椎間板ヘルニア，後縦靱帯骨化症＜ossification of the posterior longitudinal ligament：OPLL＞，腫瘍など）による脊髄症に向けての方策として開発された。胸鎖関節切除進入法[1]，胸骨縦割進入法[2,3]などの対応可能な高位について**図1**に示す。

　筆者らは過去に上位胸椎への前方進入法を用いた手術治療を10例に行ってきたが[4,5]，胸鎖関節切除進入法を4例に，胸骨縦割進入法を6例に用いてきた（**表1**）。10例について疾患別にみると，OPLL・ヘルニアが7例，腫瘍が2例，感染が2例であった。また，手術目的は除圧固定が6例，腫瘍切除が2例，固定のみが1例，変形矯正＋固定が1例であった（**表2**）。よって，本アプローチを脊柱変形の矯正に用いた経験となると，非常にまれということになるが，1例（80歳代，男性，DISHを合併したTh1/2化膿性脊椎炎に生じた頚椎胸椎移行部の後弯，後方固定術に胸鎖関節切除進入法を用いた前方固

定を施行した）について供覧する。

手術に必要な解剖

　上位胸椎に対する前方アプローチは胸骨，心臓・大血管が存在するため，脊椎外科難問題の1つである。また，胸骨・大血管・脊椎の位置関係には個人差が存在し，各症例にどのアプローチを選択するかを画像を多角的

手術Step

◆胸鎖関節切除進入法

1 手術体位 (p.28)

2 マーキング (p.28)

3 展開 (p.28)

4 胸鎖関節の処理 (p.30)

5 術野の確保〜病巣へのアプローチ，骨移植 (p.31)

に評価して検討する必要がある。また，右よりも左アプローチが推奨されるが，左反回神経の位置（大動脈肺動脈窓を反回し，気管食道溝を上行し，輪状甲状関節近傍を通過して，喉頭内に進入）についても認識する必要がある。

 図1 上位胸椎に対する各種前方進入法の特徴と筆者らの経験

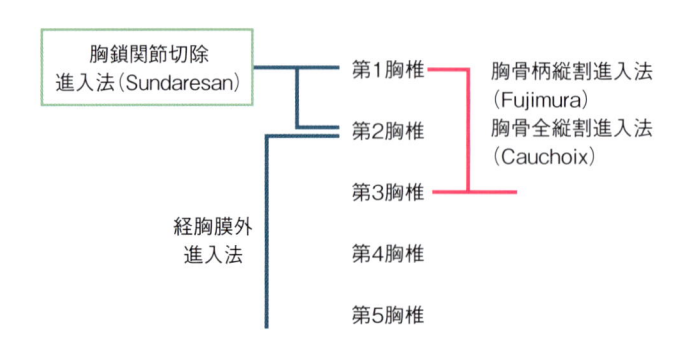

胸鎖関節切除進入法（Sundaresan）── 第1胸椎 ── 胸骨柄縦割進入法（Fujimura）
第2胸椎 ── 胸骨全縦割進入法（Cauchoix）
第3胸椎
経胸膜外進入法 ── 第4胸椎
第5胸椎

 表1 上位胸椎に対する各種前方進入法の特徴と著者らの経験

	胸骨への侵襲	他科サポート	アプローチ可能なレベル	報告者，年	筆者らの経験数
胸鎖関節切除進入	胸骨丙部分切除	不要	C7/T1/T2	Sundaresan, 1984	4
胸骨丙縦割進入	胸骨丙のみ縦割	不要あるいは必要（胸部外科医）	C7/T1/T2/T3	Fujimura, 1996	1
胸骨全縦割進入	胸骨全体を縦割	必要（胸部外科医）	C7/T1/T2/T3	Cauchoix, 1957	5
開胸あるいはVATS	なし	不要	T2/T3/T4 〜		0

 表2 筆者らの上位胸椎に対する前方進入法経験症例

診断	年齢・性	目的	部位	手術（進入法と移植骨）	
胸椎OPLL	54 女	除圧固定	C7/T1/T2/T3	胸骨縦割	腓骨
胸椎OPLL	54 女	除圧固定	T1/T2/T3	胸骨縦割	腓骨
胸椎OPLL	52 男	除圧固定	T1/T2	胸骨縦割	腓骨
胸椎OPLL	61 女	除圧固定	C7/T1/T2/T3	胸骨縦割	腓骨
胸椎OPLL	49 女	除圧固定	T1/T2/T3	胸鎖関節切除	腓骨
胸椎椎間板ヘルニア	50 女	除圧固定	T1/T2	胸骨縦割	腸骨
胸椎転移性腫瘍	75 男	腫瘍切除・固定	T1/T2	胸鎖関節切除	腸骨
頸胸椎褐色細胞種	43 男	腫瘍切除	C6/7/T1	胸鎖関節切除	―
化膿性脊椎炎	67 男	固定	T2/T3	胸骨柄縦割	腸骨
化膿性脊椎炎・後弯・DISH	80 男	変形矯正・固定	T1/2	胸鎖関節切除	腸骨

症例提示

80歳代，男性。T1/2化膿性椎間板炎，著明な終板骨破壊，強直性脊椎骨増殖症合併，頚椎胸椎移行部後弯症と診断。既往歴は頚椎症性脊髄症に対する頚椎椎弓形成術後。

頚椎術後経過良好であったが，徐々に下肢のしびれ，歩行時のふらつきが出現。Th2/3高位の狭窄症による脊髄症と診断し（**図2a**），同部位の後方除圧固定術を施行した（**図2b**）。術後，徐々に発熱，下肢しびれなどの症状が進行し，Th1/2レベルの化膿性椎間板炎と診断

した（起炎菌不明，血液検査結果WBC 8,420/μl, CRP 2.95mg/dL, ESR 85mm）（**図2c**）。

徐々に終板浸食が進み，痛みで起立位を保つことができなくなった。胸椎の強直性変化も有するため，Th1/2高位椎間板にストレスが集中し，頚部は著明な後弯位となった（**図3**）。罹患椎間をはさむC7-T3の後弯角は32°であった。これに対し，初回手術として，頚～胸椎後方固定術（C5-T5）を施行（**図4**）。次いで，胸鎖骨関節切除進入法（Sundaresanアプローチ）を用いた上位胸椎前方固定術（T1/2）を企図した。

図2 症例提示

a：T2/3脊髄症発症（矢印）
b：T2/3後方除圧固定術施行
c：T1/2化膿性椎間板炎発症（矢印）

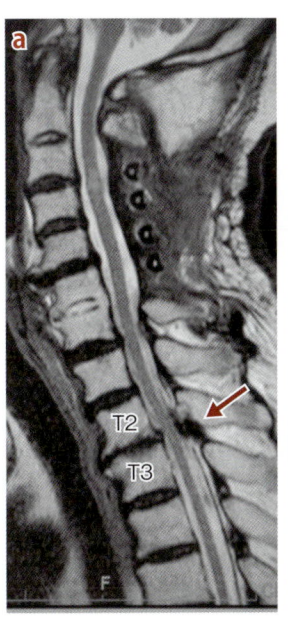
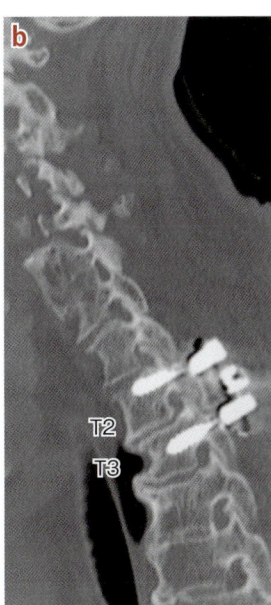
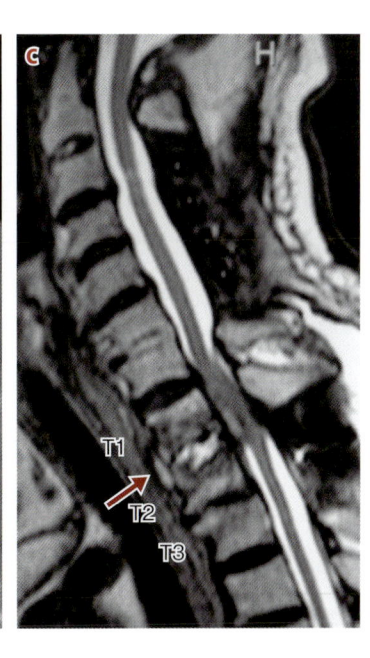

図3 症例提示：著明な終板破壊，後弯傾向を認めた

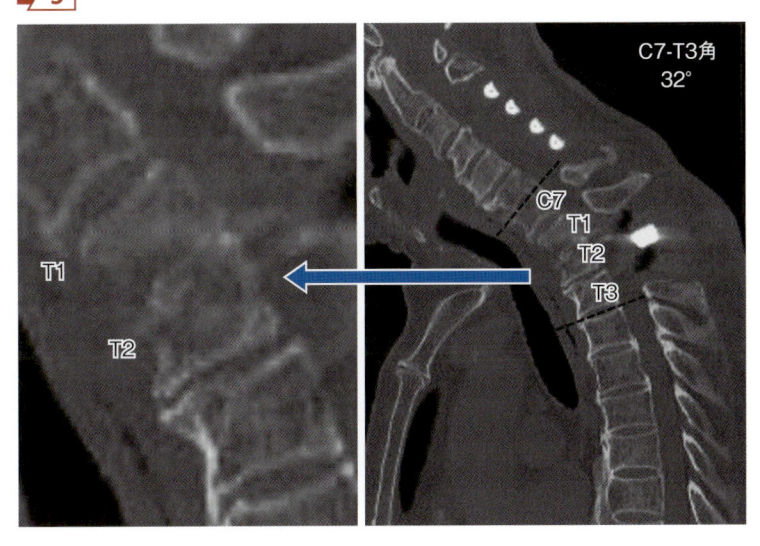
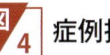

図4 症例提示：C5-T5後方固定術を施行

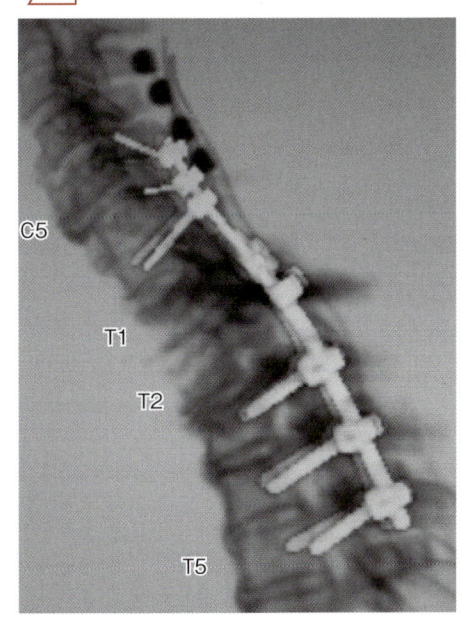

1 手術体位

仰臥位にて，肩甲骨後面に薄い折り畳みシーツを入れる。頭部は右に軽度回旋させる。

2 マーキング

コンベンショナルは頚椎左前方アプローチの皮切（斜切開）から，胸鎖関節にて下方に向けて曲がるかたちとなる正中縦切開を胸骨丙部まで続ける（**図5**）。

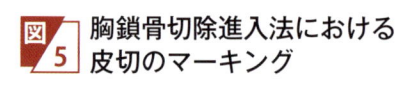 胸鎖骨切除進入法における
皮切のマーキング

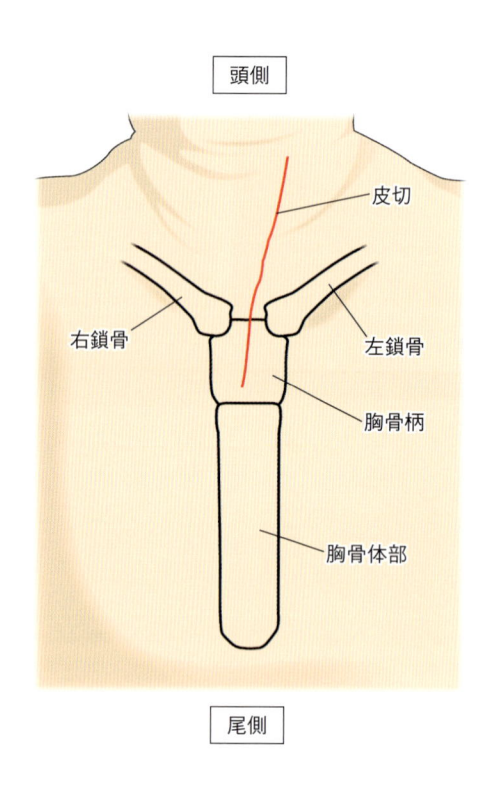

頭側

皮切

右鎖骨

左鎖骨

胸骨柄

胸骨体部

尾側

3 展開

【動画】
胸鎖関節切除
前方除圧固定

　上位胸椎への進入アプローチについては病態にかかわらず共通の部分がほとんどであり，過去に上位胸椎における脊髄圧迫に対して手術を行った例の画像を使用している（**図6〜12**）。
　胸鎖乳突筋をできるだけ鈍的操作にて外側によけ（**図6a**），肩甲舌骨筋を同定し切離する（**図6b**）。さらに，胸骨舌骨筋の胸骨起始部（**図7a**），胸鎖乳突筋鎖骨起始部（**図7b**）を切離する。ここで頚椎前方アプローチ用のレトラクターをかける（**図8a**）。また，下位頚椎椎間板に針を刺入し，側面X線像にて高位を確認する場合が多い（感染症では健常椎間板に針は刺入しない）。反回神経（大動脈弓の下で分岐，気管と食道の間を頭側に向かい，咽頭に至る）の損傷を生じないよう注意する。

図6 胸鎖乳突筋内縁の内側を展開（a），肩甲舌骨筋を切離（b）

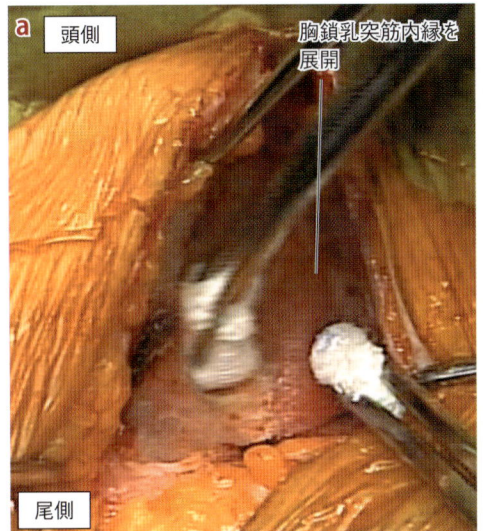
a　頭側　胸鎖乳突筋内縁を展開　尾側

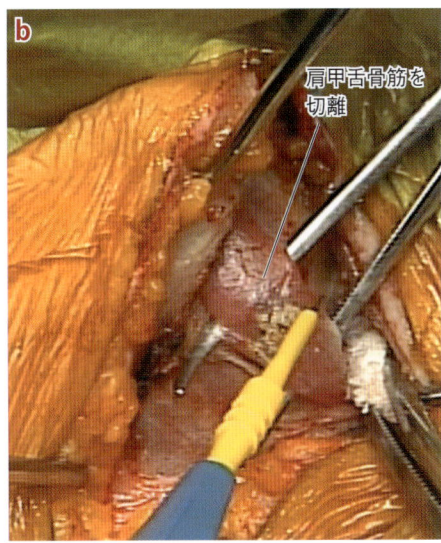
b　肩甲舌骨筋を切離

図7 胸骨舌骨筋胸骨起始部を切離（a），胸鎖乳突筋鎖骨起始部を切離（b）

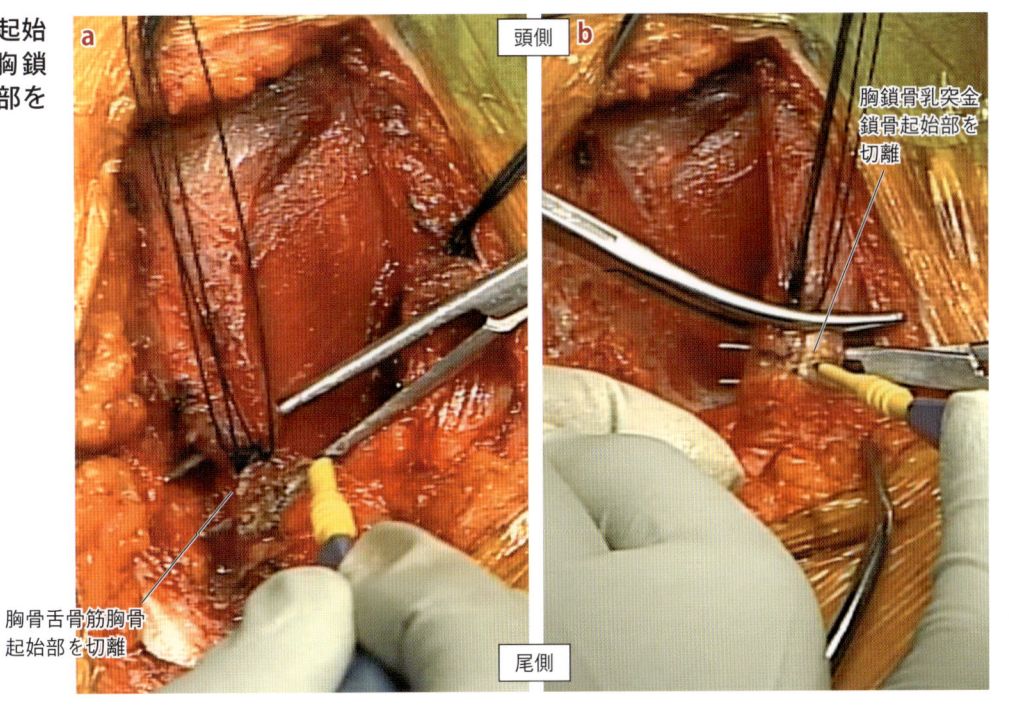
a　胸骨舌骨筋胸骨起始部を切離
b　頭側　胸鎖骨乳突金鎖骨起始部を切離　尾側

図8 頚椎前方合手術用のレトラクターにて術野を得る，鎖骨～胸鎖関節～胸骨柄を露出させる

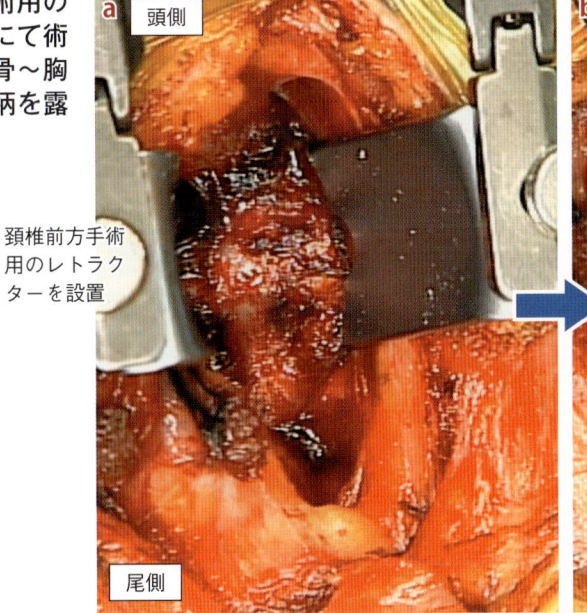
a　頭側　頚椎前方手術用のレトラクターを設置　尾側

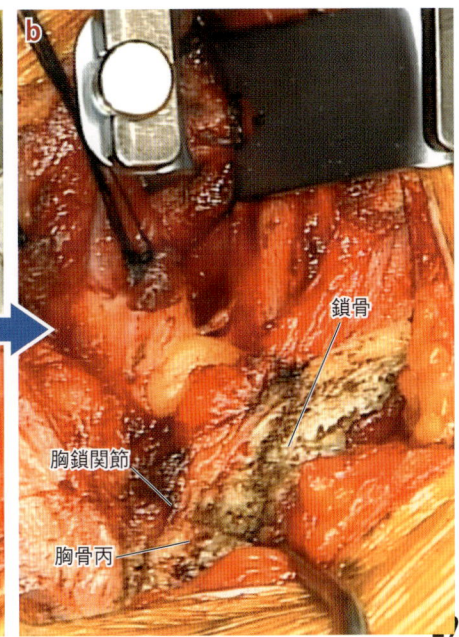
b　鎖骨　胸鎖関節　胸骨丙

4 胸鎖関節の処理

　次いで，左鎖骨近位，左胸鎖関節，胸骨柄部を骨膜下に剥離し露出させる（**図8b**）。左鎖骨近位部を全周性に剥離し，近位1/3あるいはそれより短い部位をTソーあるいはボーンソーを用いて切離する（**図9a**）。このあたりの操作から，鎖骨骨膜の向こう側に脈管があるので慎重に行う。次いで，胸鎖関節部を鋭的に解離する（**図9b**）。し，最終的に鎖骨近位部を摘出する（**図10a**）。これは採型を要するが，上位胸椎における2椎間までの前方固定術に対応できる移植骨となる（**図10b**）。

Point
コツ&注意点

● 左鎖骨近位部摘出の手技は容易ではない。鎖骨近位部は予想以上に大きく，また，胸骨と強固な結合織で連結されているからである。焦らず，少しずつ前進する気持ちで手術を行おう。

図9 Tソーを用いて鎖骨近位部を切離（**a**），胸鎖関節を解離（**b**）

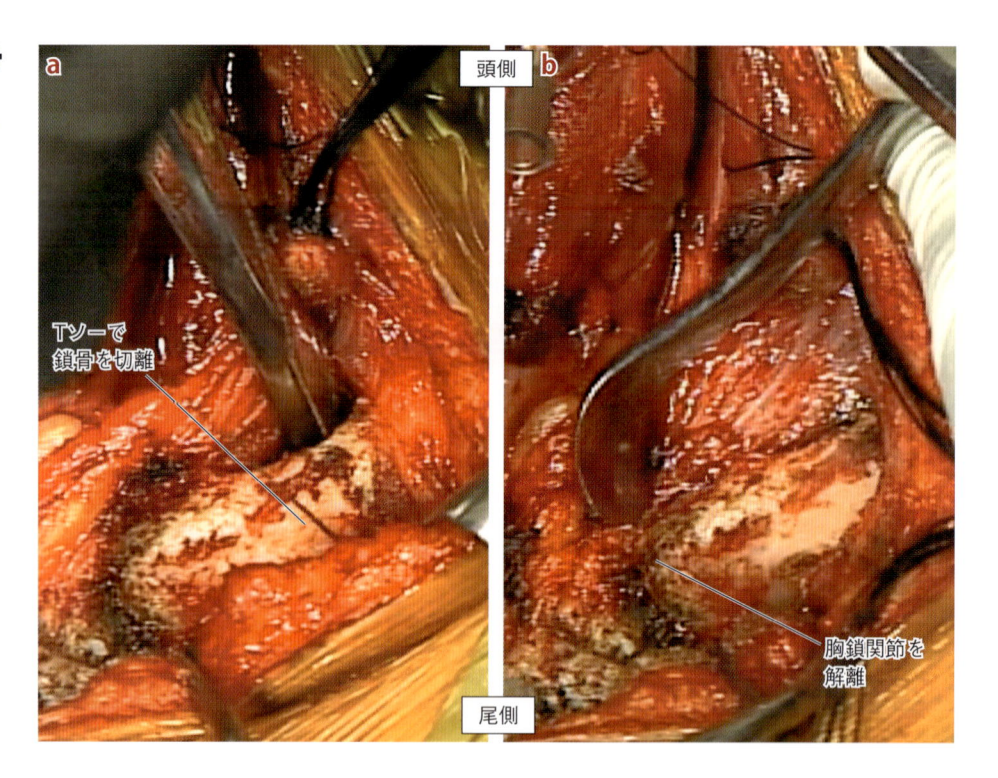

図10 鎖骨近位部を摘出

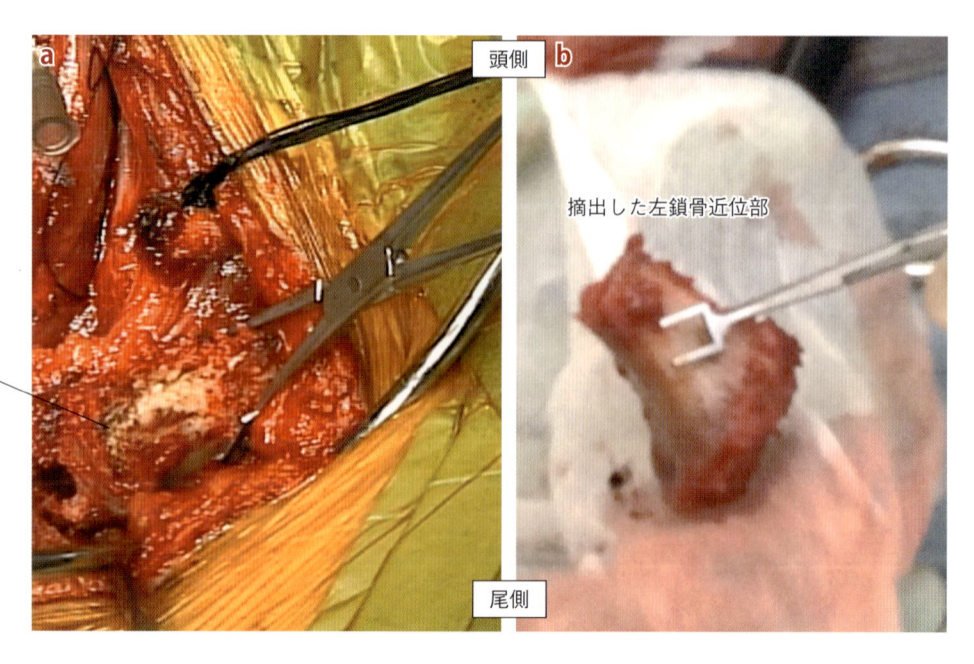

5 術野の確保〜病巣へのアプローチ，骨移植

　次いで，胸骨柄後面から，軟部組織を後面に慎重に剥離した後，胸骨柄部は高速エアードリルを用いて，一部，ケリソンなどを用いて切除する（**図11a**）。徐々に表れた大血管を包む血管鞘を必要に応じて切離・剥離する（**図11b**）。これを十分にしておかないと，目指す高位への到達が困難であることがある。剥離操作においては，血管外科専門医師の帯同が非常に心強いものとなる場合が多い。

　このようにして得られた術野の確保・保持において，自立式レトラクターが非常に有用であり，著者は頚椎前方用レトラクターとSynframe®（Synthes社）を併せて使用して（**図12**）。なお，本症例において，上位胸椎全面は肉芽組織で覆われており，椎間高位の確認が困難であった（**図13a**）。よって，椎間に差し込んだ粘膜剥離子を透視で確認し，高位がTh1/2であることを確認した（**図13b**）。この後，高速エアードリル，鋭匙を用いて，破壊された終板を郭清し，移植骨の母床作成を行った。

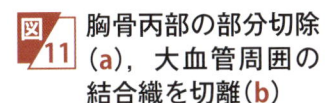

図11 胸骨丙部の部分切除（**a**），大血管周囲の結合織を切離（**b**）

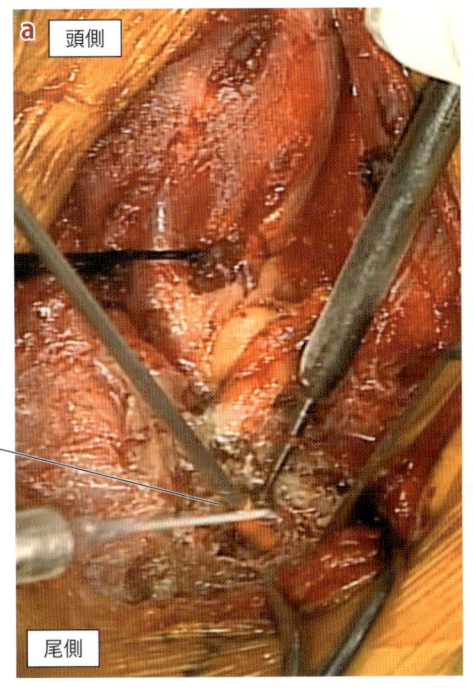
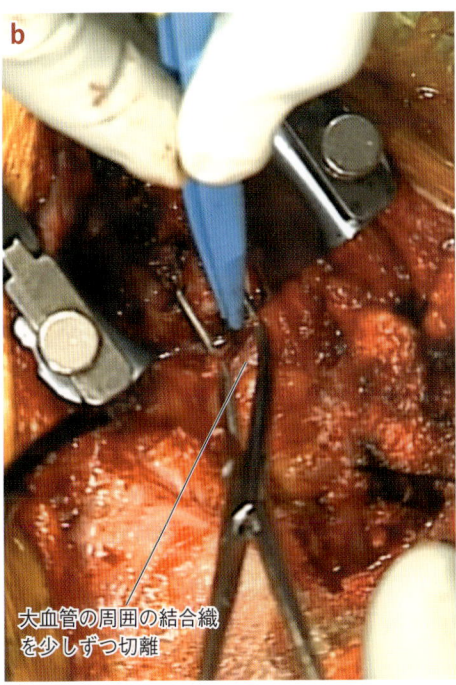

胸骨丙部の頭側を部分切除

大血管の周囲の結合織を少しずつ切離

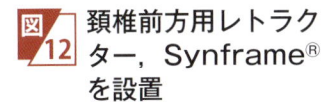

図12 頚椎前方用レトラクター，Synframe®を設置

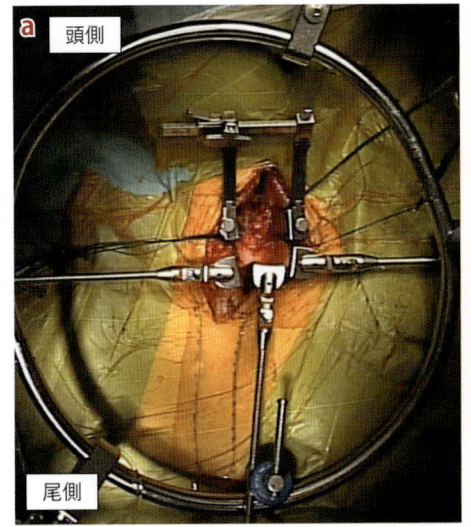
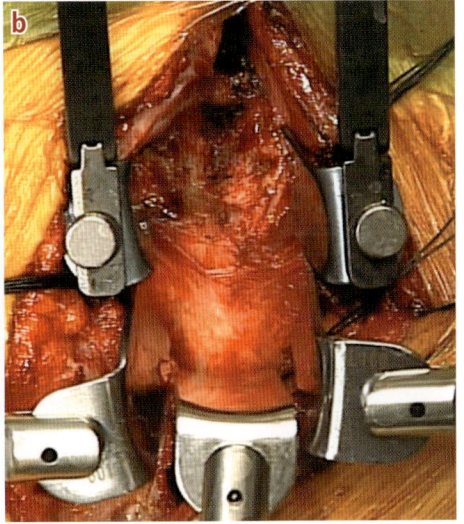

図13 提示症例において上位胸椎前方に展開（**a**），粘膜剥離子と透視を用いて高位を確認（**b**）

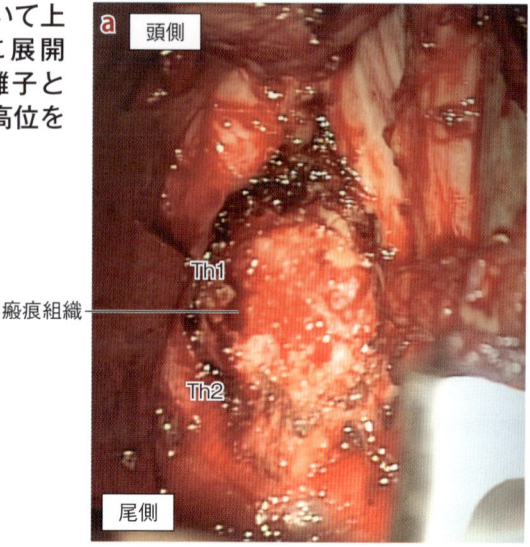

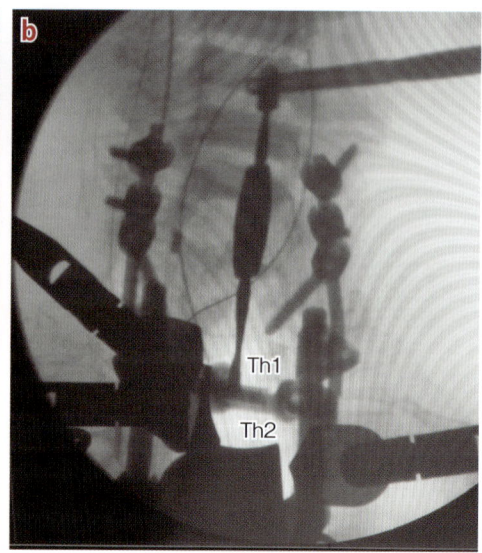

瘢痕組織

Point
コツ&注意点

● OPLLや椎間板ヘルニアの場合高位確認は下位頚椎で針を刺した椎間からのダウンカウントで同定が可能であるが，感染など炎症性疾患の場合，高位確認に難渋する場合が多い。入念な確認が必要である。

　なお，胸骨縦割式進入の場合，手術開始時より心臓血管外科医のサポートを得て，胸骨縦割までを施行いただく。すなわち，胸骨柄上面の用手的剥離（**図14a**），胸骨縦割（**図14b**），レトラクターによる開創である（**図14c**）。この後の手技は本稿の「5　術野の確保～病巣へのアプローチ，骨移植」以降に進めばよい。ただし，侵襲が少なくなく，現在のところ，T1/2高位までの措置で済むものは侵襲を考えて，胸鎖関節切除アプローチで対応可能と考えている。

Point
コツ&注意点

● T1/2椎間板までの操作は胸鎖関節切除進入，T2椎体全体，あるいはT2/3椎間板への操作は胸骨縦割進入と考えてもよいが，個々の脊椎と胸骨との位置関係に著しい個人差があり，術前の画像を用いた検討が非常に重要である。

図14 胸骨全縦割アプローチの例

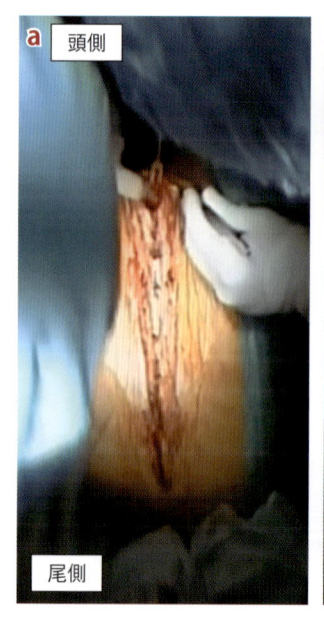

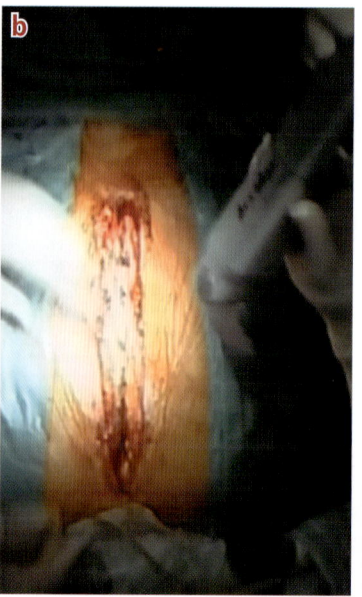

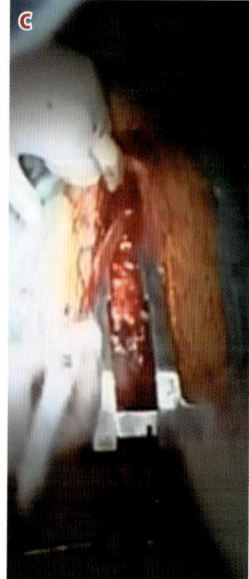

　胸鎖骨関節切除進入法（Sundaresanアプローチ）を用い，Th1/2間に採取した左鎖骨を採型し，ストラットグラフトとして移植した。固定性は良好であった（**図15**）。なお，毎回，用いるのは採取した骨のごく一部という印象である。最終的に骨癒合が得られ（**図16a**），局所後弯角（C7-T3）は術後18°に改善し，比較的良好は姿勢，痛みの改善が得られた（**図16b，c**）。

図15 前方より左鎖骨近位部の一部を移植（矢印）

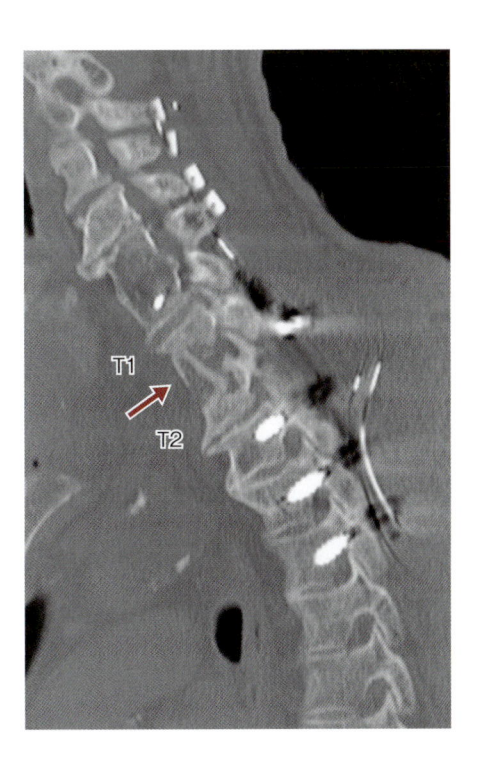

図16 術後

T1/2間に骨癒合が得られ，C7-T3角の改善が得られた（**a**），脊髄の除圧も維持されている（**b**），立位X線像にて頚椎アラインメントは改善している（**c**）

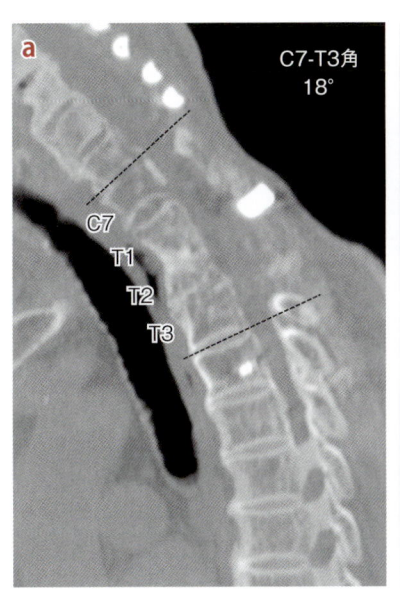
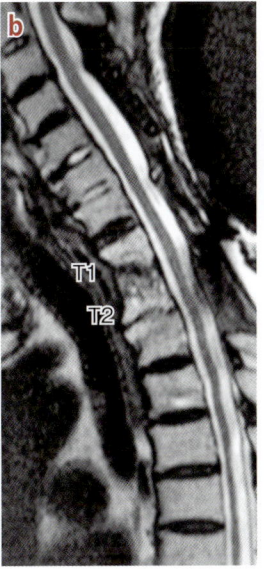
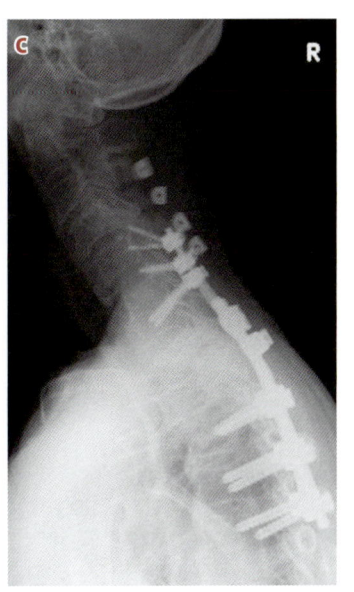

胸鎖骨関節切除進入法の注意点

　本文中で述べたが，鎖骨近位部摘出後に，操作が大血管近傍に及ぶ箇所がある。筆者らが本アプローチを用いた4例において経験した合併症は，大量出血・手術完遂断念1例(褐色細胞腫例)，左腕頭静脈損傷1例であった。左腕頭静脈損傷は大血管鞘の剥離操作にて損傷を生じ，慎重に血管の裂けた部位を同定し，ナイロン糸を用いて素早く縫合した。このようなサルベージは誰にでもできるというわけにはいかず，やはりこの部位での血管鞘の剥離については，心臓血管外科専門医に当初から依頼するのも賢明であると考えている。

まとめ

　頚胸移行部の変形に対し，後方法による矯正，そして，上位胸椎進入アプローチによる骨移植は矯正及び矯正の維持に有用である。変形矯正の症例が多い高位ではないが，国民に胸椎OPLL罹患が多いことを考慮すると，術者が上位胸椎前方アプローチへ習熟することが望ましいと思われる。

参考文献

1）Sundaresan N, Shah J, Feghali JG. A transsternal approach to the upper thoracic vertebrae. Am J Surg 1984; 148(4): 473-7.
2）Cauchoix J, Binet JP. Anterior Surgical Approaches to the Spine. Ann R Coll Surg Engl 1957; 21(4): 237-243.
3）Fujimura Y, Nishi Y, Nakamura M, et al. Anterior decompression and fusion for ossification of the posterior longitudinal ligament of the upper thoracic spine causing myelopathy: using the manubrium splitting approach. Spinal Cord 1996; 34(7): 387-93.
4）宮本　敬, 清水克時. 胸椎椎間板ヘルニアに対する外科的治療. 脊椎脊髄ジャーナル 2009; 22(2): 159-168.
5）宮本　敬, 下川哲哉, 鈴木直樹, ほか. 上位胸椎病変に対するSundaresanアプローチ. 脊椎脊髄ジャーナル 2019; 32: 769-776.

II

胸　椎

特発性側弯症に対する後方矯正手術

JA愛知厚生連豊田厚生病院整形外科・脊椎脊髄センター　**辻　太一**

手技の Point

▶ 術前の固定範囲の検討，使用するインプラントや矯正法の選択が重要である

▶ 手術体位は腹臥位で行う。眼球の圧迫，腹圧の上昇に注意。術中保温にも努める

▶ 術前に棘突起に18G針などでマーキングを行い，全脊柱X線撮影で高位やアライメント，バランスを確認

▶ 展開中は，出血に留意する。矯正手技までの止血が重要である

▶ インプラント(スクリューなど)の設置は術前計画のうえで術中判断し無理なく行う

▶ 椎間関節の解離がよりよい矯正の鍵である

▶ 本手術には術中脊髄機能モニタリングが必須である

introduction

本稿では，思春期特発性側弯症を中心とした側弯後方矯正固定術に関して述べる。

術前情報

手術適応・術式選択

特発性側弯症は脊柱側弯症の中でも約70%を占め最も頻度が高い疾患である。本疾患の診断は脊柱側弯以外には健康であり，基礎疾患に神経筋疾患がなくX線上に椎体の異常が認められないものとされる。
手術適応は，20歳以下の若年者で側弯による疼痛が主症状となることはまれなため，側弯の程度により手術適応が判断される。現在コンセンサスの得られている手術適応は，

- Cobb角45°以上の(胸椎)カーブ
- 保存療法ではコントロール不能である成長期のカーブ
- 成長終了しているが50〜60°以上のカーブ
- 呼吸機能障害の生じているもの(高度側弯例)
- 容姿障害が生じ精神的ストレスになっている例

上記のように挙げられるが，一概にCobb角のみで手術適応を決定することは困難である。患者の年齢や成熟度，今後の成長の可能性等を考慮することが重要である。

手術アプローチには，後方手術，前方手術，前後合併手術がある。最も一般的な方法は本稿で述べる後方法であり思春期特発性の症例に頻用される。その大部分は胸椎カーブである。前方法は主に腰椎カーブの症例に行われるが，近年は同カーブに対しても後方法を行う施設が多いようである。

側弯症手術において最も重要なことの1つは，固定範囲の選択である。この選択には「どのカーブを固定するか」「どこまで固定するか」という2つの問題が存在する。個々の症例で差はあるが，本稿では大原則を述べる。基本的に脊柱側弯症の手術固定範囲は主カーブであり代償性カーブの固定は理由がない限り行わない。個々のカーブにおける固定範囲の決定には，終椎，主カーブの頭尾側の代償性カーブの程度，stable vertebraの位置，各カーブのflexibilityなどが関係する。各術者により頭尾側の1椎，2椎の固定範囲には差があることが多々みられるが，絶対避けなければならない原則として，各代償性カーブの頂椎付近を固定下端椎にしない，後弯の頂椎では止めない，junctional kyphosisの発生を

手術Step

避ける，などが挙げられる。

　近年はカーブの可塑性をbending filmで評価し，sagittal alignmentや腰椎因子まで考慮したLenke分類が報告され[1]，本分類を元に固定範囲を検討することが多い。固定範囲に関しては成書や関係論文を参考にしていただきたい。

手術に必要な解剖

　上位胸椎から腰椎が手術高位となる。同高位の脊柱後方解剖を熟知する必要がある。特に，軟部組織展開時の止血がスムースで安全な手術に重要であるため後方傍脊柱筋内における血管走行の知識が必要である。主として出血源となる部位は棘突起周囲と椎間関節の外側であり血管が豊富である。また，骨切り術（Grade 1～2）[2]を併用する場合には硬膜外腔にもアプローチするため硬膜外静脈叢にも注意が必要である。解剖学的に腹圧上昇が同部位の静脈の怒張をきたし出血が多くなるため，適切な手術体位が重要となる（後述する）。

手術手技

0 術前計画（固定範囲・使用インプラントの検討）

　術前に全脊柱X線画像を6方向撮像（立位正面，側面，臥位正面，左屈曲，右屈曲，牽引正面）し固定範囲を決定しておく。筆者は，3D-CTも撮像し椎体の変形なども範囲決定の参考としている（**図1**）。また，近年は椎弓根スクリューがアンカーの主流であるが，術前に高位ごとのスクリューサイズを見積もっておくこともスムースな手術を行うために必要である。

　さらには，スクリューのタイプ（mono-axial, uni-planar, multi-axialなど），ロッドの材質，形状などもそれぞれの特性を理解し検討しておくとよい。ただし，術前評価において椎弓根が狭くスクリュー挿入が困難な症例は，sub-laminar wireやhookの使用も考慮すべきである。

図1 全脊柱X線6方向撮像

14歳，女子。特発性側弯症 Lenke type 4CN。

a：立位正面
b：立位側面
c：臥位正面
d：臥位左屈
e：臥位右屈
f：臥位牽引
g：3D-CTで腰椎部の椎体の楔状変形を認める。
h：凹側椎弓根が狭くスクリュー挿入は危険と評価できる。

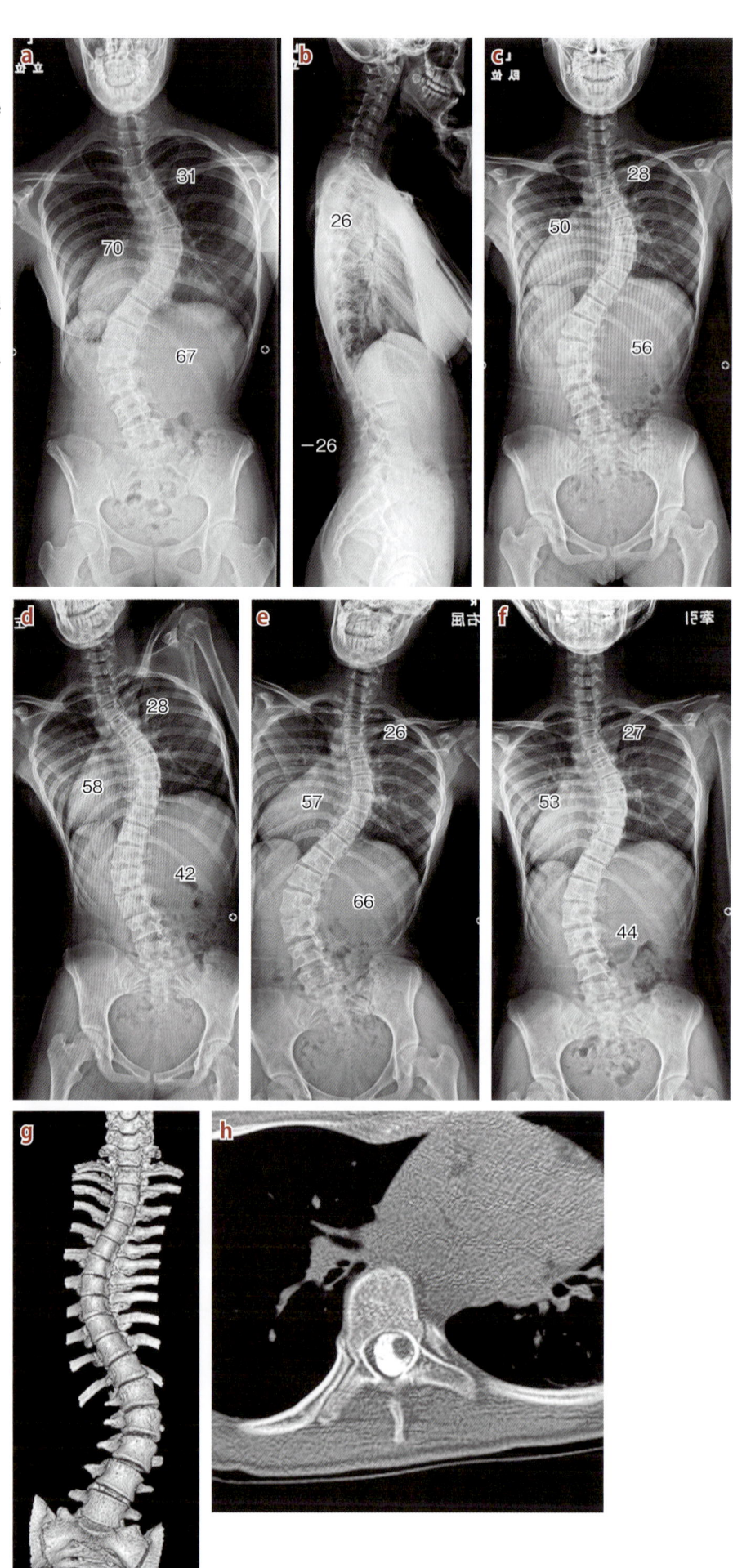

1 手術体位(腹臥位)セッティング・脊髄機能モニタリング準備

　体位は腹臥位で行う。側弯症後方手術は出血の多く見込まれる手術であるため、できるだけ腹圧を除くように体位を設定する。同時に眼球、腋窩部など術中の圧迫性神経障害の危険性がある部位はクッションなどを用いて積極的に除圧する。特に眼球圧迫は網膜中心動脈の閉塞をきたし失明に至るため重要である。

　さらに、術中は患者体温が下がりやすく麻酔管理や出血に影響するため、エアー(温風)で強制的・持続的に温めるブランケットなどを用いて保温に努める(**図2**)。

図2 体位

a：眼球の除圧は必須で重要である。このようなクッションを用いると除圧に有効である。
b：腋窩、肘などもクッションを用いて除圧する。
c：このような暖気を送り込むディスポーザブルブランケットが保温に有効である。
d：筆者の施設では2台の脊髄機能モニタリングを有しており、側弯症矯正固定術では全例においてMEPを、症例によりSEPも合わせて行っている。

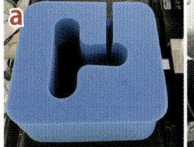
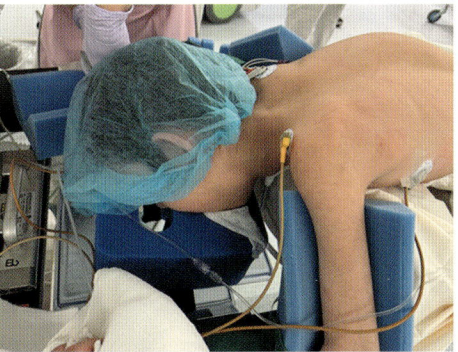
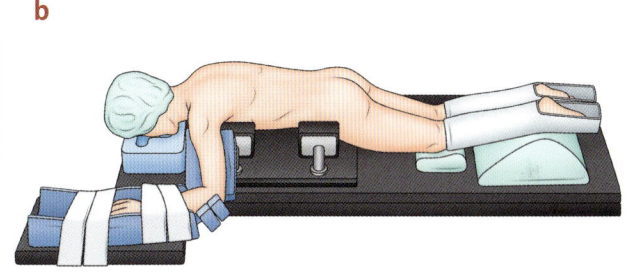
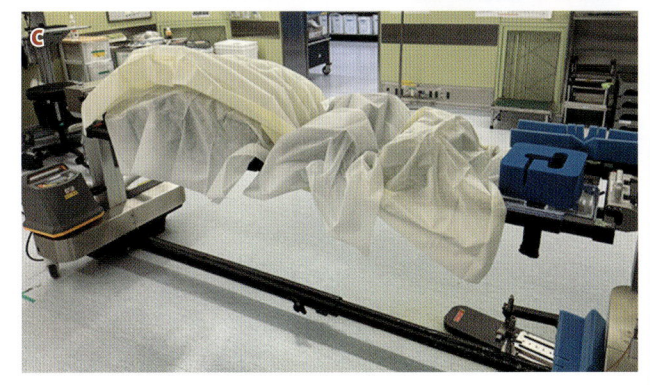
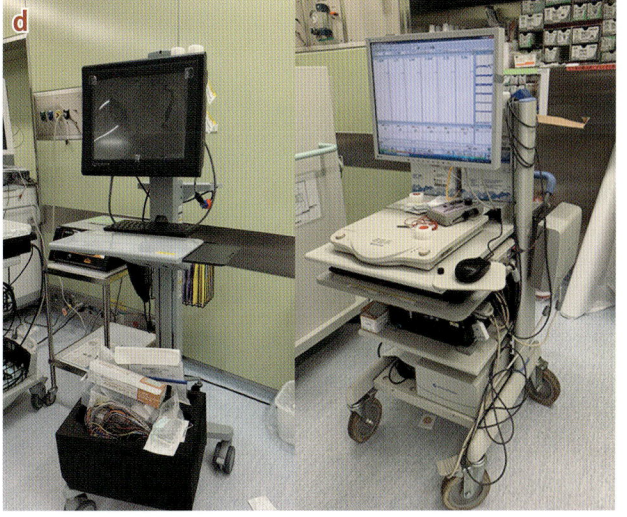

2 棘突起マーキング・全脊柱X線撮像

　体位をとった後に、背部を消毒し手術高位の確認のため18G針などで棘突起にマーキングする。清潔操作で行うことが重要である。

　マーキング後に全脊柱X線を撮像しマーク高位の確認と脊柱アライメント、バランスの確認を行う。1枚のカセットで撮像できない場合は画像の合成に注意を要する(**図3**)。

図3 全脊柱X線

全脊柱X線撮像が1枚のカセッテで取れない場合は合成に注意する。椎体の数や縮尺の確認が必要。また，カセッテの方向によりアライメントやバランスの誤解が生じることがある。このX線像ではT2とL3に18G針でマークされている。

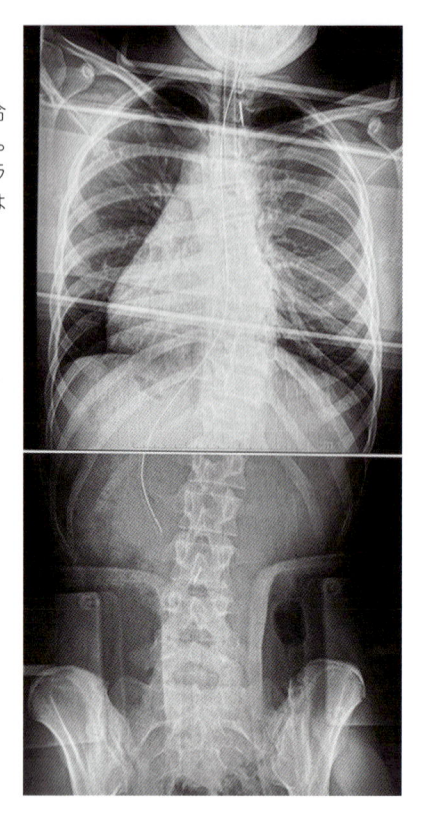

3 皮切・軟部組織展開

　　上位胸椎から腰椎に至るような長範囲固定では，近位と遠位に分けて皮膚切開し軟部組織を展開すると止血を十分に行うことができ安全である。

　　筆者は，遠位の展開後ナビゲーション下にスクリューを挿入し，その後に近位を皮切，展開し同様にスクリューを挿入している。展開時は，椎弓や棘突起周囲と椎間関節外側の血管が豊富な部位に注意する（**図4**）。

Point
コツ&注意点

● 筆者は展開時にイリゲーションバイポーラーを用いて止血している。適切に使用することで展開時の出血を軽減できる。

図4 椎弓や棘突起周囲と椎間関節外側の血管

aortaからのdorsal musclar branchが椎間関節外側から椎弓，棘突起を栄養している。同部位からの出血に注意する。

大動脈からの血管が棘突起・椎弓を栄養

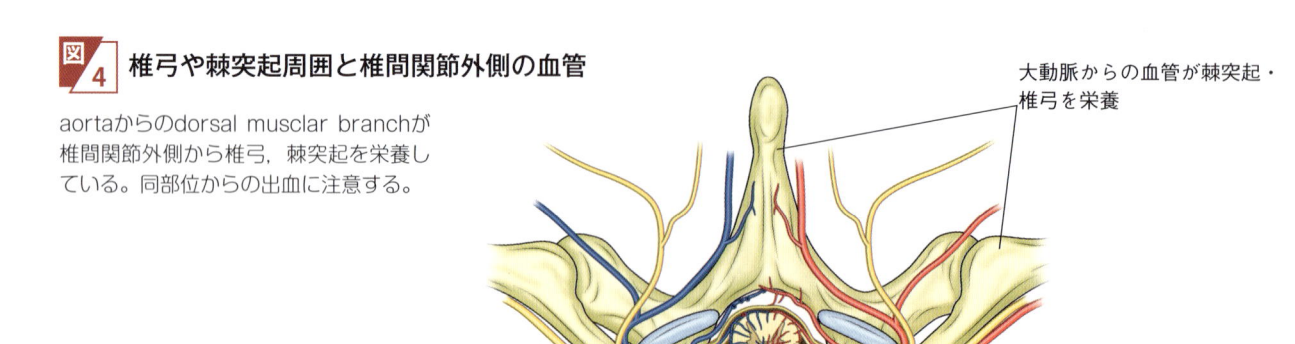

4 アンカー（椎弓根スクリューなど）設置

近年は，術中CTナビゲーションシステムやロボットなど支援機器が普及し，以前より椎弓根スクリューの挿入が安全に行えるようになってきた。しかし術者は基本的に高位ごとの椎体，椎弓根の解剖学的形状，位置を把握していなければならない。Dr. Lenkeのpedicle mapはスクリュー挿入のスターティングポイントを把握するのに有用である。また，刺入部位のみでなくスクリュー挿入方向も大切である（**図5**）。

また，術前もしくは術中の判断でスクリュー挿入が困難な場合は，sublaminar wireやhookも使用できるスキルが必要である。upper thoracic curveの凹側は椎弓根が狭くpedicle hookやtransverse hookが使用されることが多い。main thoracic curveの凹側も同様にsublaminar wireが頻用される部位である（**図6**）。

Point コツ&注意点

● スクリューの長さや径の選択には術前の CTでの検討が重要である。脊柱管のみならず大血管などの周囲の重要臓器にも留意しよう。

図5 pedicle mapを用いたスクリュー挿入位置の把握

a：Lenkeのpedicle map。胸椎椎弓根スクリューのスターティングポイントの指標である。
b：スターティングポイント以外にもsagittalやaxialの方向を理解して挿入する。

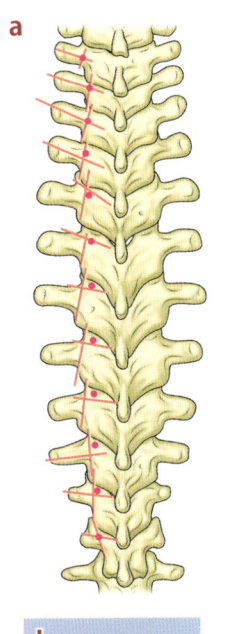

a

近位胸椎(T1.2)
横突起を上下2分する線と椎間関節外側縁の椎弓との交点

↑

近位胸椎に向かうにつれて，より横方向と尾側に向かう傾向

中位胸椎(T7-T9)：最も内側よりの刺入ポイント
横突起の上縁と椎弓の接合部で上関節突起基部の中央より少し外側

↑

中位胸椎に向かうにつれて，より内側方向と頭側に向かう傾向

下位胸椎(T11-T12)
横突起を上下2分する線と椎弓の外側縁と交点，
または椎間関節外側面の少し内側

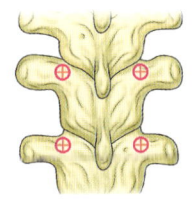

b T1-12 刺入ポイント — 横突起と上の関節との交点から3mm尾側

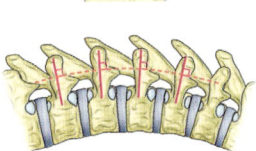

T1-T12 矢状面刺入方向 — 脊柱の矢状面弯曲に直行する

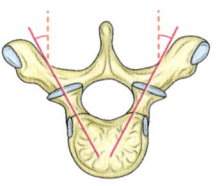
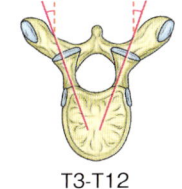

軸状面刺入方向

T1-T2　　　　T3-T12

図 **6** スクリュー挿入

a-1：lamina /transverse hook。椎弓，横突起に用いる。

a-2：pedicle hook (biceps hook)。椎弓根に用いる。

b-1：思春期特発性側弯症。upper thoracic curve凹側（白三角印），main thoracic curve凹側（赤三角印）は椎弓根が狭くスクリュー挿入困難である。

b-2：術後。upper thoracic curve凹側はpedicle hook（白三角）とtransverse hook（黄色三角印）で，main thoracic curve凹側はsublaminar wire（赤三角印）であった。

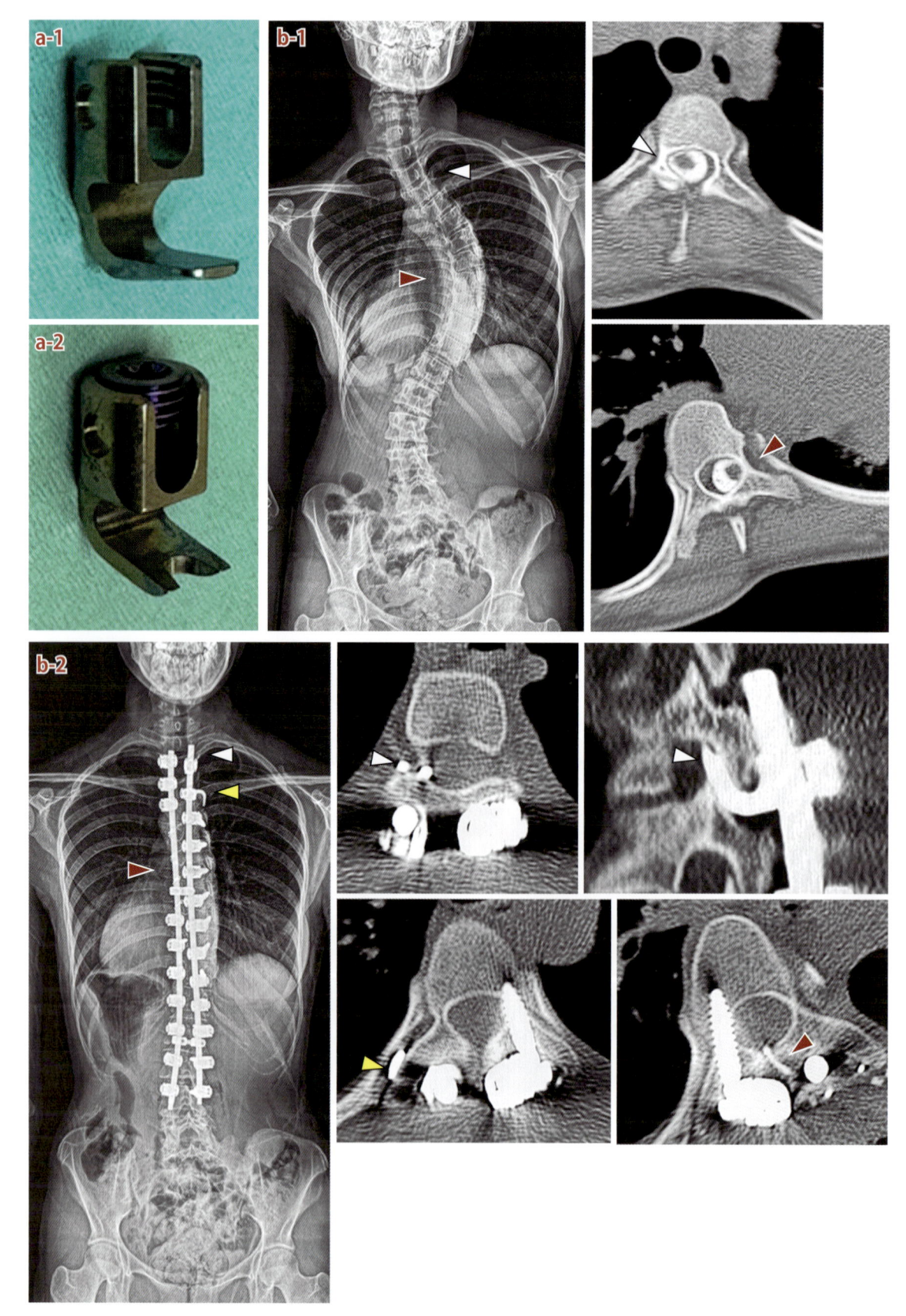

5 棘突起切除・椎間関節解離（Grade 1-2骨切り）

　アンカー設置後は充分に洗浄後，棘突起を切除し採取（後に移植するため軟部組織は展開時にできるだけ剥離しておく），筆者は棘突起尖刀を用いている。その後，残った棘突起を棘間中心にリウエル鉗子で切除する。椎間の黄色靱帯が確認できる程度に切除するとその後の骨ノミによる椎間関節解離（Grade 1もしくは2 osteotomy）の際に有利である。

　骨ノミによる解離は脊柱管内（硬膜，脊髄）や外側の組織（肋間筋，胸膜，肺）に細心の注意を払い中心（脊柱管）から上外側方向にchevron状に行う。骨ノミの使用に慣れていない場合にはドリルを用いてもよい。露出した椎間関節面の軟骨は鋭匙などで切除して移植骨の母床を作成しておく（図7）。

Point
コツ＆注意点

● Grade 2 osteotomy(SPO)を両側行う場合は，凹側（高さが低いほう）から行うと硬膜外静脈叢からの出血が対側に流れ込まない。各種止血剤を用意してこまめに止血しながら行うことが肝心である。

図7 棘突起切除・椎間関節解離

a-1：棘突起剪刀
a-2：リウエル鉗子
b-1：棘突起剪刀で棘突起を切除する。
b-2：リウエル鉗子で残った棘突起を切除し椎弓間の黄色靱帯を確認する。
b-3：椎間関節をノミにて解離（Grade 1 osteotomy）。症例によりケリソン鉗子でGrade 2 osteotomyも追加する。
b-4：椎間関節の軟骨を鋭匙で切除する。上記一連の操作中は最も出血が多くなるため手早く，止血もしながら行う。

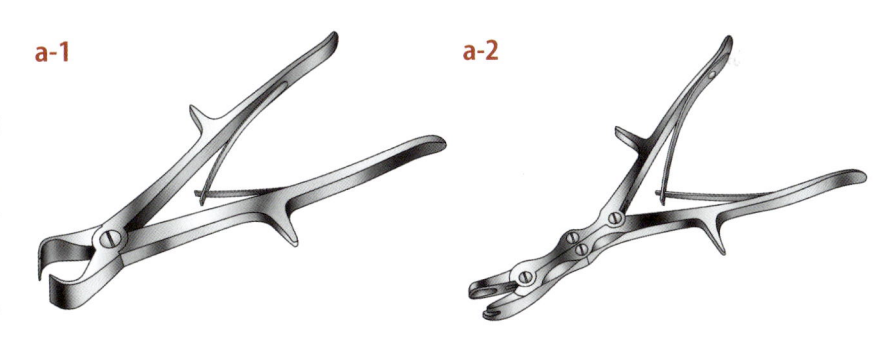

a-1　a-2

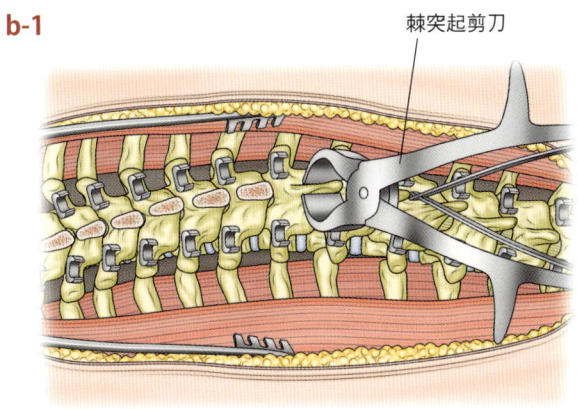

b-1　棘突起剪刀

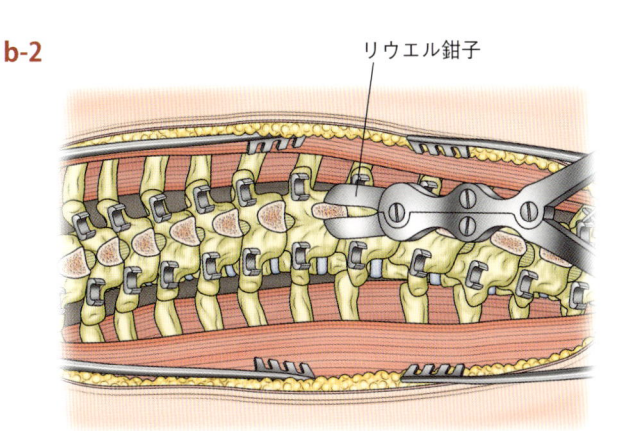

b-2　リウエル鉗子

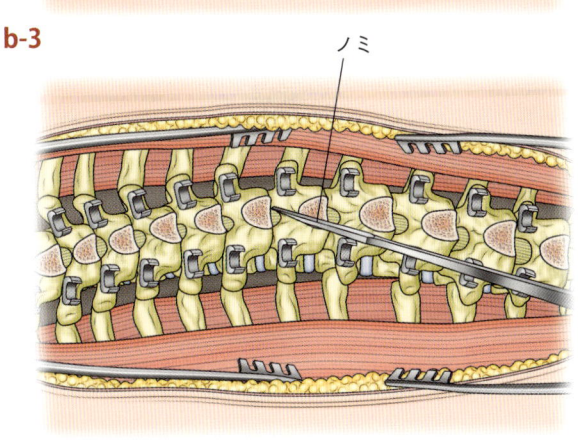

b-3　ノミ

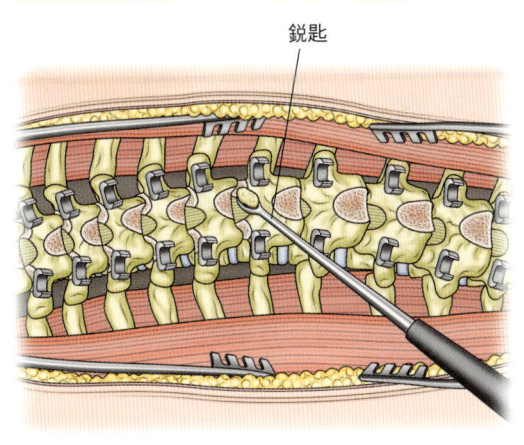

b-4　鋭匙

6 移植骨作成・椎間関節への移植

　切除した棘突起，椎間関節周囲の椎弓，横突起などは付着している靱帯などの軟部組織を十分に取り除いた後にボーンミルなどで粉砕し移植骨として利用する。作成した自家移殖骨はロッドの装着前に椎間関節に移植しておくと十分量が関節内に充填できる。ただし矯正操作中に移植骨が移動してしまうため吸引操作などに注意を払う必要がある。

　筆者は，作成した自家骨の約半量をロッド装着前に椎間関節に移植し，残った半量はbeta-TCPなど人工骨と混和し矯正後に後方移植している（**図8**）。

図8　移植骨作成・椎間関節への移植

ロッド装着前に椎間関節へ粉砕した局所採取自家骨移植を行う。

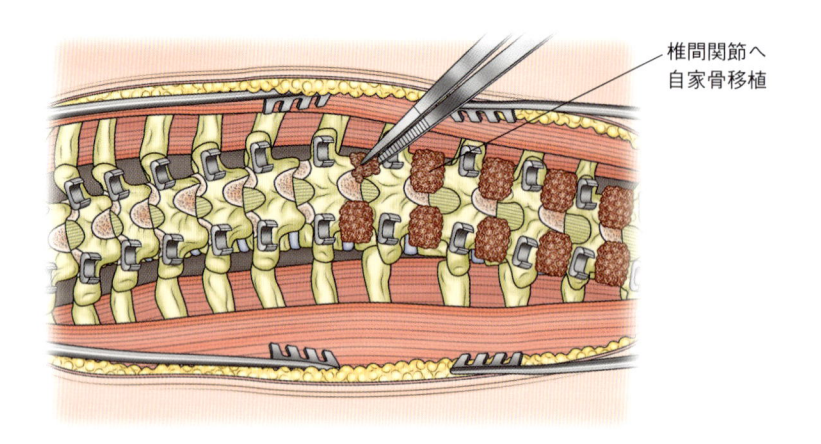

椎間関節へ
自家骨移植

7 凹側ロッドの装着・VCM装着

　凹側ロッドを理想とするsagittal alignmentに曲げる。金属にノッチを生じないように緩やかに曲げるとよい。その後，ロッドを近位から装着していく（**図9**）。

8 rod rotationによる側弯矯正・VCMによる回旋矯正

　上位胸椎カーブ（UT）に固定上位端（UIV）が入る場合は，先ずはUTにロッドを装着して，ロッドを180°回旋することによりLenke type 1のように大きな胸椎カーブに矯正する。その後，中下位胸椎および腰椎にかけてロッドを装着していく。筆者はuniplanar screwを用いているためロッドを矯正することによりある程度変形矯正はなされている。

　同時にvertebral column manipulation（VCM）instrumentをメインカーブの周囲に3椎ほど，カウンターとなる部位（逆回旋となる腰椎やneutral vertebraなど）にも装着し90°ロッド回転すると同時に側弯と椎体回旋を矯正する（**図9**）。

Point
コツ&注意点

●近年さまざまな矯正法が試されているが，より安全な三次元的変形矯正を目的としていることは各手技共通である。各々の手技の理論と特徴を理解してまずは基本手技を獲得していただきたい。

図9 ロッドの装着

a-1：理想のsagittal alignmentにロッドを曲げる。
a-2, 3：上位胸椎カーブ(UT)に固定上位端(UIV)が入る場合は，UTにロッドを装着して，ロッドを180°回旋することによりLenke type 1のように大きな胸椎カーブに矯正できる。
a-4①：CD horizon® Legacy™ Spinal System(Medtronic社)
a-4②：vertebral column manipulation(VCM) instrumentを用いて90°ロッド回転すると同時に側弯と椎体回旋を矯正する(→)。

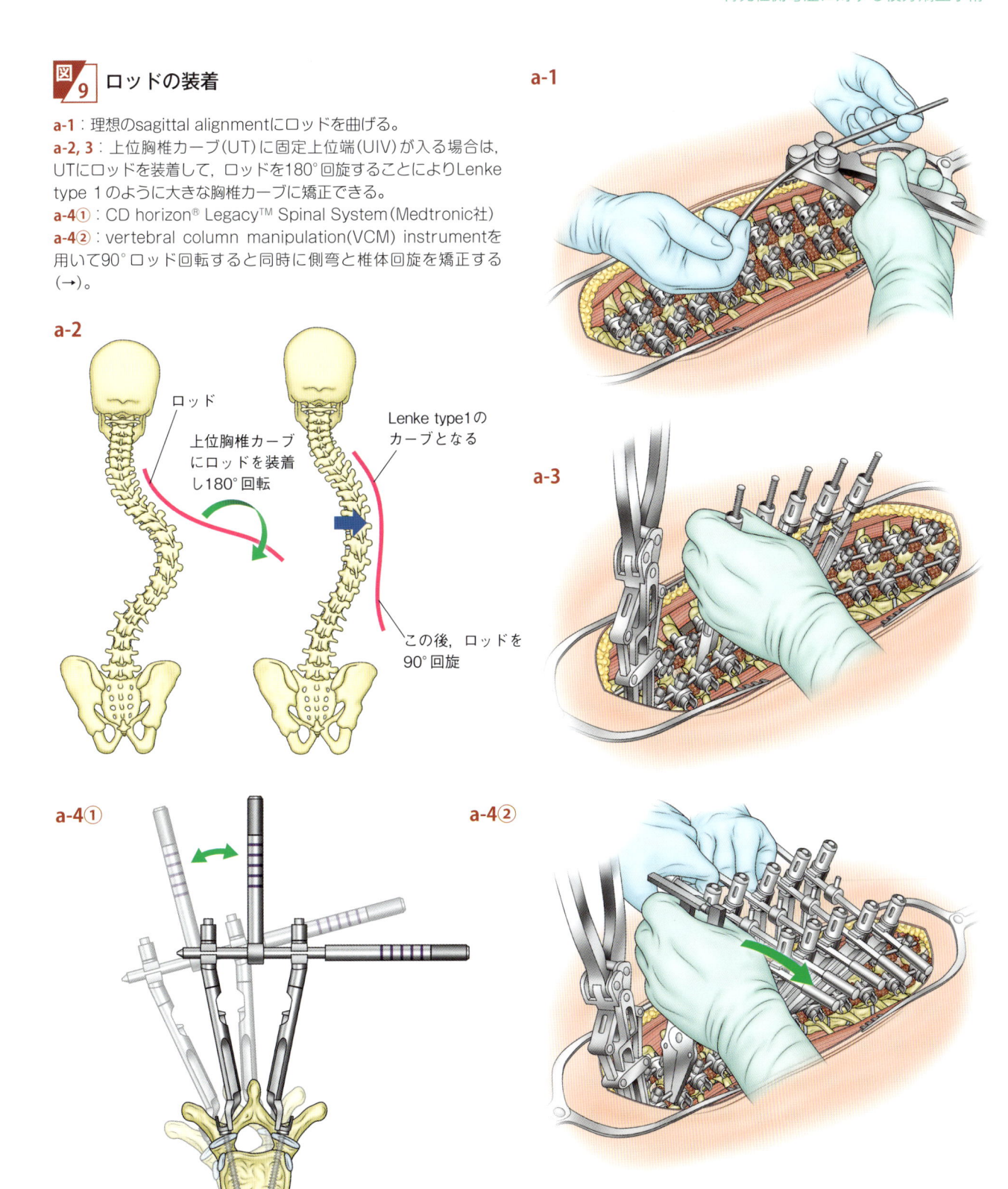

a-1

a-2

ロッド
上位胸椎カーブにロッドを装着し180°回転

Lenke type1のカーブとなる

この後，ロッドを90°回旋

a-3

a-4①

a-4②

9 矯正の微調整(in-situ bending/distraction & compression force)

　矯正後，外観より判断し微調整を行う。いずれの微調整も，スクリューなどのアンカーの逸脱，椎体骨折，脊髄損傷などの危険があるため細心の注意を払って行う(**図10**)。

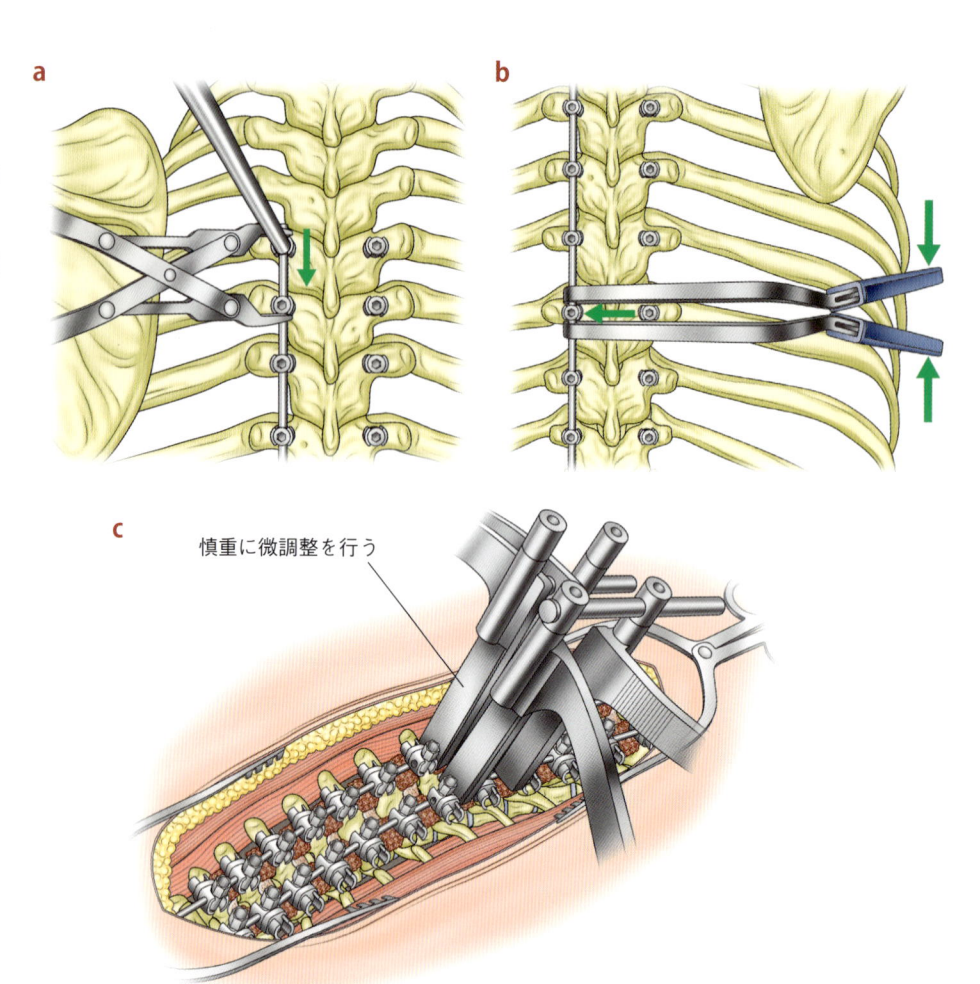

図10 矯正の微調整

a：compression（→）
CD horizon® Legacy™ Spinal
System（Medtronic社）
b：distraction（→）
CD horizon® Legacy™ Spinal
System（Medtronic社）
c：in-situ bending

a

b

c

慎重に微調整を行う

🔟 凸側ロッドの装着

　凹側からの矯正ののちに凸側ロッドを装着する．凹側よりはやや緩く曲げたロッドを装着することが多い．両側ロッド装着後の微調整は，両側同時に行うようにする（**図11**）．

図11 両側ロッド装着後のin-situ bending

両側同時に行う（→）．

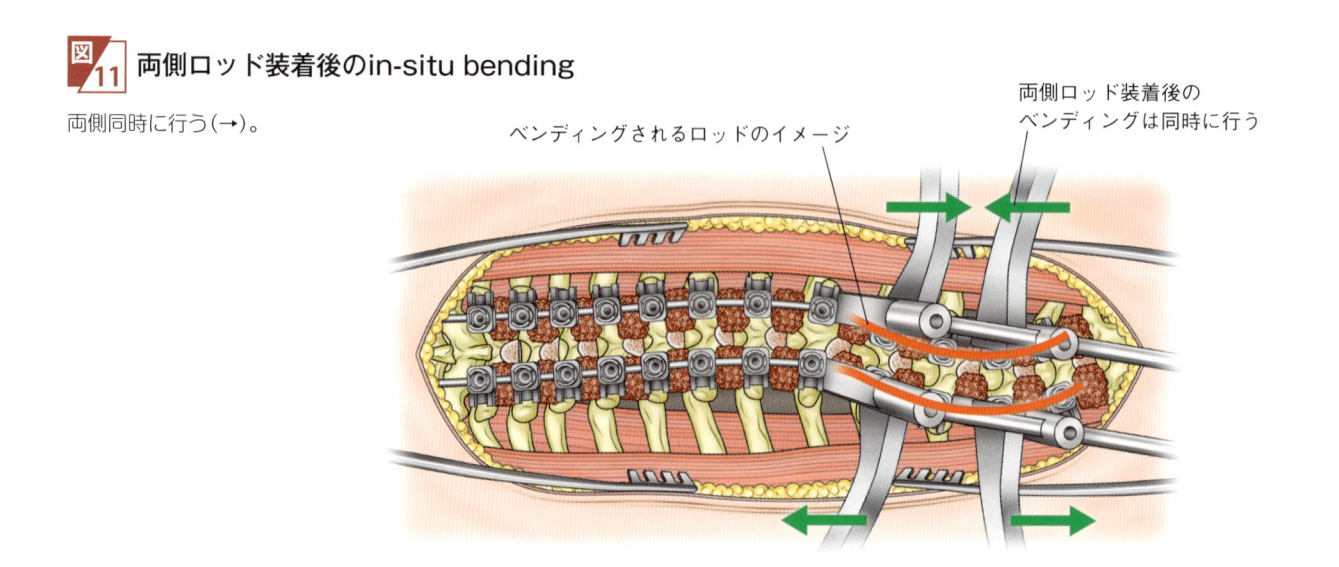

ベンディングされるロッドのイメージ

両側ロッド装着後の
ベンディングは同時に行う

11 全脊柱X線撮像による確認・微調整

　矯正終了後は，全脊柱のX線像を撮像しアライメント，バランスのチェックを行う。修正点があれば最終的な微調整，追加矯正を行う。

12 後方骨移植

　椎弓や椎間関節に粉砕した局所採取自家骨移植の余剰分をbeta-TCPと混和して後に移植する。ロッドやクロスリンクなどの下に椎弓と接するように移植する（**図12**）。

図12 自家骨移植

粉砕した局所採取自家骨にbeta-TCPを混和して後方移植する。できるだけロッドの下に椎弓と接するように移植する。

a
自家骨移植（beta-TCP混和）

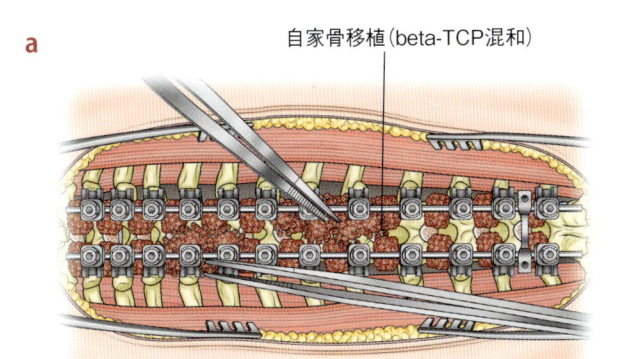

b
ロッドの下に椎弓に接するように移植

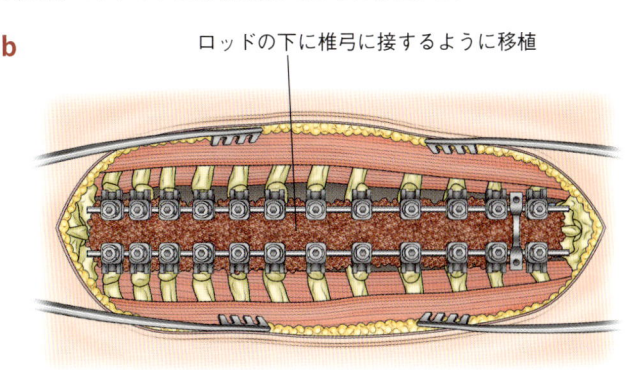

13 閉創

　十分に洗浄後，閉創する。筆者は，閉鎖式ドレーンを椎弓上に留置している（**図13**）。

Point
コツ&注意点

● インプラントを多く使用し手数も多い手術であるため，閉創前に忘れた事項（最終締結や骨移植，術前マークの抜去など）がないか，残留物がないかなど助手やメディカルスタッフとともに確認することが大切である。創が長いためいったん閉創後の再開創はぜひとも避けたい。

図13 ドレーン設置

椎弓上に閉鎖式ドレーンを留置している。
通常2本使用している。

閉鎖式ドレーン
（2本）

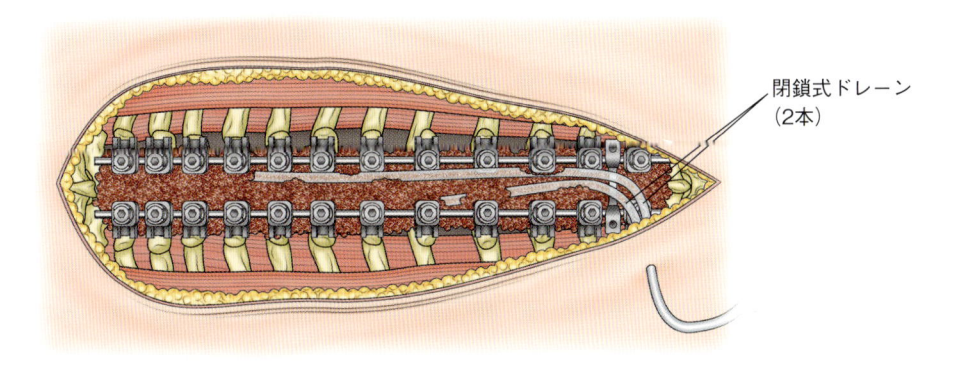

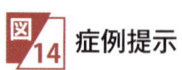
症例提示

16歳，女性，155.8cm，41.5kg，Lenke type 1BN。T3-L1，椎弓根スクリューを用いた後方矯正固定術を行った。

a：立位正面
b：立位側面
c：臥位正面
d：臥位左屈
e：臥位右屈
f：牽引正面
g：術後立位正面
h：術後立位側面

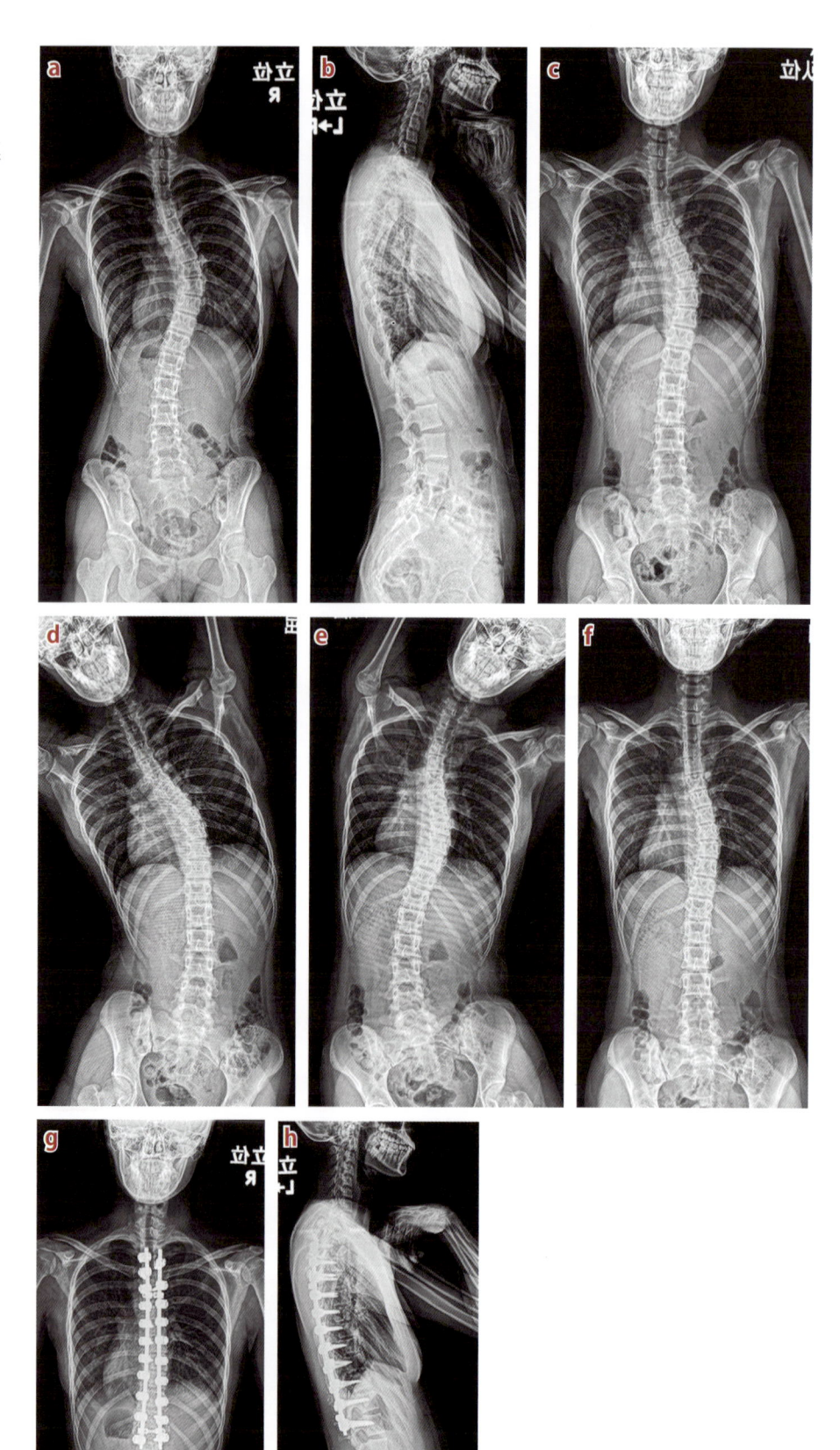

文献

1 ）Lenke LG, Betz RR, Harms J, et al. Adolescent idiopathic scoliosis: A new classification to determine extent of spinal arthorodesis. J Bone Joint Surg 2001; 83A(8): 1169-81.

2 ）Schwab F, Blondel B, Chay E, et al. The comprehensive Anatomical Spinal Osteotomy Classification. Neurosurgery 2014; 74(1): 112-20.

3 ）Chang MS, Lenke LG. Vertebral derotation in adolescent idiopathic scoliosis. Oper Tech Orthop 2009; 19: 19-23.

4 ）Sang ML, Se-Il S, Ewy RC. Direct Vertebral Rotation: A New Technique of Three-Dimensional Deformity Correction With Segmental Pedicle Screw Fixation in Adolescent Idiopathic Scoliosis. SPINE 2004 Volume 29, Number 3, pp343-9.

5 ）Lehman Jr RA, Kang DG, Lawrence G, et al. The ventral lamina and superior facet rule: a morphometric analysis for an ideal thoracic pedicle screw starting point. The Spine Journal 2014; 14: 137-44.

胸椎側弯症（思春期～青年期）に対する後方手術
椎弓根スクリューと椎弓下ケーブルを併用したハイブリッド法

名古屋大学大学院医学系研究科整形外科学

中島宏彰，今釜史郎，伊藤定之，世木直喜，大内田隼，山内一平

手技の Point

- ▶ 椎間関節外側まで十分に展開し，軟部解離を行う
- ▶ 凹側の頂椎周囲の5椎弓に椎弓下ワイヤーをかけ，その他は椎弓根スクリューを挿入する
- ▶ 椎弓下ケーブルを椎弓下に通す際は，硬膜や脊髄を押さないように十分に注意する
- ▶ 椎弓下ケーブルを通さない椎弓間の黄色靱帯を菲薄化させ，骨性解離は椎間関節のGrade1の骨切り（下関節突起切除）を行うことで，十分なリリースを行う
- ▶ 適切な術後胸椎後弯が得られるように，凹側のロッドベンディングを少し大きく行う
- ▶ 椎弓下ケーブルで脊椎を持ち上げながら，ロッドローテーションテクニックを用いて矯正する
- ▶ 凸側のロッドはrib humpを抑えるために弯曲を減少するように作成し，スクリューと締結する

introduction

　思春期特発性側弯症に代表される胸椎側弯症に対して，椎弓根スクリューと椎弓下ケーブルを併用したハイブリッド法の手技と注意点について解説する。

術前情報

手術適応

　脊柱側弯症に対する矯正固定術は，側弯角の進行が高度の症例（胸椎50°以上，胸腰椎側弯・腰椎側弯40°以上）では推奨される。DiMeglioらの研究[1]では，胸郭の成長は10歳時に成人の50%であり，胸椎を矯正固定する時期は年齢や身長の伸びなどを考慮して，成長段階を見極めながら手術を施行する。

術式選択

　手術術式としては後方法が主流だが，前方法，前後合併手術などの術式がある。前方法は主に腰椎または胸腰椎側弯症に対する術式選択の1つであるが，胸郭のある胸椎に主カーブをもつ症例では前方単独で使用される症例は少ない。前後合併手術は側弯角がきわめて高度（90°以上）な症例やRecklinghausen病に伴う側弯症のように骨移植母床を前方に十分確保したい症例で選択する。

術前計画

- ・画像検査
- ▶ 全脊柱X線正面・側面像（立位），全脊柱X線正面（臥位），全脊柱X線正面（牽引），全脊柱X線正面（右屈，左屈）
- ▶ 全脊柱CT（冠状断，矢状断，水平断像を撮影する。水平断像は左右の椎弓根に平行に作成し，椎弓根経を術前に評価する）

手術Step

▶全脊柱MRI（Chiari奇形や脊髄終糸症候群，脊髄空洞症の有無などを術前に評価する）

• **画像評価**

遠位固定端(lowest instrumented Vertebra：LIV)を決定するために，全脊柱X線正面でend vertebrae(EV)，neutral vertebrae(NV)，stable vertebrae(SV)，last touching vertebra(LTV)を同定する。頭側NVから尾側NVまでの固定を推奨しているGoldstein[2]やMoeら[3]の報告や，LIVが仙骨の中心に来るように，NVかつSVの椎体をLIVにするように推奨したKingらの報告[4]がある。SukらはNVとSVが同じもしくは1レベル異なるときはNVまで，2レベル以上異なるときはNV-1までの固定を推奨している[5]が，LIVに関して定まった報告はない。近年は椎弓根スクリューを用いた手術が主流となり，矯正力が向上したため，LTVや牽引でのLTV(predicted LTV)をLIVとする術者もいる。矢状面アライメントでのLIV周囲の後弯の有無や，年齢やカーブタイプなども考慮してLIVを選択する。

近位固定端(upper instrumented vertebra：UIV)の決定は，肩バランスを考慮する。左側に凹側があることが多い胸椎を主カーブとする側弯症では，矯正固定後に左肩上りとなりやすいため，術前から左肩上りの症例はT2，肩の高さが左右同等の症例はT3，左肩下りの症例はT4とすることが多いが，カーブパターンや脊柱変形の硬さなどを考慮して，UIVの位置を調整する。

④ 手術に必要な解剖

• **展開のポイント**

側弯症の手術では十分な解離とインストゥルメンテーションを用いた矯正が重要である。軟部解離は椎間関節外側まで行い，腰椎は横突起先端まで露出する。胸椎レベルでは，横突起先端まで露出するとともに，肋横関節を露出する。肋横関節を形成する肋骨は横突起の腹側かつ頭側に位置する。

肋骨が横突起よりも深い位置にあるため，特に椎間関節外側で肋骨を触れることに躊躇する医師がいるが，椎間関節を肋骨基部まで展開しておかないと，椎間関節を骨性解離する際に椎間関節外側の軟部から出血しやすい状況となるため，十分に展開しておく必要である。胸椎における肋骨と横突起，椎間関節の解剖学的位置関係は重要であり，側弯症の手術をするうえで理解すべき解剖学的位置関係である。

• **椎弓根スクリューの刺入点**

胸椎下部の椎弓根スクリューの刺入部位は，椎間関節の中間部と横突起の上縁の交点のやや外側と尾側がエントリーポイントとなる。近位胸椎にいくほど，エントリーポイントは頭側になる傾向がある。解剖学的ランドマークとなるのは，上関節突起の外側縁，下関節突起の外側縁，Pars interarticularisの稜線，横突起である。

1 手術体位

　手術台の上にロール枕を左右1つずつ設置し，ロール枕上に腹臥位とし，股関節は軽度屈曲位とする。

　頭部はキャッチャーマスクで保持し，キャッチャーマスクの下の鏡で眼球の圧迫がないかを確認する。術中は脊髄モニタリングを行うが，頭部を電気刺激する際の体動で，頭部が移動し，眼球圧迫の原因となる可能性があるので，麻酔科医は定期的に眼球の位置を確認する。

　腹臥位となった状態で，脊柱の側弯変形や回旋変形の程度を肉眼的に確認し，体軸を合わせる。肩バランス，骨盤回旋などを徒手的に矯正し，左右均等で適切な姿位を確保する。

　上肢，下肢，頭部にブランケットやタオルケットを被せて加温する。殿部から下肢は温風式保温装置を用いて加温を行い，術中に低体温にならないように注意する。脊柱側弯症の小児では，筋量の少ない比較的体重の軽い症例が多く，低体温に陥りやすい。低体温は凝固機能低下やアシドーシスなどの異常につながることがあり，適切な加温が必須である。

2 皮膚切開・展開

　脊椎後方を縦切開し，展開する。皮膚切開は固定頭側端と尾側端の棘突起を直線で結び，その上を切開することを基本とするが，側弯角が60°以上の症例では直線ではなく凸側にやや弧状の皮膚切開する。側弯角の大きい症例では，脊柱矯正後に皮膚が凹側に移動する量が大きいため，皮膚縫合後の皮膚切開線を直線に保つ目的があると同時に，軟部展開を行う際に頂椎付近を展開しやすくすることが目的である。

　可能なら2名の術者が左右同時に展開を行い，手術時間の短縮を図る。エネルギーデバイスや止血剤を使用しながら，確実な止血操作を迅速に行うことが重要であり，第2助手を含めて連携して展開を行う。

3 椎弓根スクリュー挿入

　術前に予定した高位に椎弓根スクリューを挿入する。椎弓根スクリュー挿入高位の横突起をパンチで削り，椎弓根スクリューを十分に深く挿入できるようなスペースを作る(**図1**)。

　基本的な椎弓根スクリューの挿入方法は他の疾患と同様であるが，小児脊柱変形では椎弓根の狭小化や椎体の左右非対称などある症例があるため，術前CTなどの画像を確認し，高位ごとのスクリュー挿入プランを術前に計画しておく。

Point コツ&注意点

● 凹側の頂椎付近で椎弓根経が細い部分に椎弓根スクリューを挿入せず，椎弓下ケーブルを矯正のアンカーとできることが本術式(椎弓根スクリューと椎弓下ケーブルを併用したハイブリッド法)の最大の利点である。通常凹側は左側になることが多く，椎弓下ワイヤーを用いることで，大動脈の走行する左側でスクリュー挿入に伴う血管損傷や脊髄損傷の危険性を回避できる。

展開，椎弓根スクリュー挿入後

椎間関節外側まで展開する。

【動画】
椎弓根スクリューと
椎弓下ケーブルを
併用したHybrid法

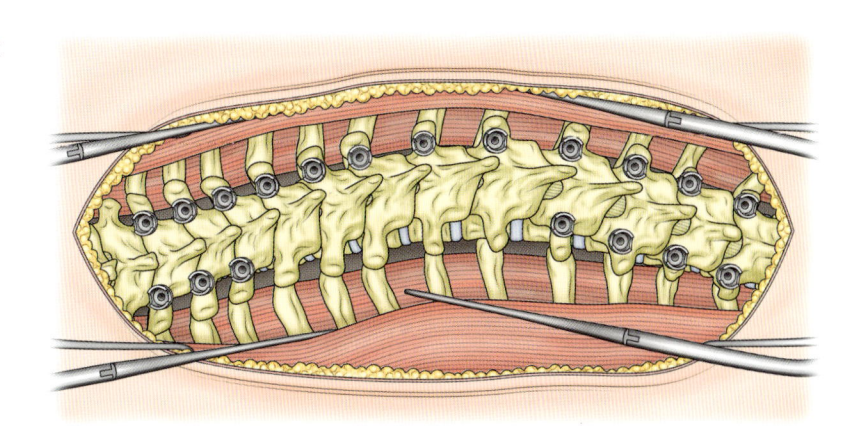

4 棘突起切除

5 椎弓下ケーブルを挿入する高位の黄色靱帯を切除

　固定範囲の棘突起を基部から切除した後に，椎弓下ケーブル挿入高位の黄色靱帯を切除する（**図2a**）。黄色靱帯中央の硬膜外脂肪がみえるまでロンジュールで黄色靱帯を菲薄化する（**図2b**）。みえてきた硬膜外脂肪部分にケリソンロンジュールを入れ，黄色靱帯を切除していく（**図3**）。黄色靱帯の基部となる頭尾側の椎弓の骨性成分も含めて切除すると効率がよく，椎弓下ケーブルを通すための最適な空間を準備できる（**図4**）。

Point
コツ&注意点

● 頭尾側の椎弓切除はボックス状に切除すると良好な視野が得られ，椎弓下ケーブルが通しやすい。外側の黄色靱帯が椎弓腹側に多く残ると，椎弓下ケーブルを椎弓下に通す際の邪魔になることが多い。このとき脊髄を押さないように，黄色靱帯を十分に切除し，椎弓下ケーブルを通しやすい環境を作ることが重要である。一方で，椎弓を過度に切除すると，椎弓下ケーブルの固定力が弱まり，矯正で椎弓下ケーブルを締める際にチーズカットする可能性があるので，適切な骨切除範囲を理解する。
● 椎弓下ケーブルを通さない椎間の黄色靱帯も菲薄化させ，黄色靱帯が矯正の阻害因子とならないよう，固定範囲内の全椎間の黄色靱帯を十分に処理しておく。

図2 **棘突起を切除，黄色靱帯を菲薄化**

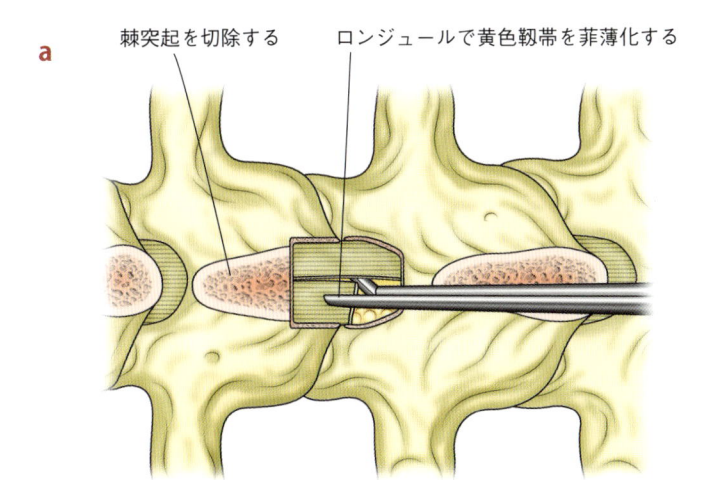

a
棘突起を切除する　　ロンジュールで黄色靱帯を菲薄化する

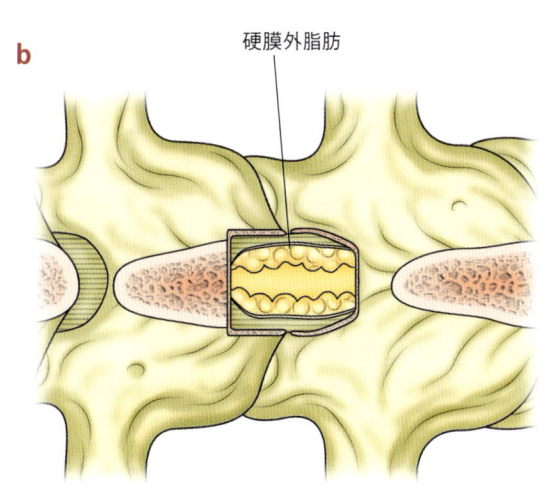

b
硬膜外脂肪

図3 ケリソンロンジュールで黄色靱帯を切除

a：黄色靱帯付着部
b：ケリソンロンジュールで切除

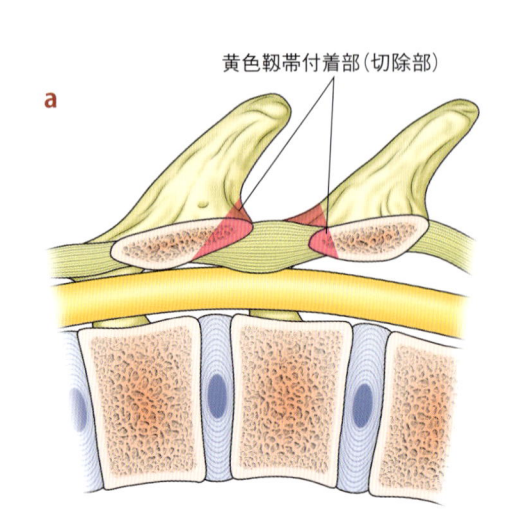

黄色靱帯付着部（切除部）

a

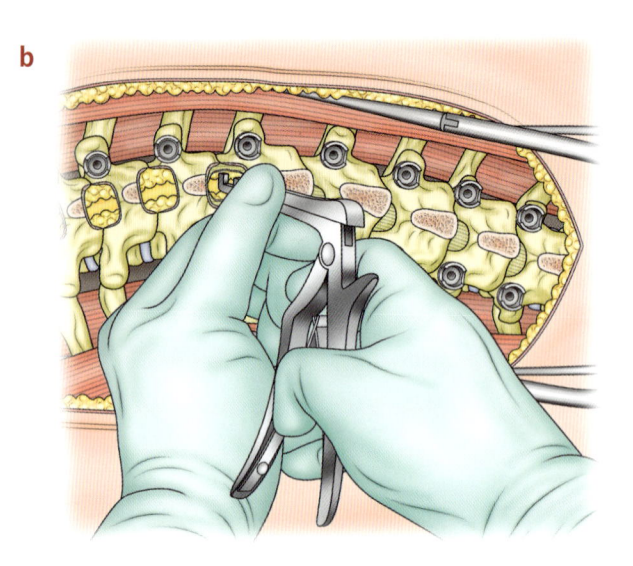

b

図4 平ノミで下関節切除

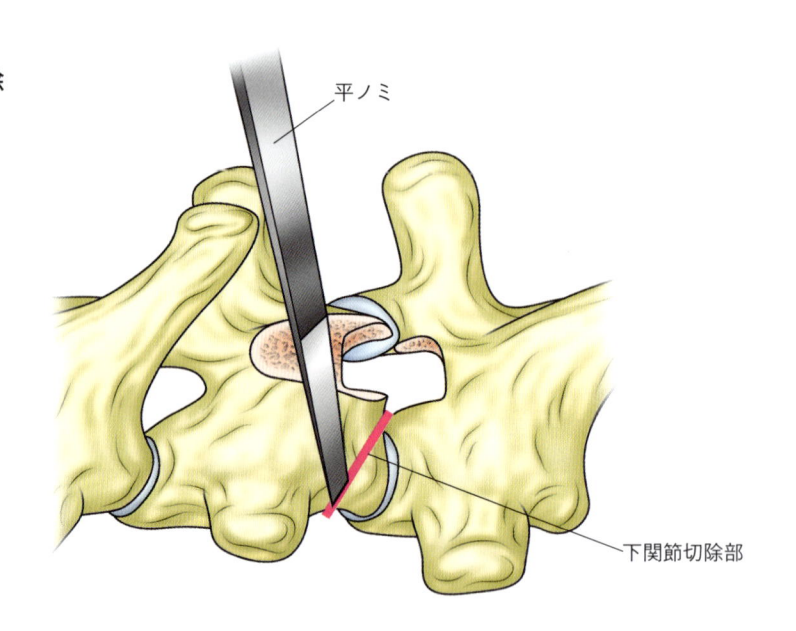

平ノミ

下関節切除部

6 椎弓下ケーブル挿入

　尾側から頭側に向かって椎弓下ケーブルを通していく（**図5**）。頭側の椎弓間から椎弓下ケーブルがみえ，椎弓下ケーブルを背側に引き上げる際も，ケーブルの尾側端は確実に保持し，脊髄を押さないように慎重に通す。

図5 椎弓下ケーブルを挿入

a

椎弓下ケーブル

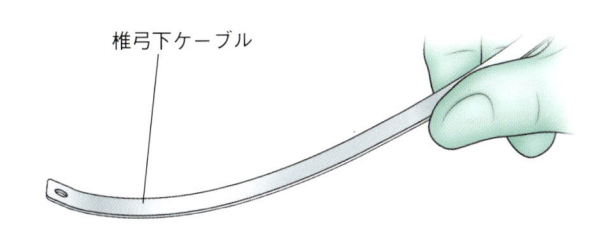

b

椎弓下に通してゆく

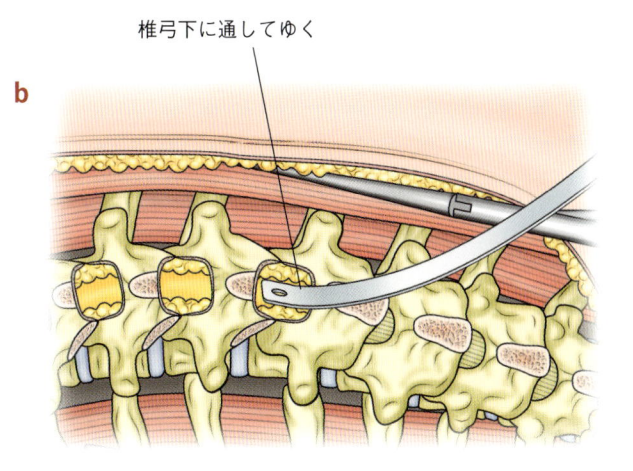

c

ケーブルが通過

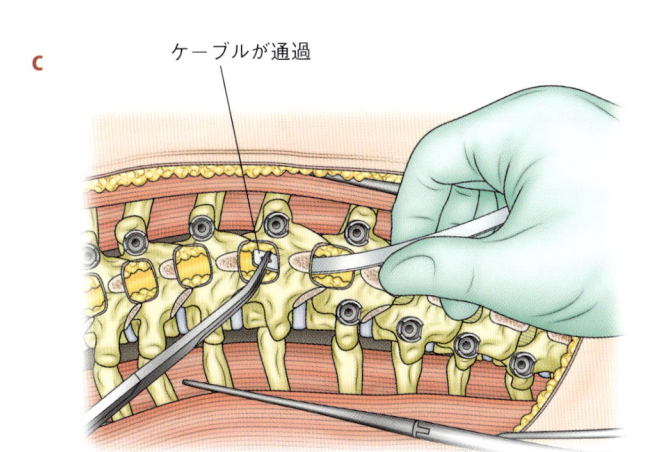

d

脊髄を押さないよう注意する

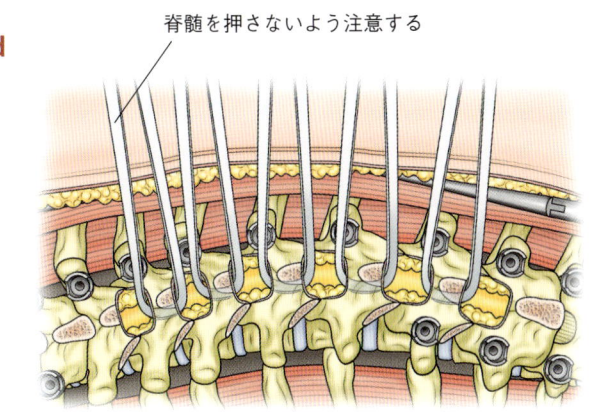

7 椎弓下ケーブルを通さない椎弓間の黄色靱帯を菲薄化させ，骨性解離は椎間関節のGrade 1の骨切り

　下関節突起を平ノミで切除し，骨性解離を行う。胸椎は横突起尾側まで下関節突起を切除し，十分な解離が行えていることを確認する。骨性解離を行うと出血が多くなるので，手早く解離する必要があるが，ノミが脊柱管に向かうと脊髄損傷の危険性もあるため，脊髄から逃げるようにノミの方向を定め，安全な手術操作を心掛ける。下関節突起を切除した後に，鋭匙を用いて上関節突起の軟骨を除去し，骨移植母床を作成する。

8 凹側のロッドベンディングを少し大きく行い，椎弓根スクリューや椎弓下ケーブルと締結

9 ロッドローテーションテクニックを用いて矯正

10 凹側の椎弓根スクリューにdistractionやcompression forceをかけ矯正

　6.0 mmコバルトクロムロッドをベンディングし，頭側の椎弓根スクリューから締結していく。理想的な胸椎後弯が得られるようにロッドベンディングを行うが，矯正の際にロッドベンディングが減弱することを見越して，オーバーベンドとなるように曲げる。椎弓下ケーブルを用いる本術式では，頂椎付近を椎弓根スクリューとロッドで締結しないため，ロッドがオーバーベンドでも締結しやすく，締結の際にロッドベンディングが減弱することは少ないので，術後胸椎後弯を形成しやすい。

椎弓根スクリューや椎弓下ケーブルとロッドを締結した後に，ロッドローテーションを行い，脊柱変形の矯正を行う。椎弓下ケーブルはロッドに強く締結した状態にしてロッドローテーションを行う（図6）。凸側のスクリューにエクステンダーを取り付け，ロッドローテーションの際にエクステンダーを腹側に押さえつけることで，rib humpを押し込む。

矯正後に脊柱の位置が変わるため，ケーブルが緩むことが多い。ロッドローテーション後に再度椎弓下ケーブルを強く締結し，椎体を後方かつ側方にトランスレーションして矯正する。また，distractionやcompressionフォースを椎弓根スクリューにかけ，凹側の矯正を行う。

図6 椎弓下ケーブルをロッドに装着，ロッドローテーションテクニックを用いて矯正

a：椎弓下ケーブルをロッドに装着し，テンションをかける
b：ロッドローテーションし，脊柱を矯正

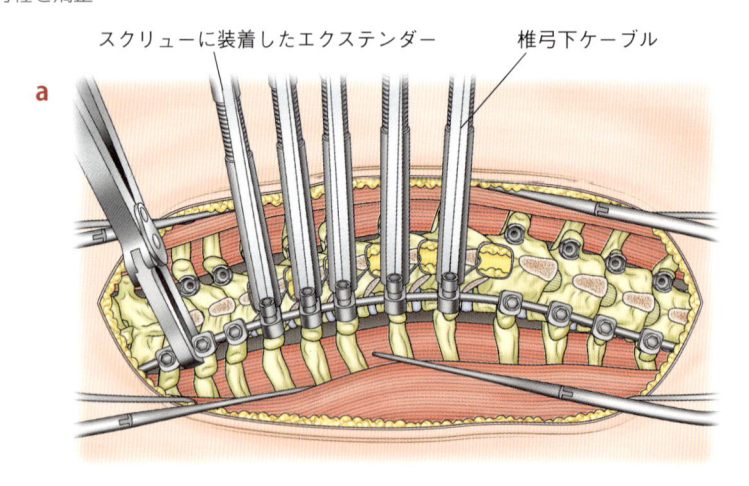

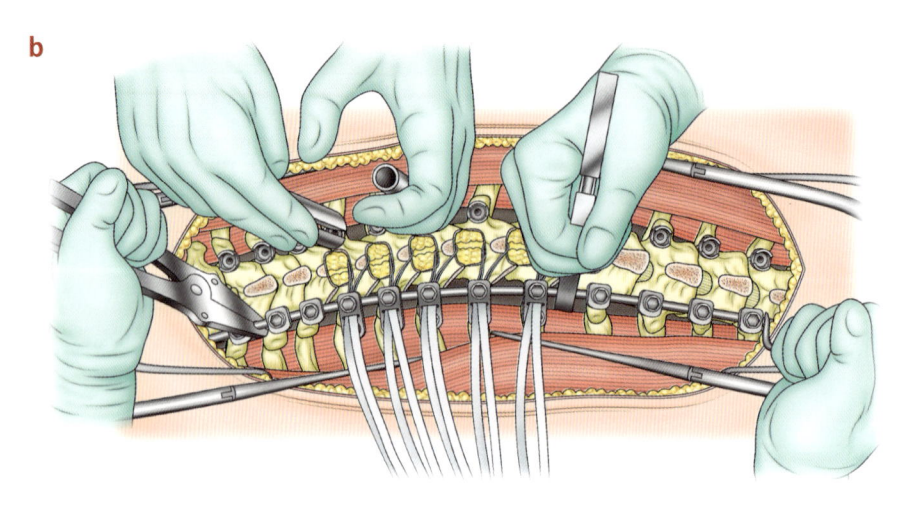

11 凸側のロッドはrib humpを抑えるために弯曲を減少するように作成

12 凸側ロッドを椎弓根スクリューと締結し，distractionやcompression forceをかけ矯正

　6.0mmチタン合金ロッドをベンディングし，凸側の椎弓根スクリューと締結する。凸側ロッドはrib humpを押さえるため，ベンディングの度合いを理想的な胸椎後弯の角度よりも角度を減弱させてベンディングする。頭側からロッドを締結する際に，カンチレバーフォースでrib humpを押し込むように矯正する。

　distractionやcompressionフォースを椎弓根スクリューにかけて凸側の矯正を行う。左右の椎弓根スクリューの頭尾側の位置がそろうようにdistractionやcompressionフォースを変えて調整すると，側弯矯正の大まかな目安となる。スクリューに矯正力をかける際は，スクリューだけでなく，骨が動いていることを確認する。

　骨が動かない状況で無理な矯正力をかけるとスクリューが緩み，カットアウトする危険性もあるので注意する。

13 X線画像で矯正を確認

14 椎弓上にドリルで骨移植母床を作成

15 クロスリンク装着

16 閉創

　X線画像で矯正を確認し，必要に応じて追加の矯正を行う。十分な矯正が得られた後に，スクリューの最終締結を行い，クロスリンクを装着する。洗浄を行い，椎間関節に局所骨を移植し，ドレーンを2本留置する。筋肉，筋膜，皮下をタイトに縫合し，閉創する。

参考文献

1) DiMeglio A, Canavese F, Charles YP. Growth and adolescent idiopathic scoliosis: when and how much? J Pediatr Orthop 2011; 31(1 Suppl): S28-36. doi:10.1097/BPO.0b013e318202c25d

2) Goldstein LA. The surgical management of scoliosis. Clin Orthop Relat Res 1964; 35: 95-115.

3) Moe JH. Methods of correction and surgical techniques in scoliosis. Orthop Clin North Am 1972; 3(1): 17-48.

4) King HA, Moe JH, Bradford DS, et al. The selection of fusion levels in thoracic idiopathic scoliosis. J Bone Joint Surg Am 1983; 65(9): 1302-13.

5) Suk SI, Lee SM, Chung ER, et al. Determination of distal fusion level with segmental pedicle screw fixation in single thoracic idiopathic scoliosis. Spine 2003; 28(5): 484-91. doi:10.1097/01.Brs.0000048653.75549.40

6) Imagama S, Ito Z, Wakao N, et al. Posterior Surgery for Adolescent Idiopathic Scoliosis With Pedicle Screws and Ultrahigh-Molecular Weight Polyethylene Tape: Achieving the Ideal Thoracic Kyphosis. Clin Spine Surg 2016; 29(8): E376-83. doi: 10.1097/BSD.0b013e31826eaf09.

骨粗鬆症性椎体骨折・溶骨性脊椎腫瘍に対する Balloon Kyphoplastyを用いた脊椎再建法

近畿大学奈良病院整形外科　**戸川大輔**

手技の Point

▶ 異常可動性を伴う椎体骨折を治療対象として選択する

▶ 骨折椎体の非骨折部位（棘突起，椎弓根，骨折のない終板）を透視装置でとらえる

▶ 適切なサイズのバルーンを選択し，骨折型に合わせて適切な位置に刺入する

▶ 椎体壁欠損や終板損傷部位に椎体内組織を補填するようにバルーンを拡張する

▶ 粘稠度を十分に高めた骨セメントを作成した空洞内に充填して固定する

introduction

　骨粗鬆症性椎体骨折，溶骨性脊椎腫瘍による骨折椎体の異常可動性に対し，疼痛緩和，椎骨圧潰予防の目的で行う Balloon Kyphoplasty手技について解説する。

術前情報

手術適応

　経皮的椎体形成術は軸椎血管腫に対する治療として始まり[1]，徐々に骨粗鬆症性椎体骨折に対して行われるようになった[2]。balloon kyphoplasty（BKP）は，骨折椎体の整復をより有効に行うように開発され，さらに骨セメントを安全に充填できるようにした手術手技である[3]。わが国では2011年から保険収載され[4]，現在では広く行われている手技である。

　BKPの治療対象疾患は，保存治療が奏効しない，または奏功しないと考えられる骨粗鬆症性椎体骨折，溶骨性椎体腫瘍である。「保存治療が奏効しない」とは，装具を装着していても体動時の疼痛が改善しない場合や，装具装着が不可能，またはコンプライアンス不良の場合である。「保存治療が奏効しないと考えられる」とは，体動時痛のために離床できず，ADL回復に時間がかかる，または回復が不可能な状態に陥ると予想される場合や，椎体形状が著しく楔状化，圧潰することが予想される場合である。

手術Step

1　手術体位(p.60)

2　透視装置のセッティング(p.61)

3　カテラン針を用いた局所麻酔とアプローチ経路の確認(p.62)

4　皮切(p.62)

5　骨折椎体へのアプローチ(p.63)

6　バルーン設置位置の準備・確認(p.63)

7　バルーン拡張による空洞形成(p.64)

8　骨セメントの準備(p.65)

9　骨セメントの充填と椎体固定(p.65)

10　閉創・創部の保護(p.66)

患者の体動時の疼痛と骨折椎体の異常可動性との相関性が高いと判断できる症例がBKPのよい適応である。

術式選択（手術の適応と禁忌）

椎間孔の前壁（椎体後壁の尾側）の骨折や，後壁損傷に伴う神経障害を伴う場合は，原則的にBKP単独ではなく，神経除圧を併用することを推奨する。また骨折椎体の不安定化とともに後方での椎間関節切除とともに後弯矯正を行う場合，後方要素（棘突起，棘上・棘間靱帯）の損傷を伴う場合，びまん性特発性骨増殖症が絡んだ椎体骨折の場合には，BKPに併せて後方固定を併用することを推奨する。

骨折椎体の形状が著しく悪化し，骨セメント塊を安全に格納できない場合にはBKPは推奨しない。椎弓根部での骨折がある場合もこの部分をBKPで固定するのは困難で，適してはいない。椎体が圧潰し，椎体形成術が手技的に困難な場合には前方椎体置換による脊柱再建が必要となる。

全身または局所の感染症を起因とした椎体骨折にbioinertな骨セメントを充填するBKPは禁忌である。また，骨セメントアレルギーや造影剤アレルギーがある場合もBKPは禁忌である。第4胸椎やそれより頭側の椎体骨折にBKPは，透視での確認や刺入が困難なため禁忌とされている。

疼痛が骨折椎体の異常可動性に起因すると断定できない場合や，すでに骨癒合している椎体骨折では体動時痛が起こりにくく，後弯変形など他の病態を考えるべきである。

術前計画

X線撮影では，安定した体位で，骨折椎体の不安定性を評価できるように撮影する。座位での屈曲位，仰臥位での側面像を比較して骨折椎体の不安定性を評価するのが望ましい[5]。X線撮影では確認できない骨折椎体が存在する可能性があるため，MRIで治療する骨折椎体を確認する[6]。保存治療が奏効しない，または奏功しないと考えられ，BKPの適応を決定したら，手術日を設定し，できるだけ術直前にCTを撮影して骨折椎体の形状を確認する。

骨折椎体の冠状断，矢状断，水平断を確認し，適切なバルーン設置位置を決定する。バルーン設置位置は通常椎体中央とし，左右のバルーンが接するように計画する。次に，決定したバルーン設置位置に到達するための経路を計画する。

骨折椎体の前壁，後壁，頭側・尾側の終板における骨欠損部を確認し，骨セメントが椎体外へ漏洩する可能性が高い部位を特定する。大きな欠損部位がある場合は，その欠損部位から離れた位置にバルーンを設置する計画を立てる。バルーン拡張にて，骨折椎体内組織でその欠損部を補填するイメージで骨折椎体を修復し，安全な骨セメント充填を可能にするように心掛ける。

手術に必要な解剖

頻度はやや少ないが上位・中位胸椎（第5〜8胸椎）にBKPを行う場合もある。この場合，経椎弓根アプローチ（transpedicular approach）でバルーンを設置すると，バルーンが外側に設置されすぎて良好な椎体形成を行うのが困難である（図1a）。従ってこの高位のBKPでは経椎弓根外アプローチ（extra-pedicular approach）で行う（図1b）。正面透視で，肋骨の幅からはずれないように気を付ける（頭側・尾側にずれると胸腔内に刺入し気胸となる恐れがある，図1c）。肋骨頭が椎体に結合する上肋骨窩の後方（横突起と肋骨頭の間）から刺入するため，かなり頭側からの刺入となる（図1d）。

図1 手術に必要な解剖

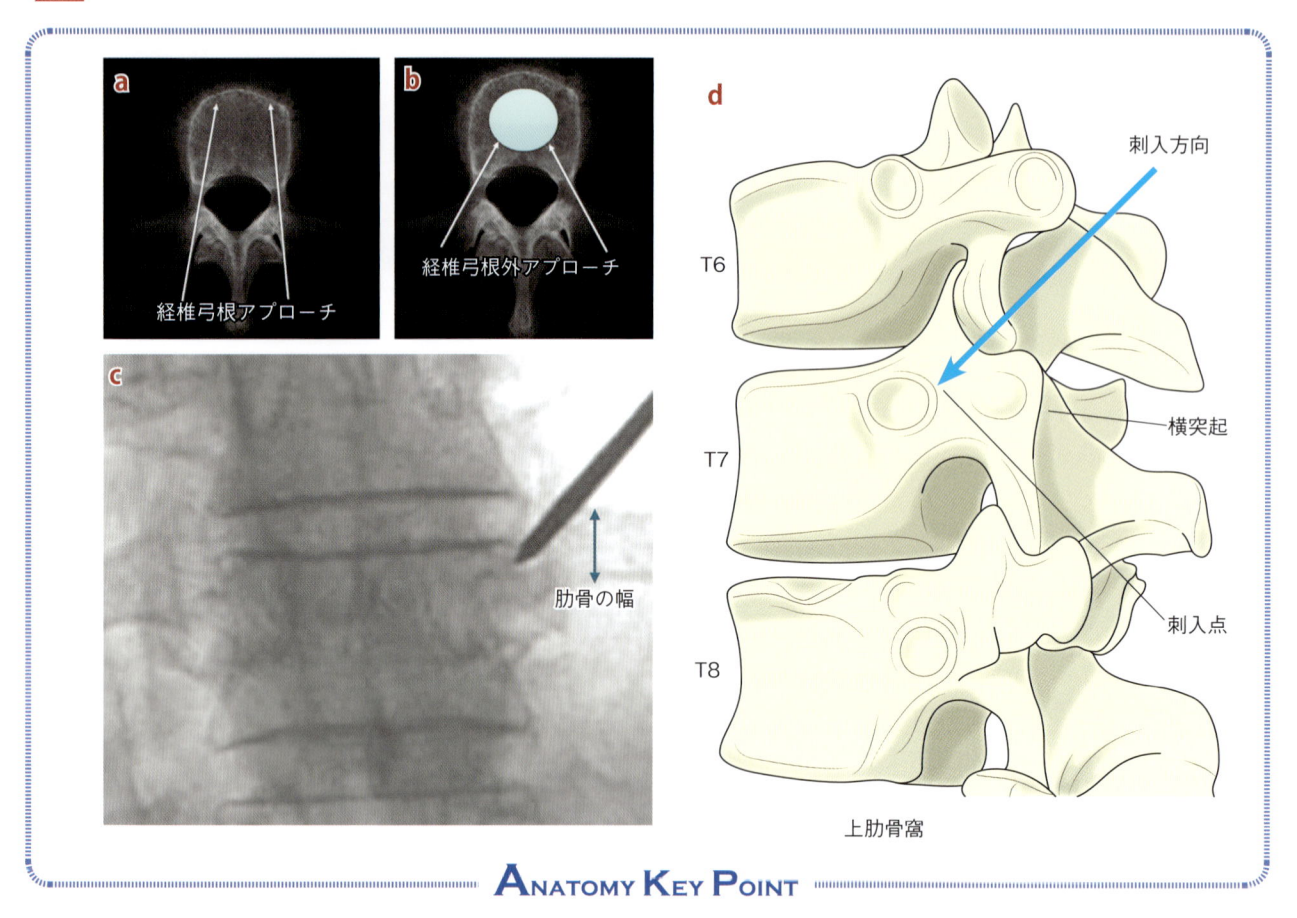

a 経椎弓根アプローチ

b 経椎弓根外アプローチ

c 肋骨の幅

d
T6
T7
T8
刺入方向
横突起
刺入点
上肋骨窩

ANATOMY KEY POINT

手術手技

1 手術体位

　術中の体位は腹臥位で行う(**図2a**)。両上肢は挙上するので(**図2b**)，肩関節の拘縮が強い場合には術前からの対策(可動域改善)が必要である。透視ベッド，4点固定と透視装置の組み合わせによっては，正面透視のときの透視装置と身体の間のワーキングスペースをとるため，4点台ではなく，体幹枕などの上に患者を固定したほうがよい場合もある。この場合，頚椎を回旋位で固定する場合があるので，頚髄症や頚部神経根症がある場合，術中の体位が安全にとれるかどうかの検討が必要になる(**図2c**)。

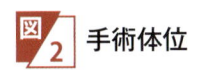
手術体位

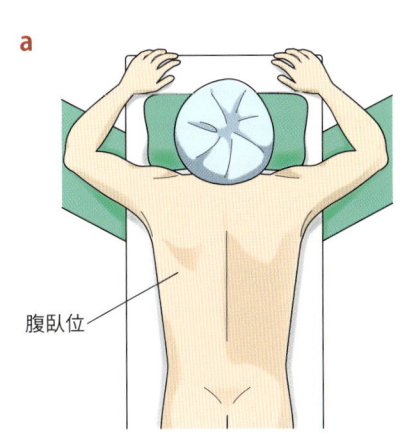
a

腹臥位

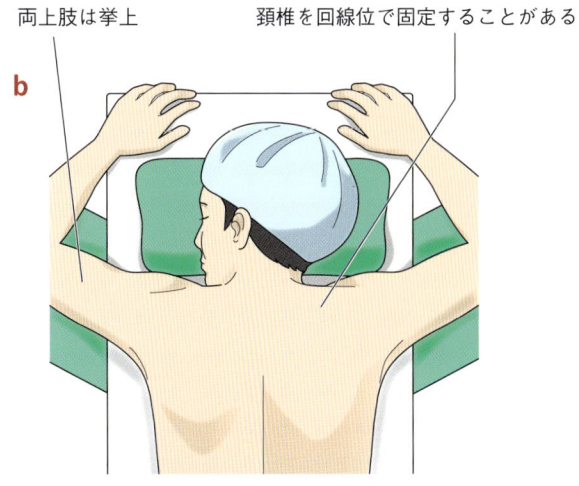
b

両上肢は挙上　頚椎を回線位で固定することがある

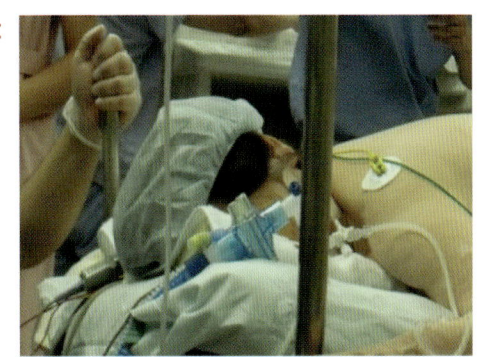
c

2　透視装置のセッティング

　骨折椎体の正確な正面像，側面像をとらえる。そのために骨折椎体の非骨折部（解剖学的に正常な部分，通常は棘突起，椎弓根）を参考とする。正面像に用いた透視装置と側面像に用いた透視装置が同一骨折椎体をとらえているかどうかを確認する。患者はベッドのやや右側にて体位をとると2方向の透視装置が組みやすい（**図3**）。

透視装置のセッティング

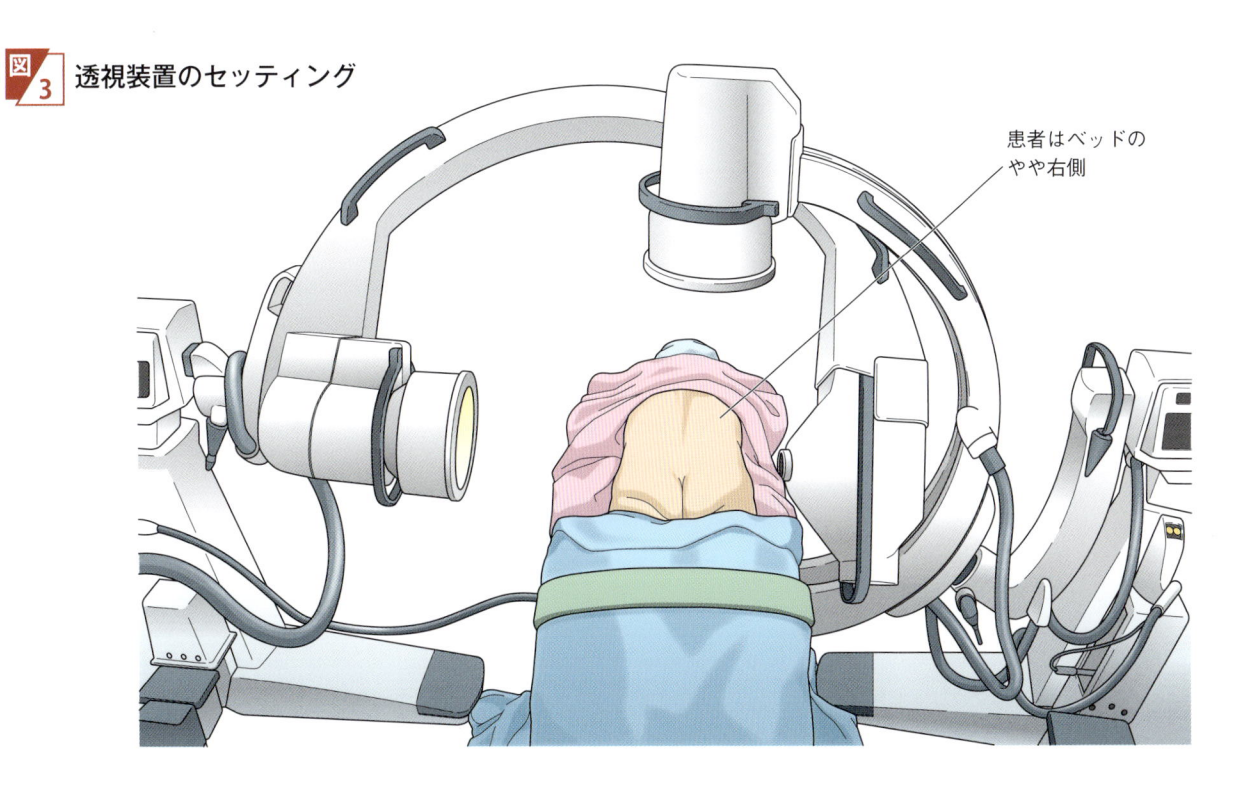

患者はベッドのやや右側

カテラン針を用いた局所麻酔とアプローチ経路の確認

皮切付近の局所麻酔を行い，23Gのカテラン針で椎体までのアプローチ経路をたどってみる。椎弓根外側まで到達したら針を留置して，正面像，側面像で経路を確認する（**図4**）。

図4 カテラン針を用いた局所麻酔とアプローチ経路の確認

a：正面像
b：側面像

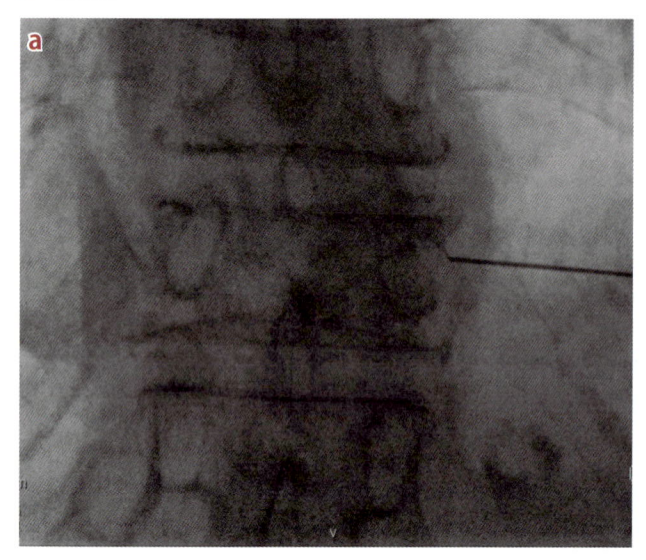
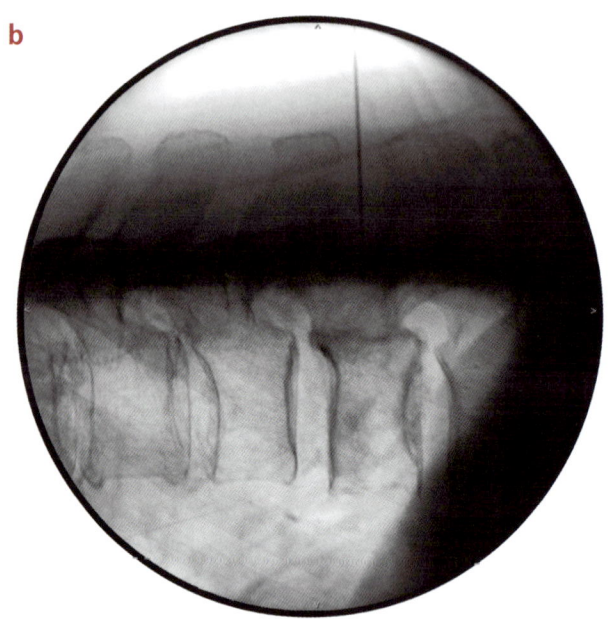

4 皮切

やや楔状化した骨折椎体に対するBKPが多いため，通常の皮切の位置は，椎弓根の頭側，外側から刺入することが多い。通常約5mm程度の皮切で十分であるが，1cm程度の皮切のほうが皮下を縫合しやすい。刺入位置からやや外側へ向かって皮切を行ったほうが，経路を変更しやすい（**図5**）。

図5 皮切

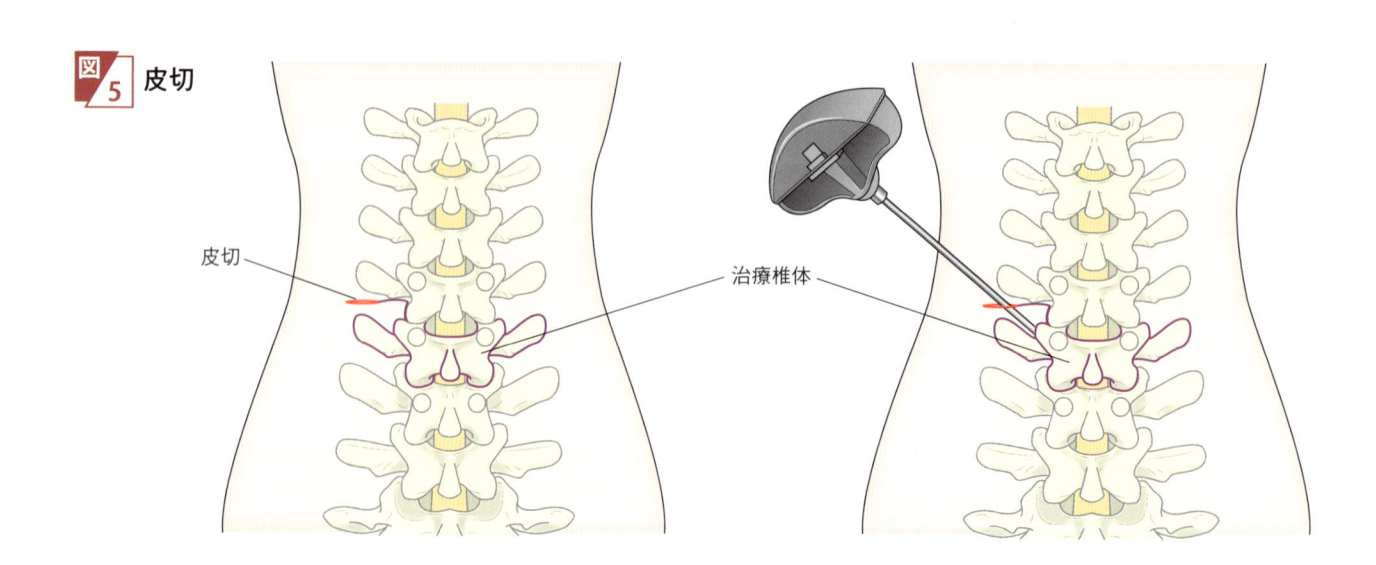

皮切　　　　　　治療椎体

5 骨折椎体へのアプローチ

透視正面像で専用のニードルを刺入し椎弓根外側付近に到達したら，側面像で横突起基部付近まで刺入しているか，刺入深度を確認する。側面像で後壁を超えるときに正面像で椎弓根内縁，下縁を越えないように適宜透視画像を確認しながらニードルを進め，側面像で椎体後壁を十分に超えるところまで椎体へ刺入する(**図6**)。

図6 骨折椎体へのアプローチ

a：正面像
b：側面像

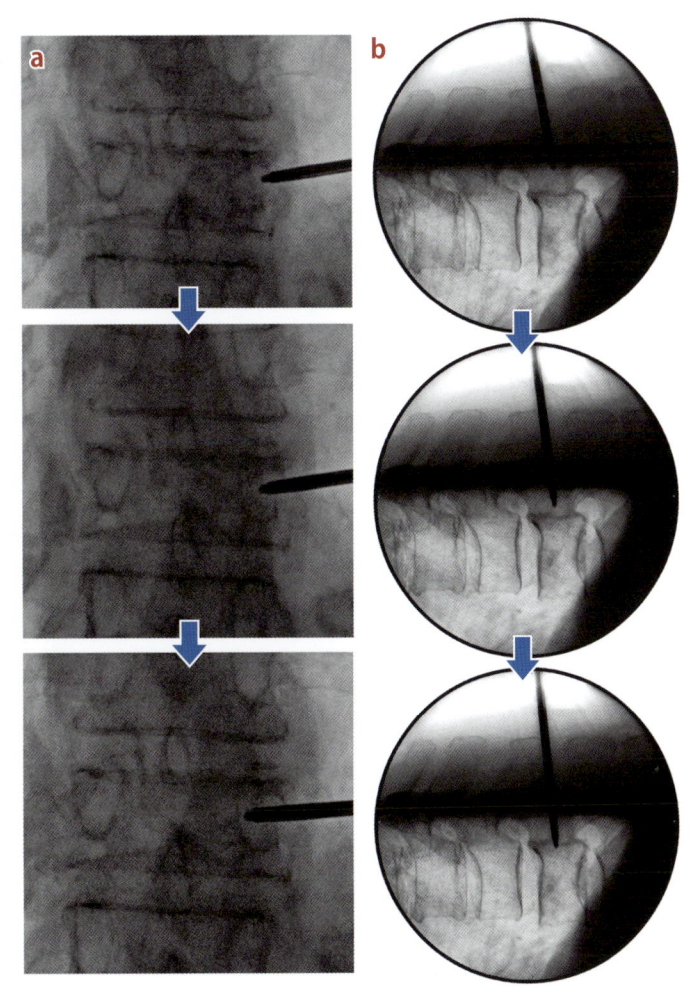

6 バルーン設置位置の準備・確認

専用ニードルの内筒を抜いて，外筒内にガイドワイヤーを通し，続いて外筒を抜去した後に最終カニューラをガイドワイヤー沿いに挿入する。透視側面像で最終カニューラの先端が椎体後壁を十分に超えた位置に設置できたら，ガイドワイヤーを抜去する。拡張前のバルーンを計画した位置に挿入するために，最終カニューラ内にドリルを挿入して組織を削りとる。側面透視でドリルを最深部まで進めた状態を正面透視で確認し，椎体中央にドリル先端があれば理想的である(**図7**)。

図7 バルーン設置位置の準備と確認

a：正面像
b：側面像

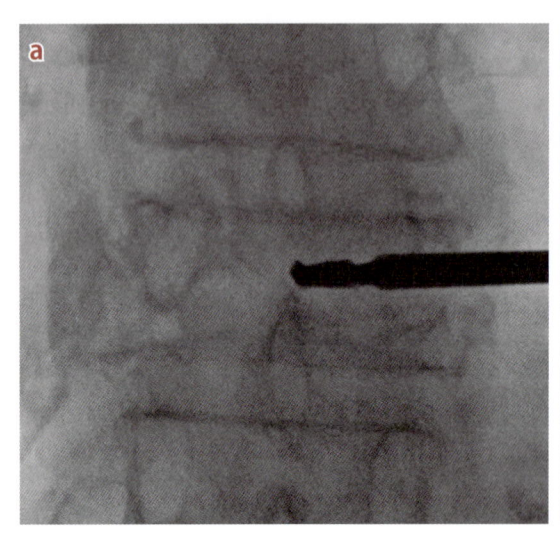
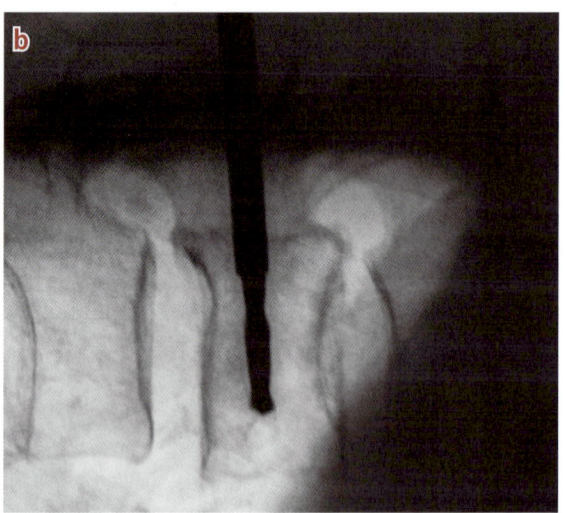

7 バルーン拡張による空洞形成

　骨折椎体を整復し，骨セメントを充填するための空洞を形成する。バルーンの設置位置は原則，骨折椎体中央付近（やや前方）で，術前に確認した椎体壁欠損部から離れた位置に設置してからバルーンを拡張する。目的となる椎体高が獲得できたり，椎体壁に接して平らになったり，バルーンサイズに見合った拡張容量や拡張圧に達したらバルーンの拡張は終了する（**図8**）。

図8 バルーン拡張による空洞形成

a：正面像
b：側面像

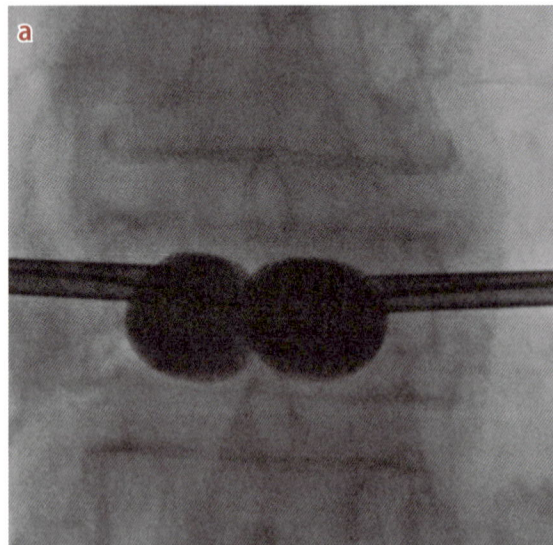
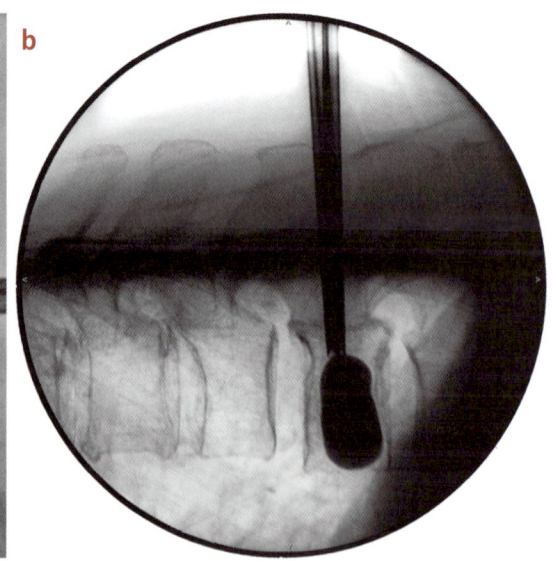

8 骨セメントの準備

　BKP手術手技の肝は骨セメントを安全かつ有効に充填することである。BKPの手術時間は短いので，骨セメントの準備は慌てずに慎重に行うことを勧める。混和した骨セメントを骨セメント充填用の筒に充填する。骨セメントは親指と示指とでつまみながら粘稠度を確認する。

　糸を引く状態ではまだ重合早期で，血管や脊柱管への漏洩リスクが高い状態である。粘土状となり，糸が引かない状態となったら，骨折椎体内への充填を開始する。椎体外の骨セメント漏洩が想定される骨折椎体へのBKPでは，骨セメントの粘稠性をより高めて充填を施行する（**図9**）。

図9 骨セメントの準備

a：ポリマー（粉）
b：モノマー（液体）
c：混和

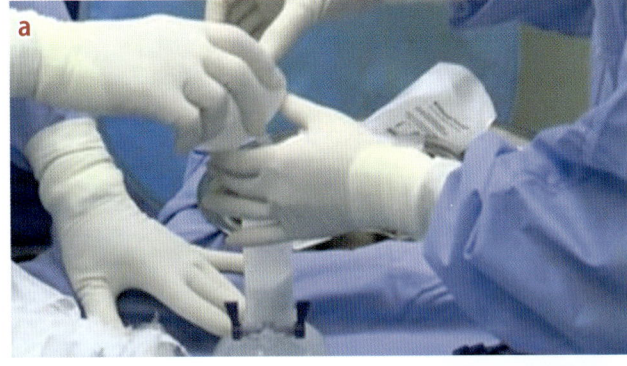
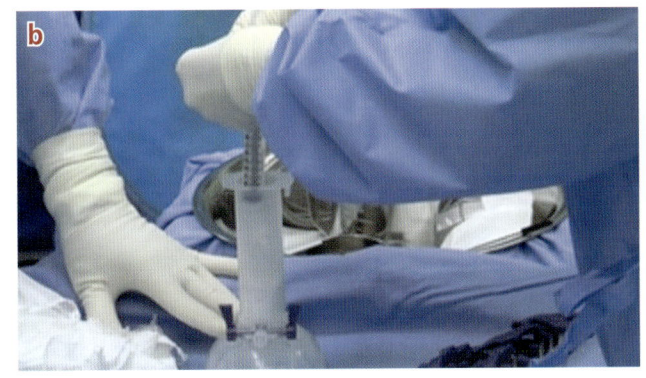
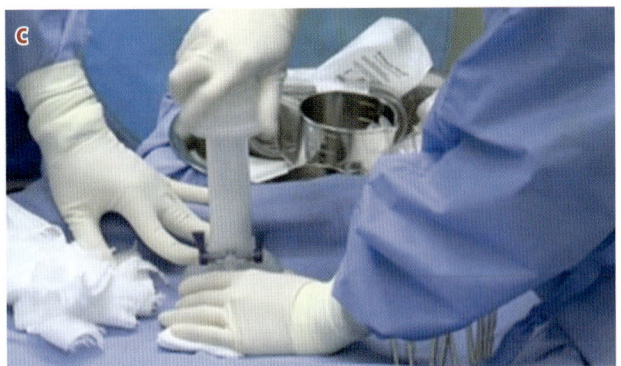

9 骨セメントの充填と椎体固定

　椎体内に粘稠度を高めた状態の骨セメントを充填する。椎体外への骨セメント漏洩が危惧される部位からできるだけ離れた位置で骨セメント充填を開始する。骨折椎体内の残存骨組織に骨セメントがしっかり嚙みこむまで骨セメントの充填を継続する。最後に椎体内の骨セメント塊が椎体内でしっかりと固定できていることを十分確認したうえで充填を終了とし，カニューラを抜去する（**図10**）。

図10 骨セメントの充填と椎体固定

a：正面像
b：側面像

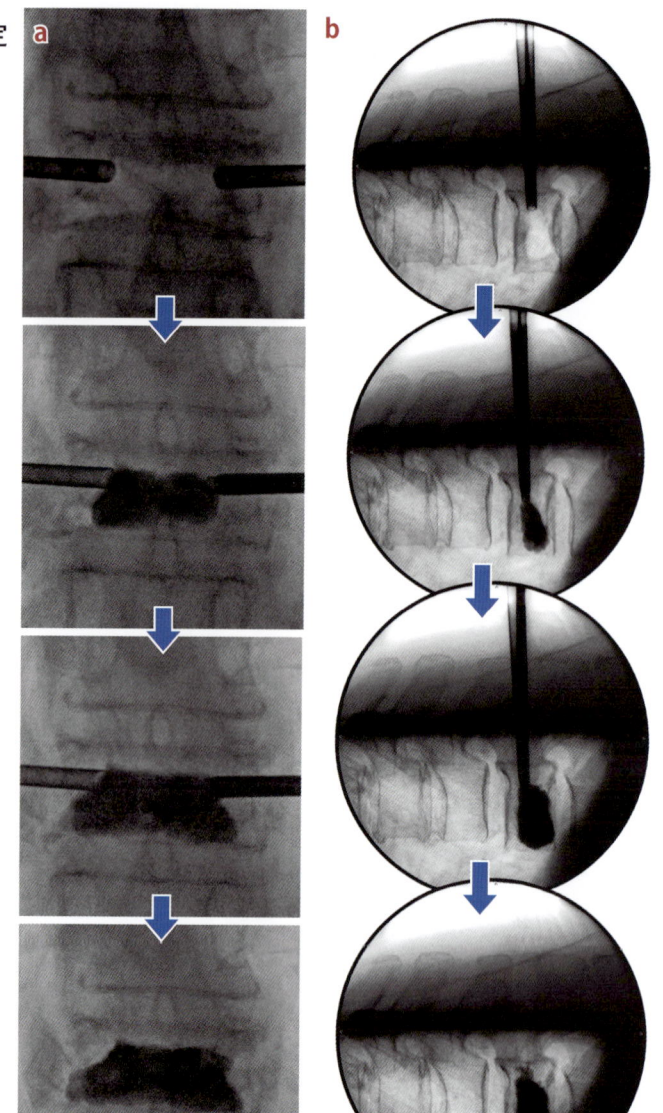

10 閉創・創部の保護

皮下を1針縫合し（**図11a**），皮膚はボンドやテープで固定する（**図11b**）。

Point
コツ&注意点

骨粗鬆症性椎体骨折の治療目標

● 体動時の疼痛緩和
● 骨折前のADLの回復
● 著しい椎体変形（楔状化）および圧潰の防止
● 続発性骨折予防のための骨粗鬆症治療

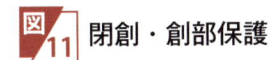

図11 閉創・創部保護

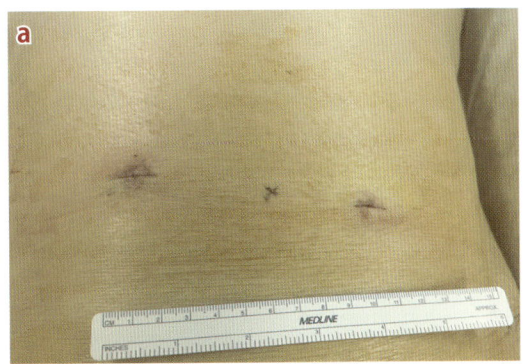
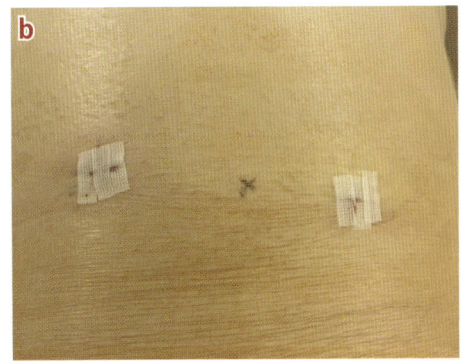

　骨粗鬆症性椎体骨折の治療は保存治療（主に装具治療）で開始される。保存治療を行っている間は，前ページ下段に示した治療目標の4点を確認しながら治療を行う。

　体動時の疼痛が緩和され，骨折前のADLが再獲得できているかどうかをみながら，著しい椎体変形（楔状化）をきたさないように確認する。椎体圧潰へと進行し，前方後方同時再建や後弯矯正手術となる前にBKPで治療する。無論，続発性骨折予防のための骨粗鬆症治療を忘れてはならない。

Point コツ&注意点

超高齢者に対しては早期BKPを考慮

● BKPでは骨伝導能をもたないbioinertな骨セメントが椎体内に充填される。50歳代，60歳代，活動性の高い70歳代にはできる限りBKPを行わないことが望ましい。逆に80歳代後半より高齢の患者では，できるだけ早期にADLを回復させることが望ましく，保存治療で骨癒合まで時間がかかりそうな患者では早期BKPを検討することが望ましい（**表1**）。

表1 年代別BKP適応の考え方

年代	50歳代とそれ以下	60歳代	70−80歳代前半	80歳代後半とそれ以上
最も優先すべきもの	病態の把握	脊柱アライメント維持		骨折前のADL回復
低侵襲手術の必要性	低い	低い	中等度	高い
推奨治療	骨折椎体保存治療と背景にある病態の診断・治療	活動性や長期平均余命を考慮した脊椎手術	BKP，必要で可能であればアライメント矯正・除圧固定	超早期BKP
特徴	続発性骨粗鬆症，病的骨折の可能性が高い。特に多椎体に骨折を認める場合には背景となる病態の診断と治療が重要。基本的にはBKPは推奨されない。	脊柱アライメント維持のため，できるだけ楔状化しないように骨癒合させる。骨セメント使用は慎重に検討する。	活動性，併存症の状態などに併せて60歳代寄りの治療か，80歳代後半寄りの治療がよいかを考慮して治療を選択する。	保存治療（装具治療）で骨折前のADLまで回復しない，または時間がかかりそうな場合にはBKPを行う。患者本人の自己判断は難しい場合も多く，家族や周囲の判断が必要。

溶骨性椎体腫瘍に対するBalloon Kyphoplasty

- 溶骨性椎体腫瘍に対するBKPは骨髄腫や転移性脊椎腫瘍に対して行う。いずれも体動時の疼痛によりPerformance Status 2の状態（一般にがん治療継続が可能なレベル；歩行可能で自分の身の回りのことはすべて可能だが，作業はできない。日中の50％以上はベッド外で過ごす）が維持できない場合にBKPを検討する。特に転移性脊椎腫瘍では椎体壁が欠損している場合もあるため，椎体壁が残存している位置にアプローチし，その周囲にバルーン拡張による空洞形成を行って，通常よりさらに骨セメントの粘稠度を高めてから残存した椎体壁に噛みこますように骨セメントを充填する。

症例提示（図12）

 図12 症例提示

60歳代，男性
第7胸椎転移性脊椎腫瘍（肝門部胆管癌）。椎体左側に溶骨像あり，体動時の左背部痛があった。右から経椎弓根外アプローチで椎体にアプローチし，生検を行った後，バルーン拡張して空洞形成を行い，骨セメントを充填して椎体を固定した）。

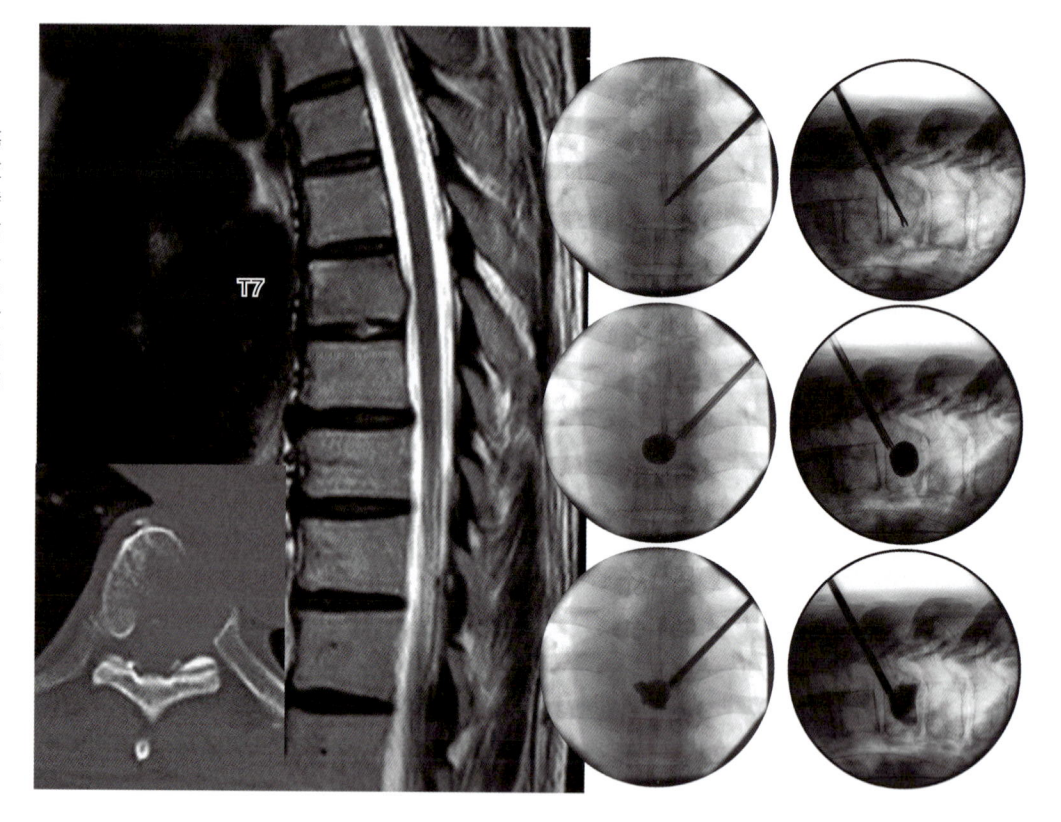

文献

1）Galibert P, Deramond H, Rosat P, et al. [Preliminary note on the treatment of vertebral angioma by percutaneous acrylic vertebroplasty]. Neurochirurgie 1987; 33: 166-8.
2）Jensen ME, Evans AJ, Mathis JM, et al. Percutaneous polymethylmethacrylate vertebroplasty in the treatment of osteoporotic vertebral body compression fractures: technical aspects. AJNR Am J Neuroradiol 1997; 18: 1897-904.
3）Garfin SR, Yuan HA, Reiley MA. New technologies in spine: kyphoplasty and vertebroplasty for the treatment of painful osteoporotic compression fractures. Spine 2001; 26: 1511-5.
4）戸川大輔．原発性骨粗鬆症性圧迫骨折に対するBalloon Kyphoplasty 日本の臨床試験成績．Journal of Spine Research; 2: 1485-93, 2011.
5）骨粗鬆症性椎体骨折診療マニュアル．日整会誌 2020; 94: 882-906.
6）中野哲雄．骨粗鬆症性脊椎骨折の診断と自然経過．脊椎脊髄 2009; 22: 231-9.

成人脊柱変形手術
脊椎後弯を含む骨粗鬆症性椎体骨折に対する椎体形成術を併用した支柱再建

獨協医科大学日光医療センター 脊椎センター　**南出晃人**

手技のPoint

▶ 手術体位は4点支持フレームを用いた腹臥位であり，体位による骨折の整復（椎体楔状変性を可及的に整復）するため股関節は伸展位である

▶ 椎体形成術では，X線透視下にプローブは椎体中央に向け整復する椎体終板に平行に挿入し，バルーン（ステントバルーン）で椎体高回復による椎体のrealignment，restabilizationを行う

▶ 椎体内への骨セメントは椎体前方から順次ゆっくりと後方まで全体的に充填する

▶ 脊椎後方固定では，骨移植，椎弓根スクリュー，椎弓フック，椎弓下テーピングを併用する

▶ 椎弓根スクリューの刺入方向は，骨折椎体の頭側では椎体下縁・終板方向に，尾側では椎体上縁・終板を貫く方向である

introduction

骨粗鬆症性椎体骨折に対する椎体形成術に脊椎後方固定術を併用した手技について解説する。

術前情報

手術適応

　骨粗鬆症性椎体骨折（osteoporotic vertebral fracture：OVF）は，進行性の椎体圧潰，偽関節に至る症例も少なくなく，腰背部痛遺残，椎体骨折後の脊椎後弯変形，神経障害などをきたす疾患である。さらに，臥床，安静による廃用性の四肢，体幹の筋力低下，全身状態への影響，それに伴う長期間にわたるリハビリテーション・要介護の必要性など，保存治療に多くの問題がある。

　OVF後の椎体圧潰進行，偽関節に至る予後不良の特徴的な画像所見が報告され[1-3]，その予見が可能となってきている。すなわち，受傷時に椎体骨折の予後は決定されているといっても過言ではない。そこで，最近，早期からの外科的介入（経皮的椎体形成術）が積極的になされるようになってきている[4]。患者年齢，活動性などにより手術の目標設定が異なり，80歳以上の超高齢

手術Step

1. 麻酔・体位(p.71)
2. 皮切・展開(p.71)
3. インストゥルメンテーションの選択(p.72)
4. 椎体形成術(p.72)
5. 椎弓根スクリュー・椎弓（ラミナ）フックの挿入(p.74)
6. スクリュー・フックとロッドの締結(p.75)
7. 骨移植および閉創(p.76)
8. 後療法，リハビリテーション(p.77)

患者では除痛，早期離床・社会復帰からの受傷前のADL，QOLを維持が目標となり，60歳代，70歳代では，椎体圧潰の進行，偽関節に伴う脊柱アライメントを考慮した目標設定となってくる。

術式選択

OVFは脊椎前方支持性の破綻であり，手術はその不安性の病態・程度，時期，脊椎アライメントなどを考慮し，破綻した椎体支持性をいかに回復させるかである。椎体骨折による脊椎不安性の程度，病態により術式選択が異なってくる。その病態には，破綻した椎体・椎間板の要因が挙げられ，それらの程度，時期によって術式が選択される。

その脊椎不安定性の病態は，1)骨折椎体中心，2)椎間板中心，3)椎体・椎間板の両方に分かれる（図1）。椎

体形成術を併用した支柱再建は，骨折した椎体高の回復・椎体支持性をいかに獲得できるかである。骨折した椎体支持性，脊椎アライメントの獲得ができない症例では前方支柱再建による前方法または前方後方法，後方からの骨切り（vertebral column resection：VCRなど）など併用した後方法が適応となる。

術前計画

術前に椎体内の不安定性を確認するために非荷重下，荷重下のX線撮影を行う（図2）。荷重下・非荷重下での椎体高の差が術中の椎体形成による椎体高回復の目安となる。また非荷重下の脊椎アライメントが術後のアライメントの目安となるため，仰臥位またはfulcrum bending 撮影でも評価する。

 図1　脊椎不安定性の病態

OVFによる脊椎不安定性の病態は，椎体不安定性（**a**），椎間不安定性（**b**），椎体・椎間板不安定性（**c**）に分けられる。

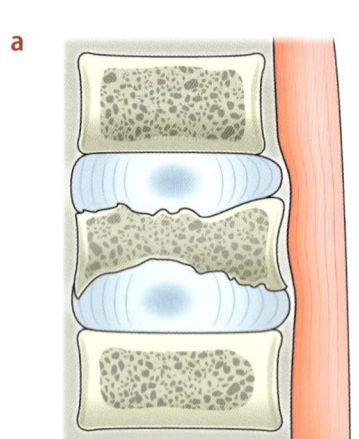 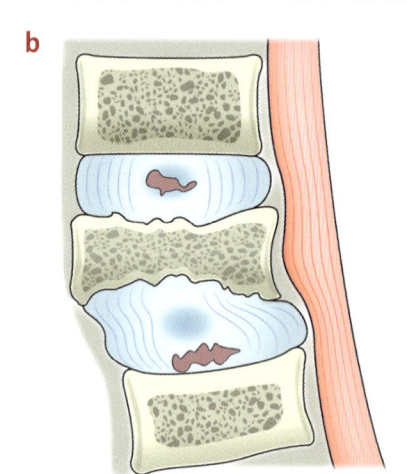 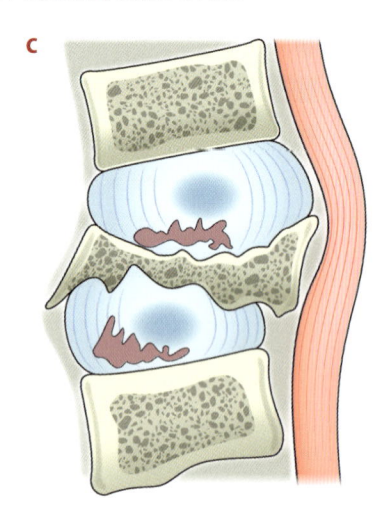

a　　　　　b　　　　　c

図2　画像評価（荷重下・非荷重下）

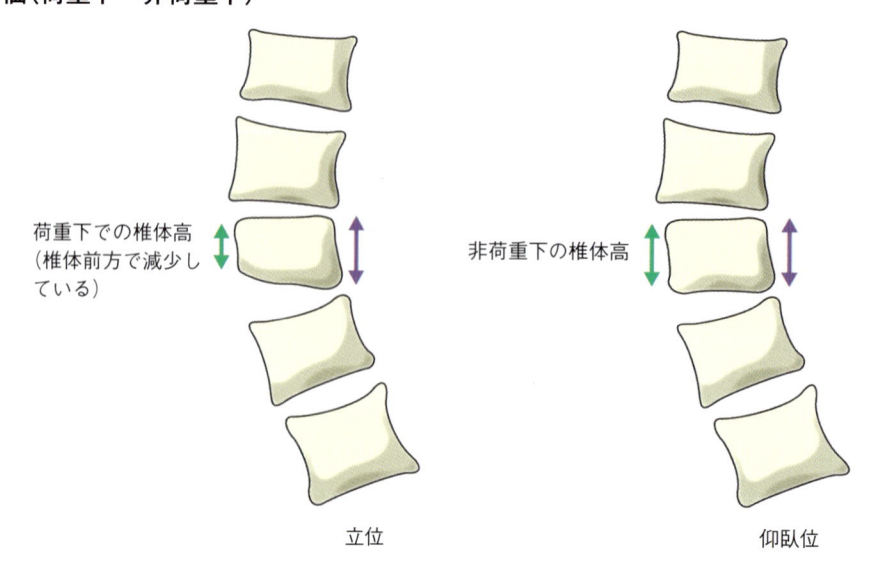

荷重下での椎体高（椎体前方で減少している）

非荷重下の椎体高

立位　　　　　仰臥位

手術手技

1 麻酔・体位

　全身麻酔，体位は4点支持フレームを用いた腹臥位である。術後の脊柱全体のアライメントを考慮し，目標とする整復の程度により体位を工夫することが重要である。この際，体位による骨折の整復（椎体楔状変性を可及的に整復）するため股関節は伸展位である**（図3）**。骨粗鬆症例では骨強度に不安がある場合は，術後の矯正損失による合併症が危惧されるため，症例ごとに術後の脊柱全体の適正アライメントを考慮する必要がある。術前X線，透視などで骨折部を確認しておく。

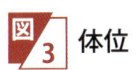

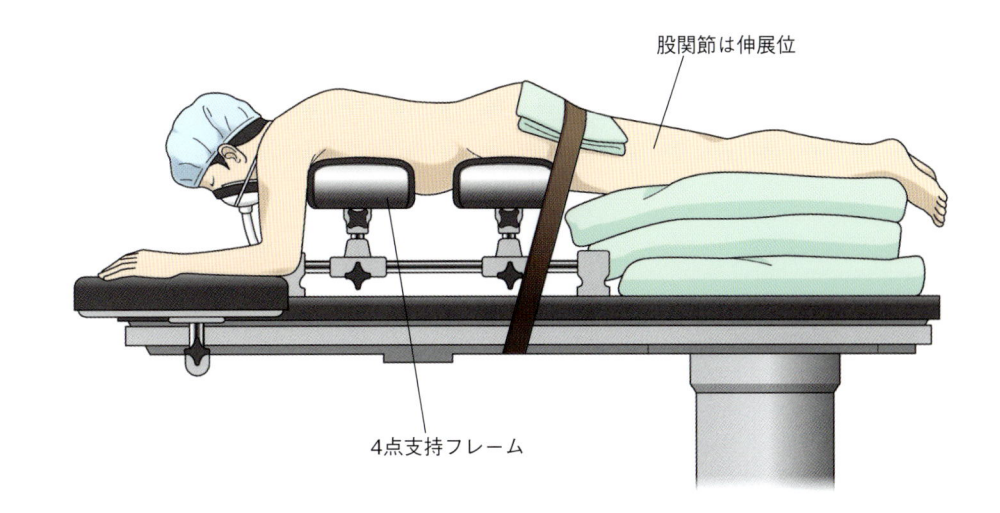

図3　体位

股関節は伸展位

4点支持フレーム

2 皮切・展開

　皮切は，椎体形成術と脊椎後方固定術と同じである**（図4）**。

　正中縦切開を加え，棘上靱帯を温存して脊柱筋を剥離する。頭尾側方向には骨折椎体の上下2椎体に椎弓根スクリュー，最頭・最尾側椎に椎弓下テーピング，椎弓（ラミナ）フックの設置が可能なように展開する。

Point
コツ&注意点

● 脊柱管内に椎体後壁の突出があっても仰臥位で神経症状がない場合は，椎弓切除などによる除圧は行なっていない。脊柱の安定化により神経症状の悪化は防止可能である。また，椎体高の回復によりligamentotaxis様効果で脊柱管内に突出した椎体後壁を復することも可能である。

図 **4** 展開

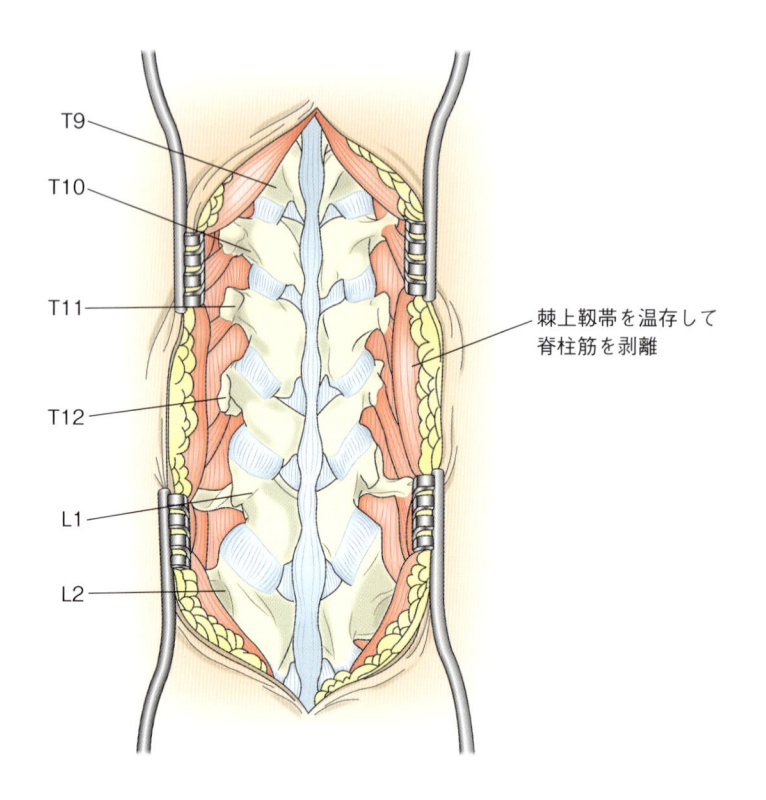

T9
T10
T11
T12
L1
L2

棘上靱帯を温存して
脊柱筋を剥離

3 インストゥルメンテーションの選択

インストゥルメンテーションには，椎弓根スクリュー，椎弓フック，椎弓下テーピング（ネスプロンテープ）があり，症例の骨粗鬆症の程度に応じてそれらを併用する。

4 椎体形成術

椎弓根スクリュー挿入操作と基本的には同様である。X線透視下に経皮的椎体形成術システムに準じてガイドワイヤーでスタート孔を作製する（**図5a**）。この際，椎体中央に向け作製する（**図5b**）。その後，バルーンもしくはステントバルーンによる椎体高の回復・矯正を行う（**図5c**）。椎体高の回復・矯正後，椎体内に骨セメントの充填をしていく（**図5d**）。椎体高は徐々に回復するために，骨セメントは椎体前壁から順に後壁まで椎体全体に充填することが必要である。椎体前壁，椎体終板の損傷がある症例では骨セメントの逸脱，また後方の椎弓近傍では脊柱管内への骨セメントの漏出などが生じることがあるため注意を要する。

可能であれば，短めの椎弓根スクリューを挿入する（**図5e**）。

Point
コツ&注意点

● 椎体高の回復・矯正では修復，回復したい椎体終板（上位または下位）に合わせてバルーン・ステントバルーンをできるだけ平行に挿入する。deflation effectが危惧される場合にはステントバルーンシステムを選択する。椎体全体に骨セメントを充填する際に椎体外への漏出（特に血管内，脊柱管内漏出）に注意する。椎体外への漏出が危惧される場合には，椎体内への骨セメントの充填は時間をかけて行う。

図5 椎体形成術

a：スタート孔の作成　**b**：ガイドワイヤー刺入方向
c：椎体高の回復・矯正　**d**：骨セメント充填

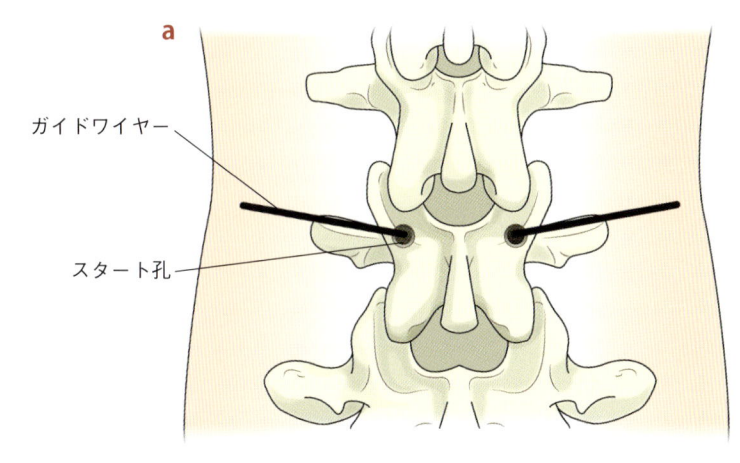

ガイドワイヤー

スタート孔

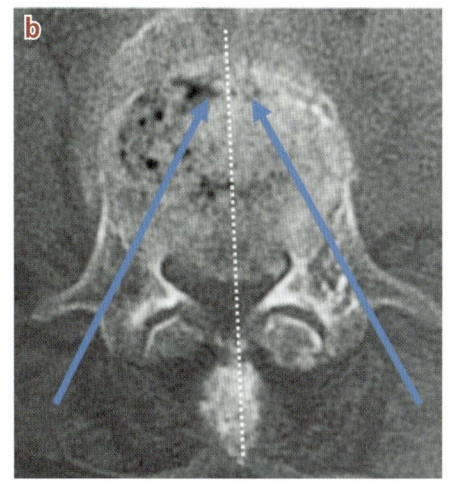

回復させたい椎体終板（上縁もしくは下縁）にできるだけ
平行にバルーンもしくはステントバルーンを挿入する

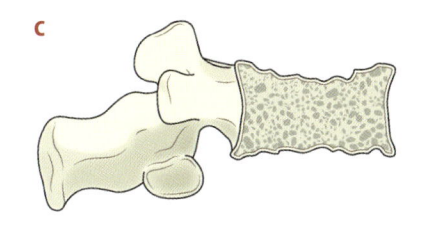

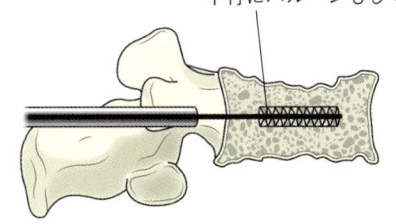

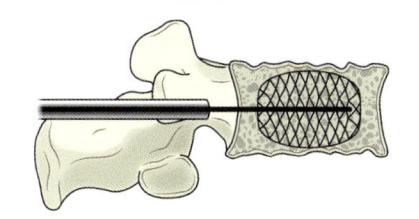

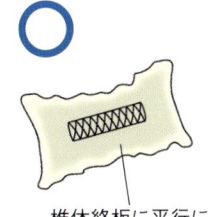

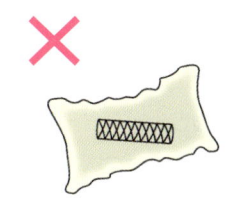

椎体終板に平行に挿入
されるのが望ましい

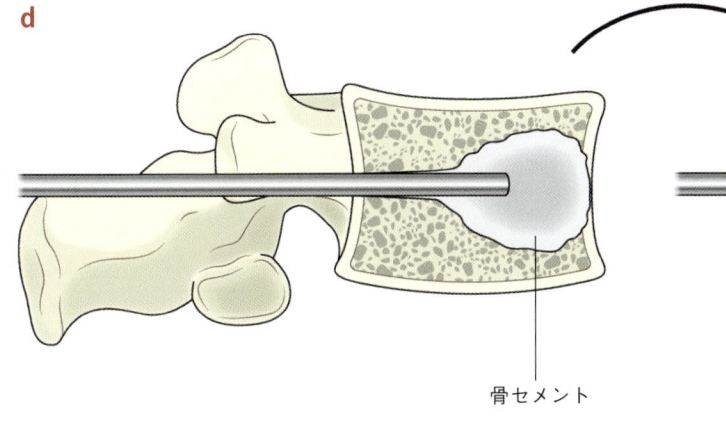

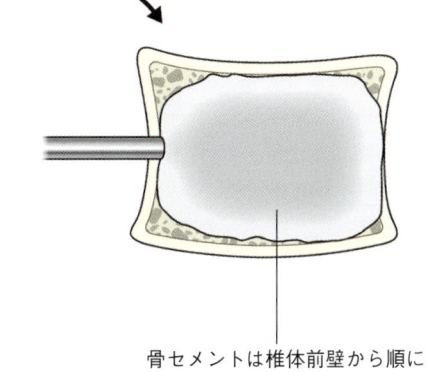

骨セメント

骨セメントは椎体前壁から順に
後壁まで椎体全体に充填する

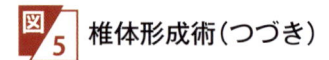

図5 椎体形成術（つづき）

e：骨セメント充填後椎弓根スクリュー挿入

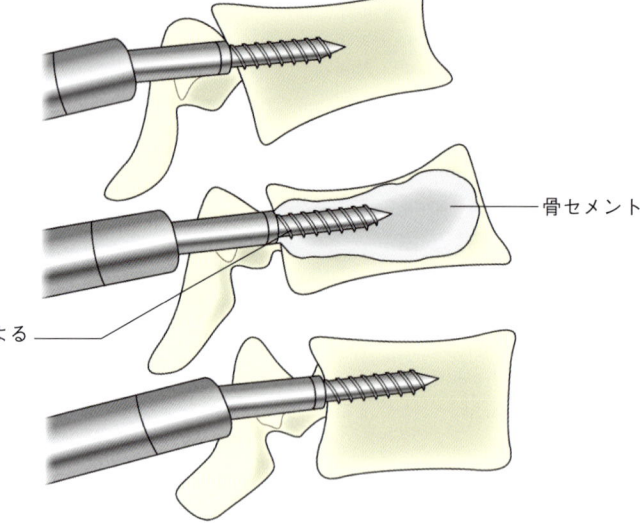

骨セメント

短めの椎弓根スクリュー挿入による
骨折部の安定化

5 椎弓根スクリュー・椎弓（ラミナ）フックの挿入

固定範囲は，骨折した椎体高の回復・椎体支持性，脊椎アライメントによるが，基本的に頭尾側方向には骨折椎体の上下2椎体とする。術後のインストゥルメンテーションの緩み，引き抜けを避けるためにスクリューの刺入方向を工夫しする（図6）。最尾側椎体には椎弓フックを併用し（図7），最頭側ではスクリューの固定性，骨脆弱性に応じて椎弓下のネスプロンテーピングを併用する（図8）。

Point
コツ&注意点

● 椎弓根スクリューの刺入方向は，骨折椎体の頭側では椎体下縁終板方向に，尾側では椎体上縁終板方向である。最尾側では椎体上位終板を貫いて刺入すると強固な固定性が得られる。

図6 椎弓根スクリューの挿入

a：スクリュー挿入点
b：スクリュー挿入方向

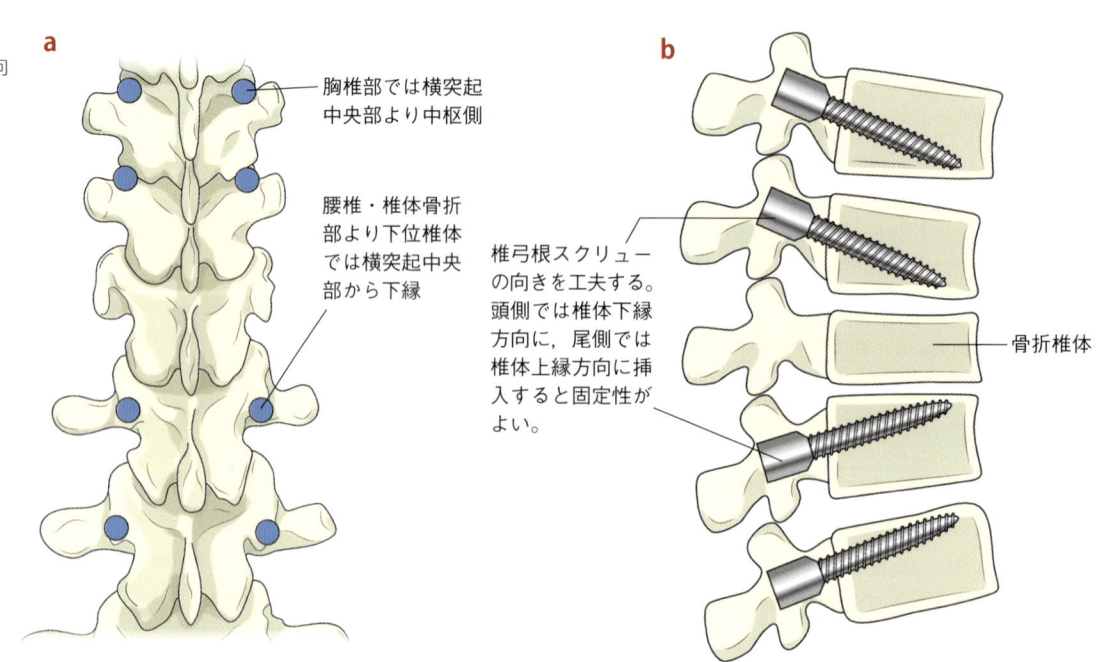

a

胸椎部では横突起
中央部より中枢側

腰椎・椎体骨折
部より下位椎体
では横突起中央
部から下縁

b

椎弓根スクリュー
の向きを工夫する。
頭側では椎体下縁
方向に，尾側では
椎体上縁方向に挿
入すると固定性が
よい。

骨折椎体

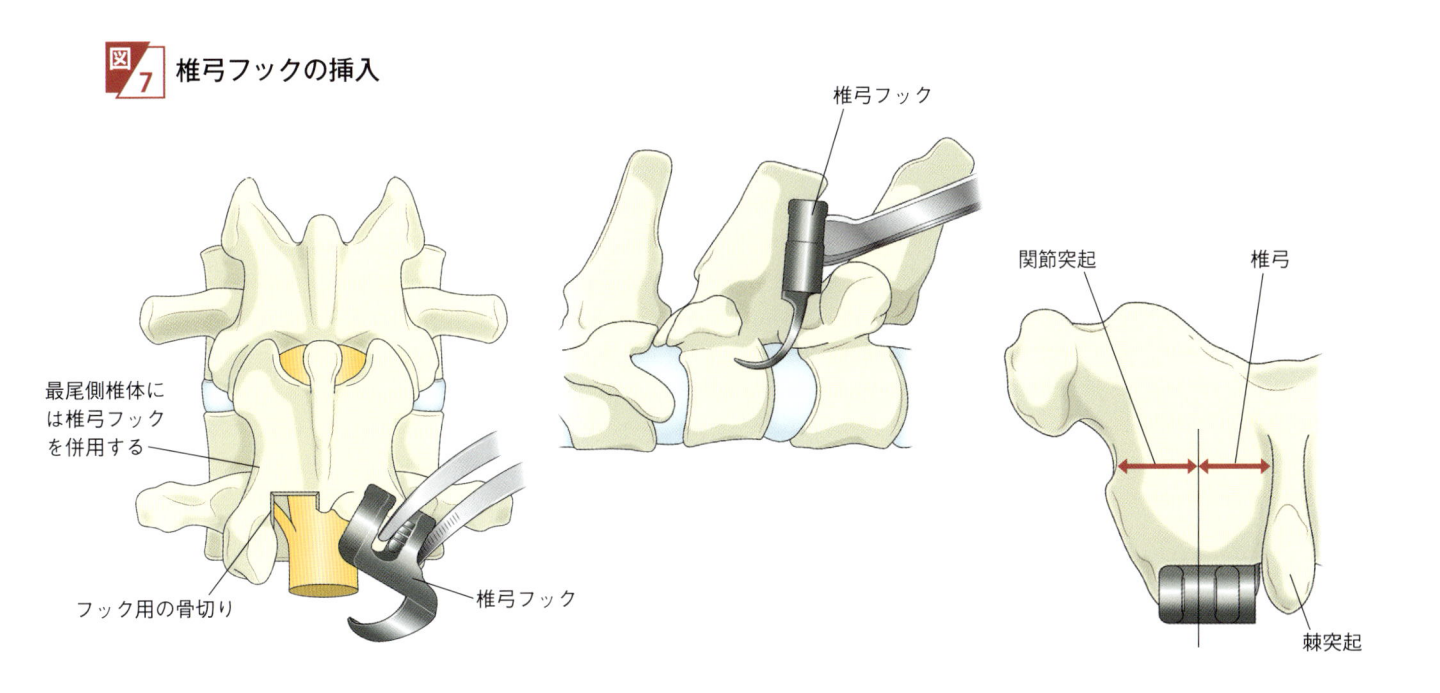

図7 椎弓フックの挿入

椎弓フック

最尾側椎体には椎弓フックを併用する

フック用の骨切り

椎弓フック

関節突起　椎弓

棘突起

図8 椎弓下ネスプロンテーピング

ネスプロンテープは椎弓の腹側面をなぞるように静かに挿入する。その際，決して術野で下方，すなわち腹側に強く押すようなことをしない。通常，尾側から頭側に向けて挿入する。

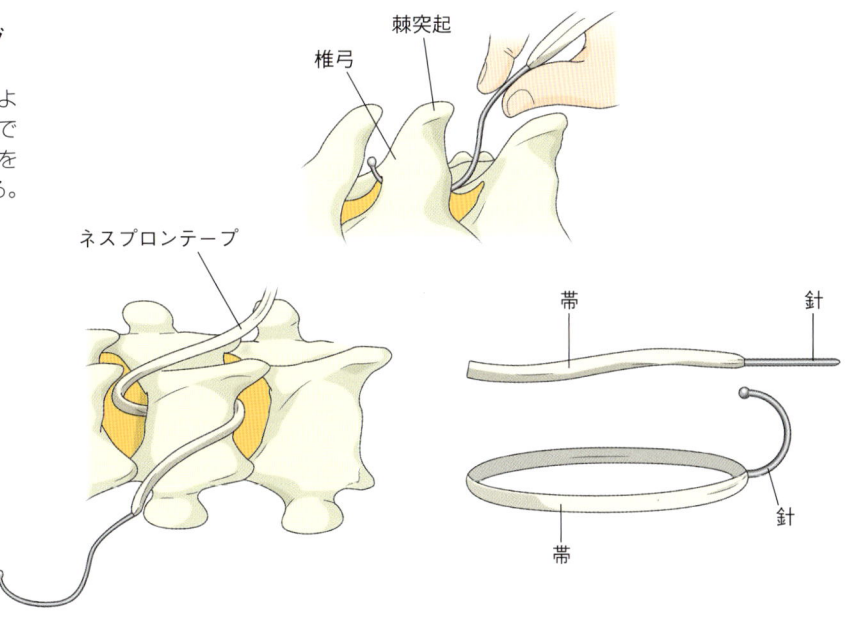

椎弓　棘突起

ネスプロンテープ

帯　針

帯　針

6 スクリューとロッドの連結

　ロッドは脊柱の弯曲に合わせて正確にベンディングしておくことが必要である。

　インプラントの連結に先立って自家骨を関節切除面に充填する（**図9**）。特に骨粗鬆症などの骨弱性がある症例では，スクリューとロッド/フックを連結する際に，スクリューに無理な力がかからないように注意し，決して無理な整復や連結をしないようにin-sitでの固定を心掛けることが重要である（**図10**）。

　必要に応じて専用コネクタ（クロスリンク）などを用いて両側のロッドを連結させる。この際，棘間靱帯部を切除し，同部にコネクタを設置すると棘上帯および棘突起の温存が可能である。

Point コツ&注意点

● インプラントが連結できない数本のスクリューを連結する場合，無理な連結はスクリューに引き抜き強度がかかるため，その予防としてスクリューの深さやロッドの曲を調節して連結する。

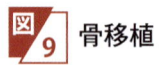 **図9 骨移植**

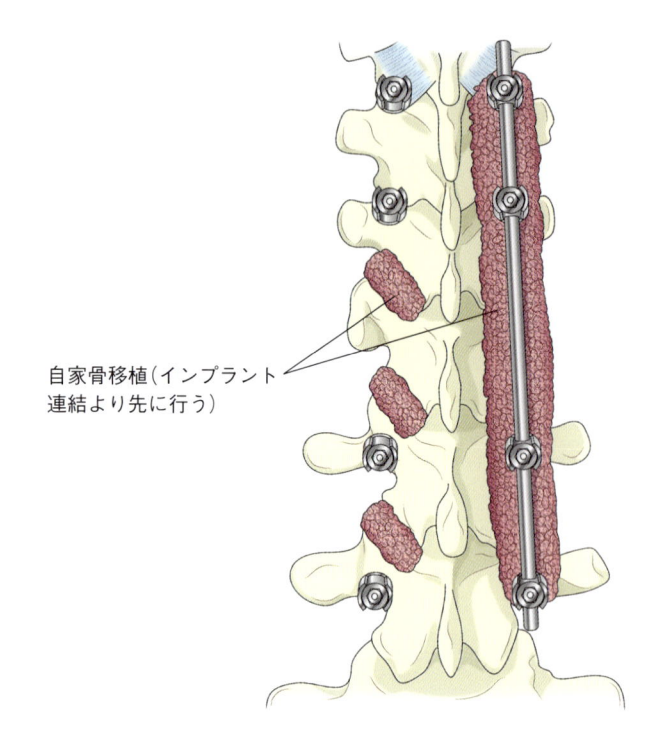

自家骨移植（インプラント
連結より先に行う）

図10 スクリューとロッドの連結

スクリューとロッド/フックを連結する際に，スクリューに無理な力がかからないように注意する。
無理な整復や連結をしないようにin-sitで固定する。

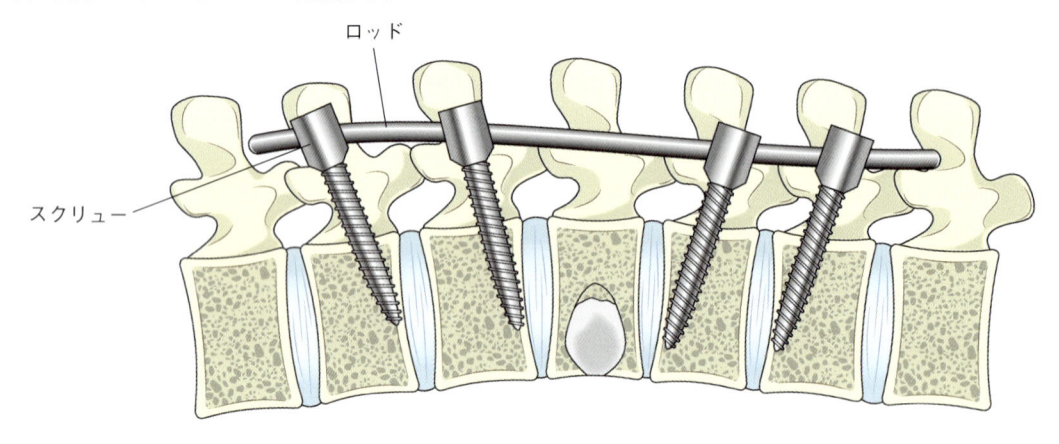

ロッド

スクリュー

7 骨移植および閉創

　椎弓後面をノミ，鋭匙，エアトームなどでデコルチケーションし，骨移植を行う。脊柱への操作終了後，術後感染予防の意味も含めて徹底的に洗浄した後，吸引ドレーンを留置，筋膜・皮下・皮膚を縫合し手術を終了する。

Point
コツ&注意点

● 骨移植には，骨粗鬆症患者では腸骨からの自家骨は脆弱で採取量が少ないため，人工骨（ハイドロキシアパタイト：HA顆粒など），脱灰骨基質使用吸収性骨再生用材料などを用いる。

8 後療法，リハビリテーション

　術後直後よりベッドサイドでのリハビリテーションを開始し，下肢の筋力低下を予防する。可能であれば術翌日から硬性コルセット装着下で離床を許可し，歩行訓練を開始する。以術後約1年までコルセットの装着を継続する。また，術後は骨形成促進薬での骨粗鬆症治療薬を行う。

画像でみる典型例（図11）

　80歳代，男性。Th12椎体骨折に対し，椎体形成術のみでは前方支持性が不十分で脊椎後弯も残存するため脊椎後方固定術を併用した。固定範囲は骨折椎体の上下2椎体とし，Th10には椎弓下テーピング，L2には椎弓根（ラミナ）フックを併用した。

図11 画像でみる典型例

a：術前
b：術後

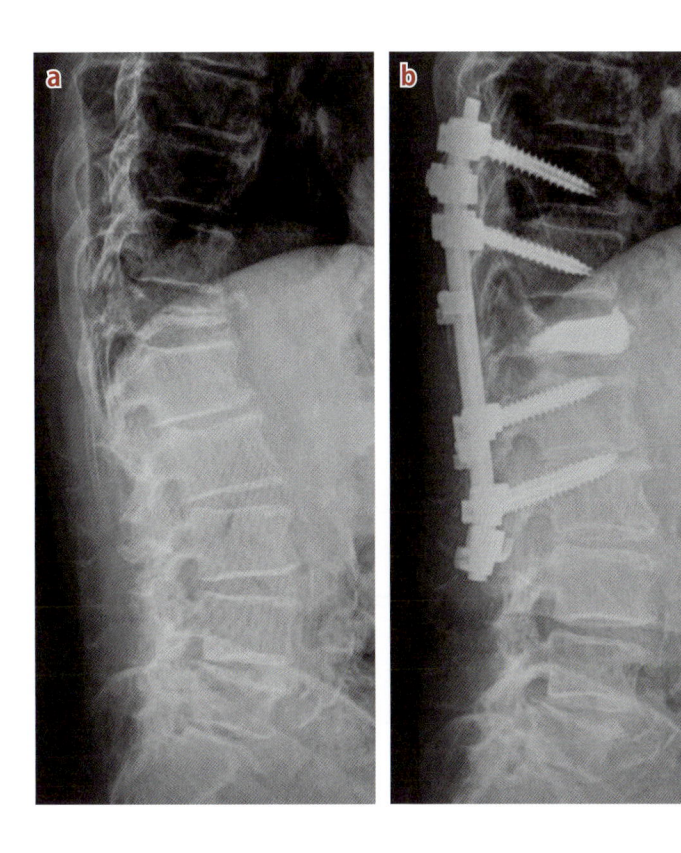

文献

1）Tsujio T, Nakamura H, Terai H, et al. Characteristic radiographic or magnetic resonance images of fresh osteoporotic vertebral fractures predicting potential risk for nonunion: a prospective multicenter study. Spine 2011; 36(15): 1229-1235.

2）Kanchiku T, Imajyo Y, Suzuki H, et al. Usefulness of an early MRI-based classification system for predicting vertebral collapse and pseudoarthrosis after osteoporotic vertebral fractures. J Spinal Disord Tech 2014; 27(2): E61-5.

3）Sugita M, Watanabe N, Mikami Y, et al. Classification of vertebral compression fractures in the osteoporotic spine. J Spinal Disord Tech 2005; 18(4): 376-81.

4）Minamide A, Maeda T, Yamada H, et al. Early varsus delayed kyphoplasty for thoracolumbar osteoprotic verterbral fractures: the effect of timing on clinical and radiographic outcomes and subsequent compression fractures. Clin Neurol Neurosurg 2018; 173: 176-81.

特発性胸椎側弯症遺残変形に対する後方矯正固定術

大阪市立総合医療センター側弯症センター **松村 昭**

手技の Point

▶ 術前画像検査(X線，動態撮影，CT，MRI)を十分評価し術前計画を立てる

▶ 固定範囲，骨切り施行部位を検討する(小児と比較すると自然矯正能力が低いことを留意すべき)

▶ ナビゲーションや脊髄モニタリングを併用する

▶ 展開は横突起まで行い後方軟部組織の十分な剥離を行う

▶ 必要に応じてGrade 2 osteotomyや凹側肋骨切除を追加する

▶ spinal instrumentの特性を十分理解する

introduction

特発性側弯症遺残変形(adult idiopathic scoliosis：AdIS)は思春期特発性側弯症(adolescent idiopathic scoliosis：AIS)に椎間板変性や椎間関節変性性関節症(osteoarthritis：OA)などの変性変化が加わった変形である。冠状面，矢状面ともに著明なアライメント不良を呈し，脊柱可撓性は低いため主カーブのみではなく代償性カーブも含めた矯正が必要となる場合も多い。手術治療の目標は良好な脊柱アライメント・バランスの獲得であり，そのためには脊柱変形の病態を理解し，適切な手術戦略を立案することが重要である。

本稿では小児脊柱変形と成人脊柱変形の治療から得た知見に基づいた胸椎主カーブAdISの手術戦略について具体症例を提示しながら説明したい。

術前情報

手術適応・術式選択

手術適応は，1)脊柱アライメント不良，2)脊柱変形に伴う症状，3)本人および家族の病識など，を総合的に判断し決定する。1)についてはAISの自然経過に準じて主カーブの大きさ，冠状面・矢状面バランス，2)については脊柱変形に関連する疼痛，呼吸器症状，消化器症状，整容面での悩みなどによりADLやQOLの低下をきたした症例が適応となる。

手術戦略の立案にはSRS-Schwab Adult Spinal Deformity Classification[1]の冠状面カーブタイプ，すなわち主胸椎，ダブルカーブ，主腰椎に分けて考慮すると理解しやすい。矢状面アライメントについては，主胸椎

手術Step

1. 術前準備(p.81)
2. 展開(p.81)
3. pedicle markerの設置(p.82)
4. 横突起切除，Grade 2 osteotomy (ponte osteotomy)(p.82)
5. PSの設置(p.83)
6. 矯正操作(p.83)
7. decortication，骨移植(p.85)
8. ドレーンの留置,縫合(p.85)

カーブの症例では胸椎の前弯化が問題である。矯正手技は基本的にカーブの柔軟性に応じて決定する。主胸椎カーブであればGrade 2 osteotomy[2, 3]を軸に，必要であれば凹側の肋骨切除を追加する[4]。代償性腰椎カーブまで固定範囲に含める場合にはGrade 2 osteotomy，椎間解離（側方進入腰椎椎体間固定術＜lateral lumbar interbody fusion：LLIF＞，後方椎体間固定術＜posterior lumbar interbody fusion：PLIF＞），3CO（pedicle subtraction osteotomy：PSO）を必要に応じて選択する。固定範囲については，骨質，変形の程度，脊柱管狭窄など種々の評価が必要となる。またAdISの手術治療は変形矯正の難易度が高く，AISと比較して手術侵襲は大きくためmechanical failureを含めた合併症のリスクも高いためその合併症予防も必要となる。

術前評価

・立位単純X線

冠状面のみではなく矢状面，特に胸椎後弯について十分な評価を行う。2D画像では胸椎後弯の評価が困難であるためCTでの評価も行う[5]。

・動態撮影

カーブの柔軟性の評価は必須で固定範囲の選択に重要である。

・CT

椎弓根のサイズ測定，大血管の位置の評価。

・MRI

神経異常の精査，椎間板変性の評価

代表症例

まず代表症例を1例示す（**図1**）。30歳代，女性。SRS-Schwab ASD Classification curve type T, sagittal modifier 0,0,0（Lenke 1A-），T3-L1後方矯正固定術とした。

図1 代表症例1

a：術前立位全脊柱X線正面像。PT 28°，MT 67°，L 29°，C7-CSVL 0mm, CA -6°，RSH -26mm
b：術前立位全脊柱X線側面像。TK 5°
c：Lt side bending film。PT 24°，L 0°
d：Rt side bending film。MT 41°（bending correction 39%）

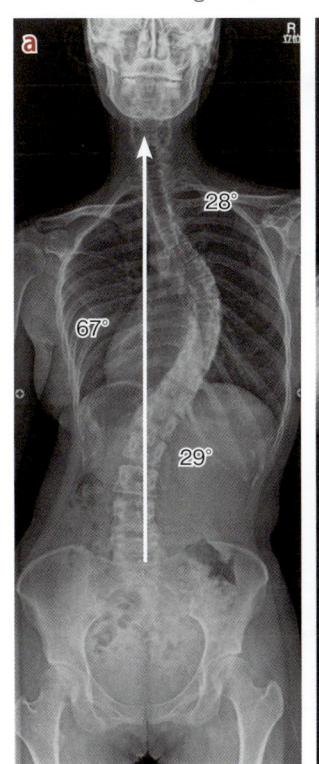
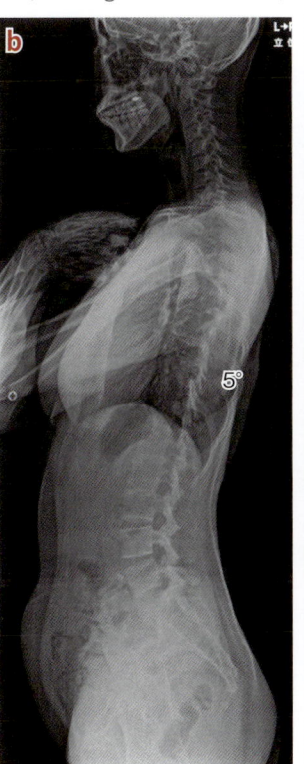
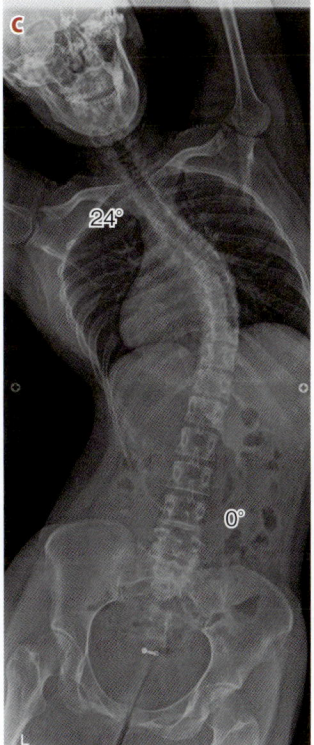
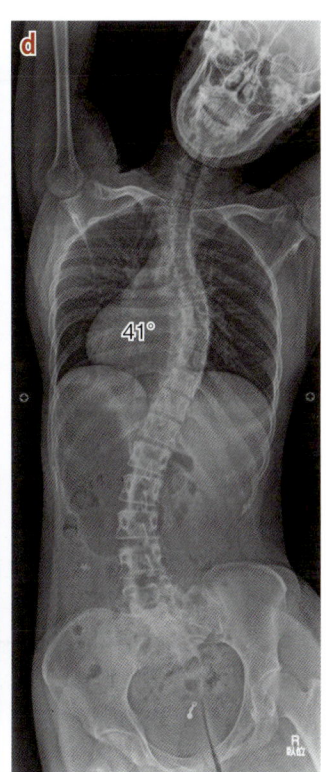

代表症例1（つづき）

e：手術計画。bending filmでPT/MTともに柔軟性は比較的低い。また胸椎前弯化を呈しており，側弯矯正のみならず胸椎後弯を目指した手術を必要と考えた。
UIV：T3 右肩上がりであるが胸椎後弯形成を考慮しUEV+2を選択。
LIV：last substantial touched vertebraeである L1を選択。Grade 2 osteotomy T6/7/8/9/10。
X：PS，赤矢印：Grade 2 osteotomy。
f：術後1年立位全脊柱X線正面像。PT 9°，MT 12°，L 23°，C7-CSVL -14mm，CA 0°，RSH 0mm
g：術後1年立位全脊柱X線側面像。TK 29°

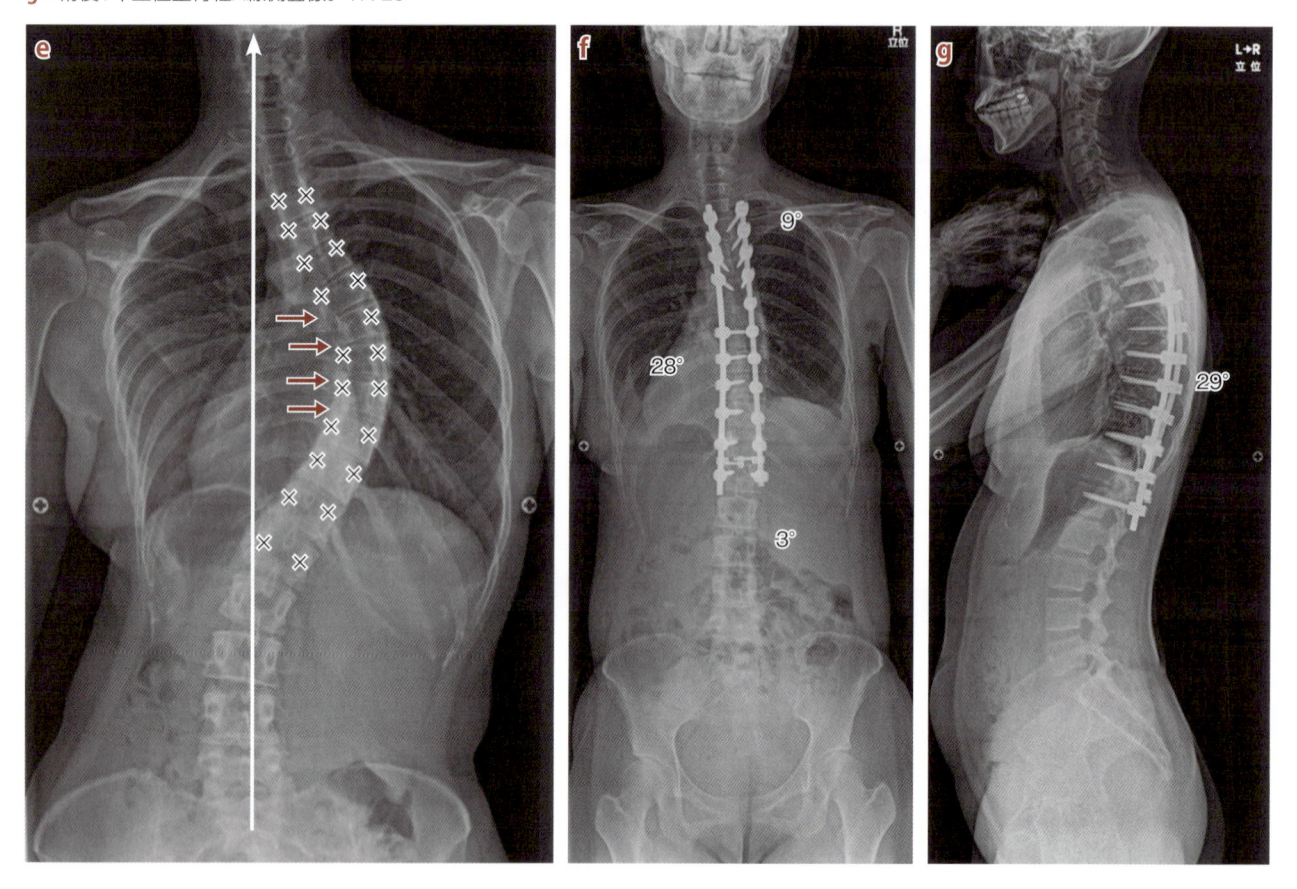

手術手技

1 術前準備

　体位は腹臥位で，可能であればJackson tableなどの脊柱骨盤の透視が可能な手術台を使用する。脊髄モニタリングは必須であり，術前に必ず設置しておく。腹臥位の状態でX線撮影を行い，冠状面・矢状面のアライメントを確認する。全身麻酔下，腹臥位での脊柱アライメントは術前撮影したものとは差異が生じること，また椎弓根スクリュー（pedicle screw：PS）を設置する際の目安とする。

> **Point**
> **コツ&注意点**
> - 腹臥位での術前・後のX線を用いて肩バランスの調整を行う。
> - T1tiltの変化量を評価して術後肩バランス不良を最小限にする[6]。

2 展開

　剥離は骨膜下に行い，外側は胸椎では横突起先端まで，腰椎では横突起基部までは展開する。十分な軟部組織の解離は基本となる（**図2**）。

> **Point**
> **コツ&注意点**
> - 横肋関節，椎間関節の解離を行うためには軟部組織を丁寧な剥離する必要がある。

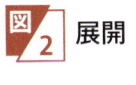
図2 展開

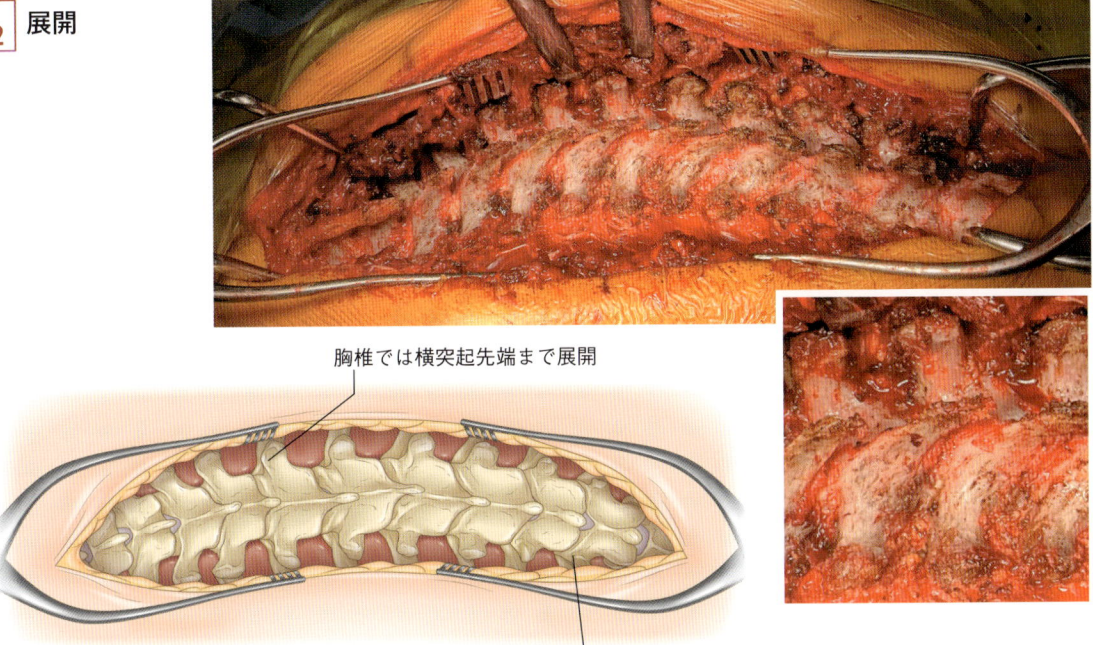

胸椎では横突起先端まで展開

腰椎では横突起基部まで展開

3 pedicle markerの設置

術前のCTでPSのサイズ，および大血管の位置を検討しておく。当科では術前CTを用いた術中ナビゲーションを用いてPSの設置を行っている。すべての症例で必須ではないがPSの逸脱を可能な限り回避できる方法と考えている。PS設置前にマーカーを設置し，透視にて位置を確認する（**図3**）。

図3 pedicle marker設置後

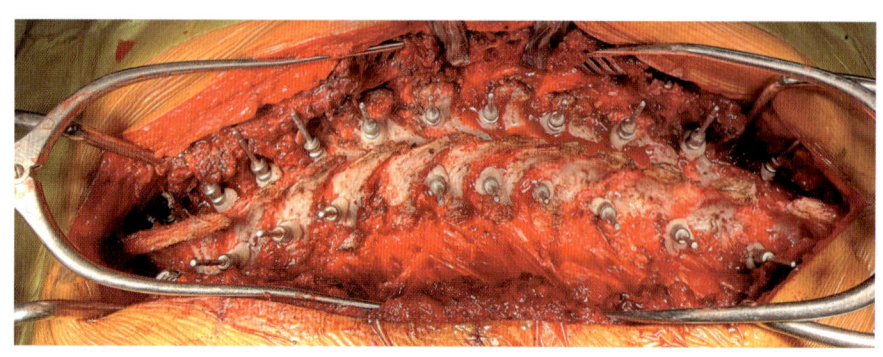

4 横突起切除，Grade 2 osteotomy（ponte osteotomy）

【動画】
Grade 2
osteotomy

PSを設置する前に行うほうが十分な視野で得られ，骨切除量も最小限にできる（**図4, 動画**）。
・横突起切除：移植骨として利用するためと横肋関節の解離の目的である
・下突起関節の切除
・黄色靱帯の菲薄化
・ドリルで上突起関節を菲薄化
・ケリソン（2mm）を用いて黄色靱帯，上関節突起を横切する

Point
コツ&注意点

●後弯形成を行うとGAPが大きくなり，骨癒合不全の原因となり得るためGrade 2 osteotomyの際には骨切除量を最小限にする必要性がある。

図4 横突起切除，Grade 2 osteotomy

a：骨切り前
b：骨切り後

a   b

grade 2 osteotomy
により十分な解離を
行う

切除範囲

5 PSの設置（図5）

PSは主にreduction screwを用いる。頂椎付近には回旋矯正,後弯形成に有利なuniplanar screwを使用する。

図5 PS設置

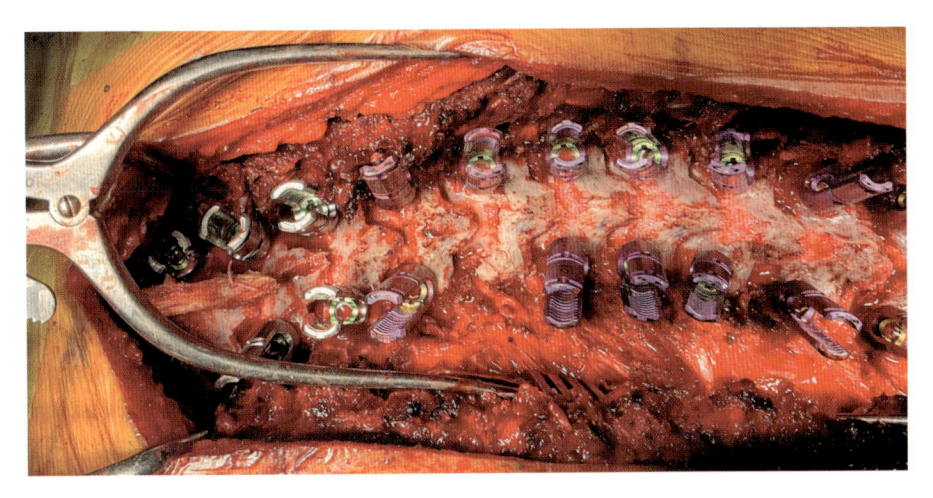

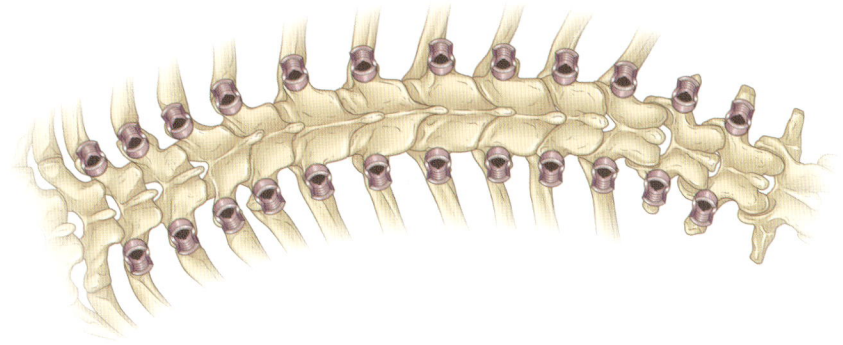

6 矯正操作

rodはconcave sideに6.0mm CoCr, convex sideに6.0mm titanium alloy rodを使用する。rod contourはconcave sideはover bending, convex sideは比較的flatとする（differential rod contour technique, 図6）[7]。2本のrod設置後に（図7），dual rod translation法に準じて三次元矯正を行っていく（図8）[8]。

後弯矯正が獲得できると骨切り部のgapが大きくなる（図9）。矯正終了後に透視下に矯正,バランスを確認する。

図6 rod設置

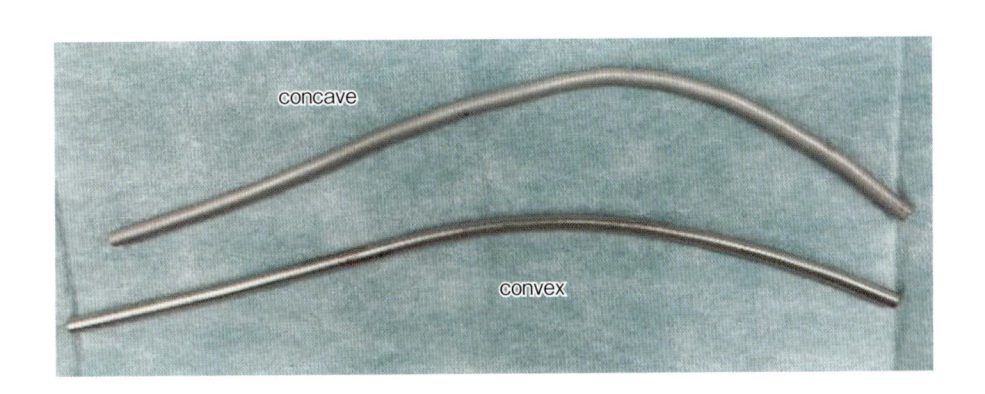

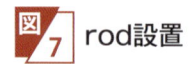
図7 rod設置

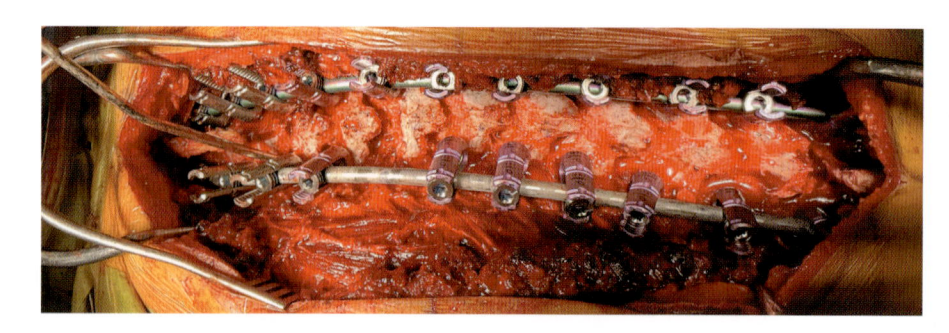

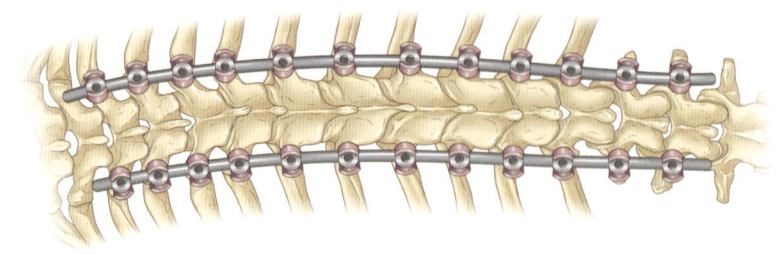

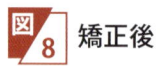
図8 矯正後

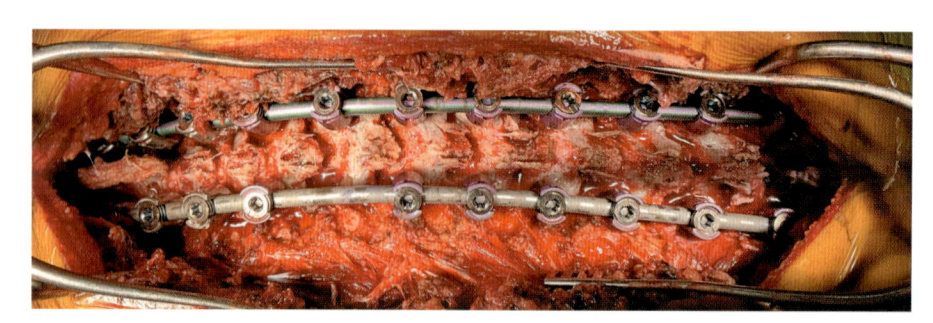

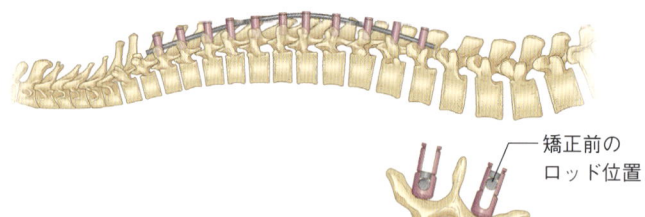

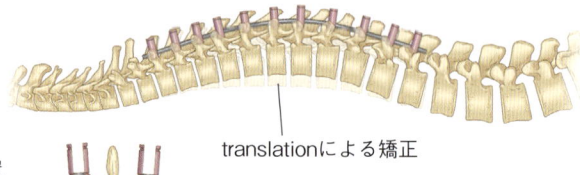

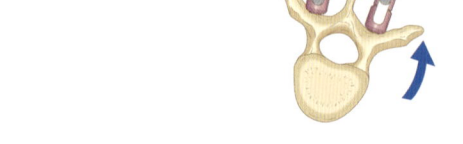
矯正前の
ロッド位置

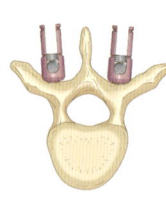

translationによる矯正

図9 矯正前後での骨切り部のgap

a：矯正前
b：矯正後

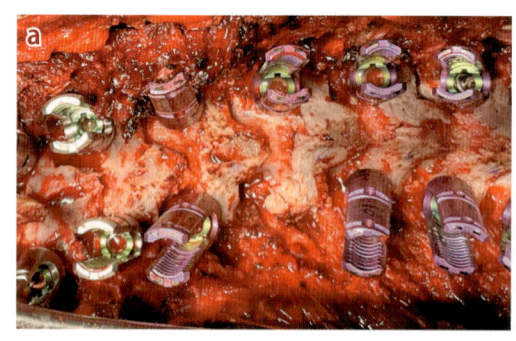

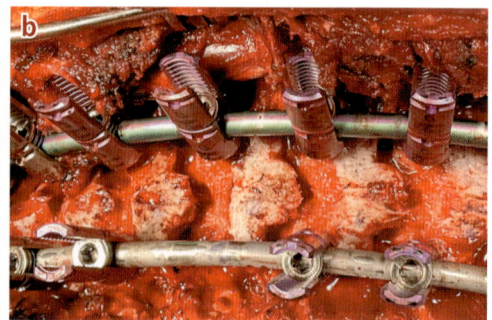

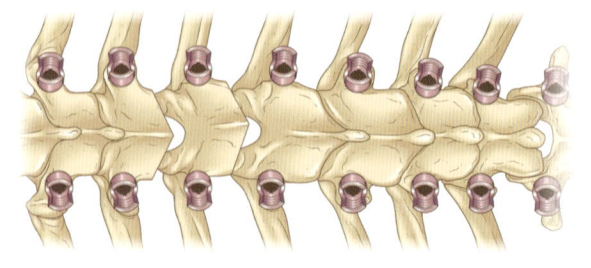

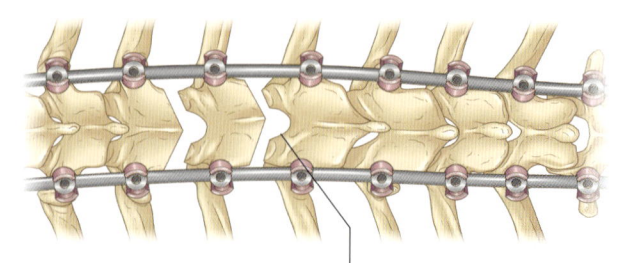

矯正により骨切り部の
gapが大きくなる

7 decortication，骨移植

椎弓尾側に丸ノミを用いてdecorticationを行い（**図10a**），十分な骨移植を行う（**図10b**）。

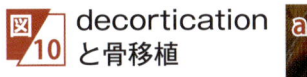

図10 decortication と骨移植

a：decortication
b：骨移植

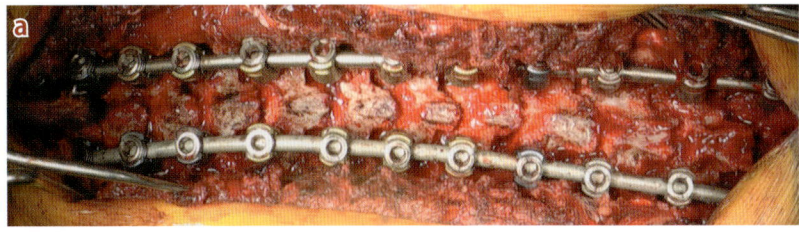
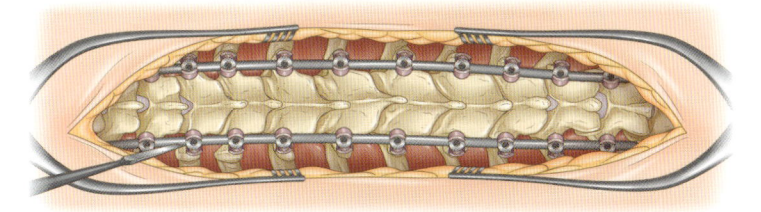
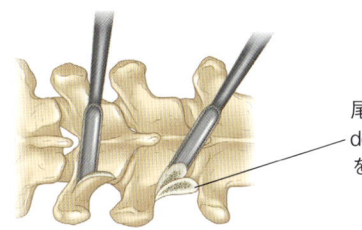

尾側の椎弓に
decortication
を行う

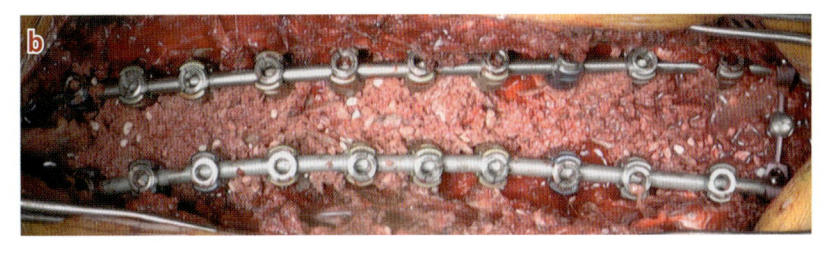
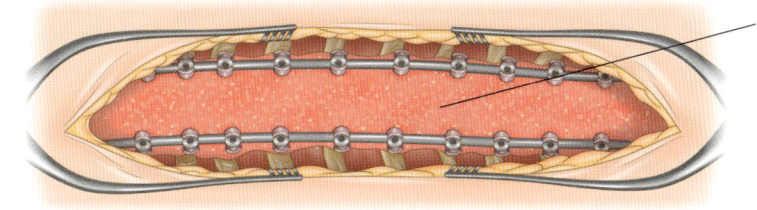

十分に骨移植を行う

8 ドレーンの留置,縫合

ドレーンは2日間留置し，真皮縫合を行う。

症例提示

肋骨切除を併用した1例と，骨盤固定を施行した1例を提示する。

代表症例2（30歳代，女性）

SRS-Schwab ASD Classification curve type T, sagittal modifier 0,0,0（Lenke 2A-）
concave rib resection（第5-10）およびGrade 2 osteotomy（T4/5/6/7/8/9/10）併用T2-L3後方矯正固定術施行例。

凹側肋骨切除を併用した。rigidで大きなカーブの症例では頂椎部の凹側の肋骨を基部で2～3cm程度切除することでより良好な矯正を獲得できる。矯正後に肺が背側に膨隆するので切除断端により損傷しないように切除部位を可能な限り基部にする必要がある。また凹側では大動脈が肋骨に近接しているので丁寧な手技が必須である（**図11，動画**）。

【動画】
concave rib
resection

11 代表症例2（concave rib resection併用）

a：術前立位全脊柱X線正面像。PT 37°, MT 73°, L 26°, C7-CSVL 0mm, CA -5°, RSH -22mm。last substantial touched vertebrae L3。
b：術前立位全脊柱X線側面像。TK 18°
c：Lt side bending film。MT 57°
d：Rt side bending film。PT 29°, L 10°
e：術後CT画像。T5レベル。肋骨切除部位。
f：術後CT画像。T7レベル。肋骨切除部位。
g：術後CT画像。T9レベル。肋骨切除部位。
h：術後4年立位全脊柱X線正面像。PT 15°, MT 29°, L 11°, C7-CSVL 0mm, CA 0°, RSH 0mm
i：術後4年立位全脊柱X線側面像。TK 28°

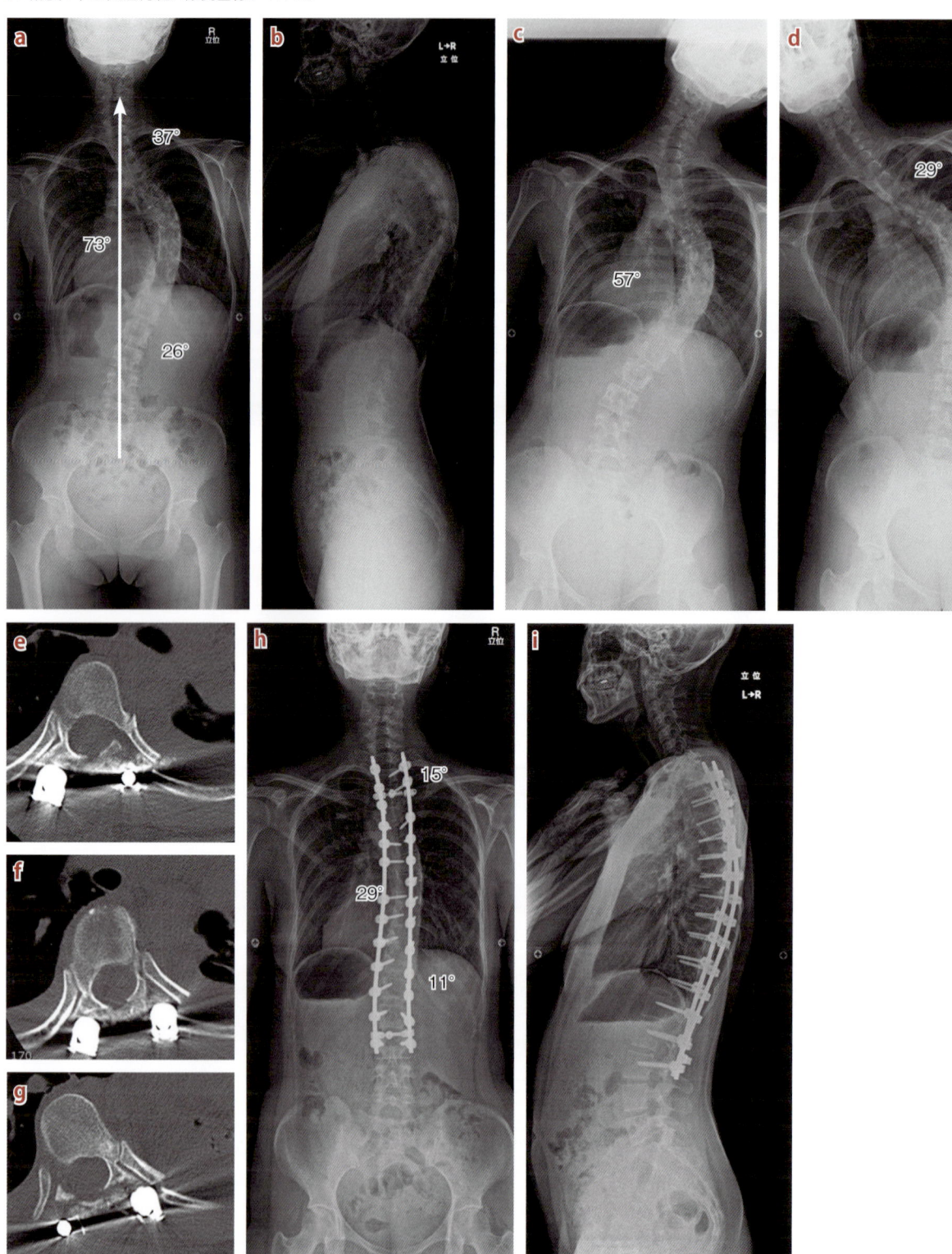

図11 代表症例2（concave rib resection併用）（つづき）

j：横突起および肋骨切除範囲

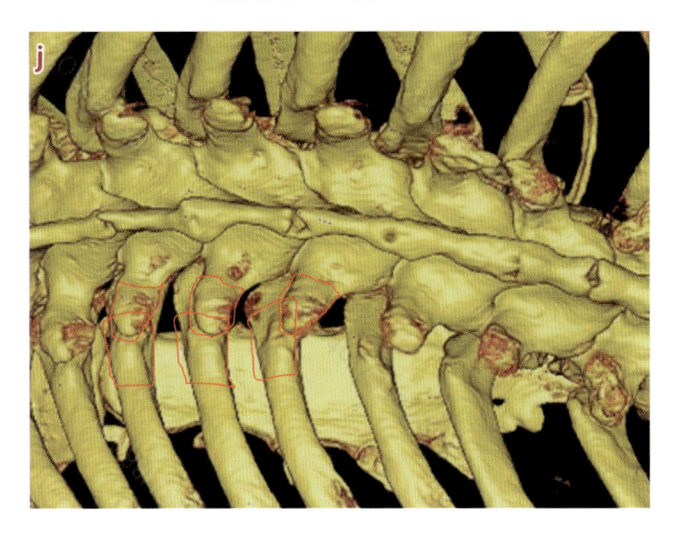

代表症例3（40歳代，女性）

SRS-Schwab ASD Classification　curve type D, sagittal modifier ++,++,++

L3/4/5 LIF, L5/S1 PLIF, Grade 2 osteotomy（T9/10/11/12/L1/2/3）併用T4-骨盤矯正固定術施行例。

矢状面バランス不良を呈する症例であり，二期的手術で上位胸椎から骨盤の矯正固定を要した（**図12**）。

図12 代表症例3（骨盤固定併用）

a：術前立位全脊柱X線正面像。PT 32°，MT 86°，L 43°，C7-CSVL -7mm，TVAT 100mm, CA 2°, RSH 13mm
b：術前立位全脊柱X線側面像。TK 50°，TLK 31, LL 25, PT 32, PI 56 , PI-LL 31

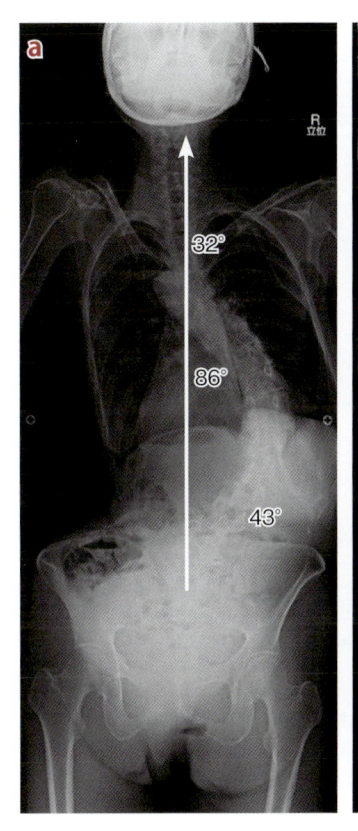
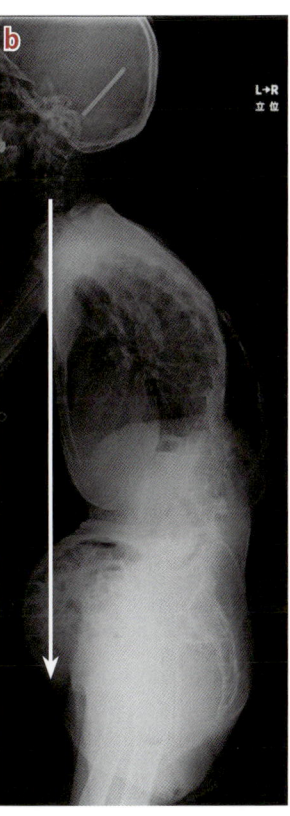

図12 代表症例3（骨盤固定併用）（つづき）

c：Lt side bending film。PT 27°, L 12°
d：Rt side bending film。MT 56°
e：Fulcrum Backward bending。LL 52°
f：術後5年立位全脊柱X線正面像。PT:22°, MT:28°, L:15°, C7-CSVL 0mm, TVAT 21mm, CA 0°, RSH 0mm
g：術後5年立位全脊柱X線側面像。TK 35°, TLK 7, LL 55, PT 23, PI 57, PI-LL 2

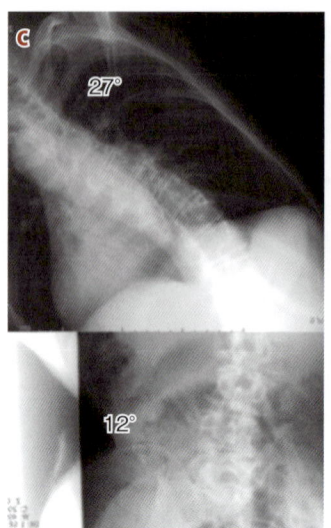
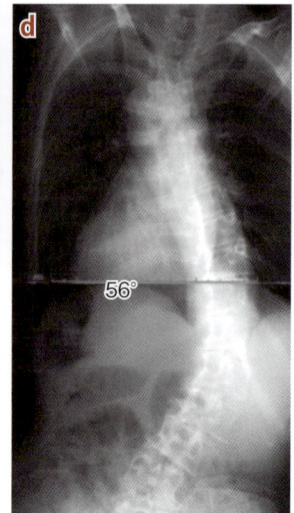
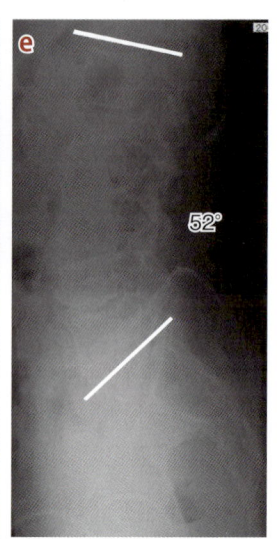
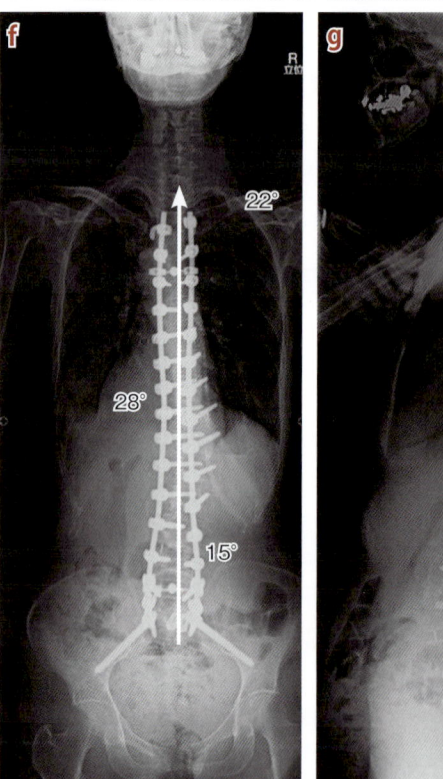
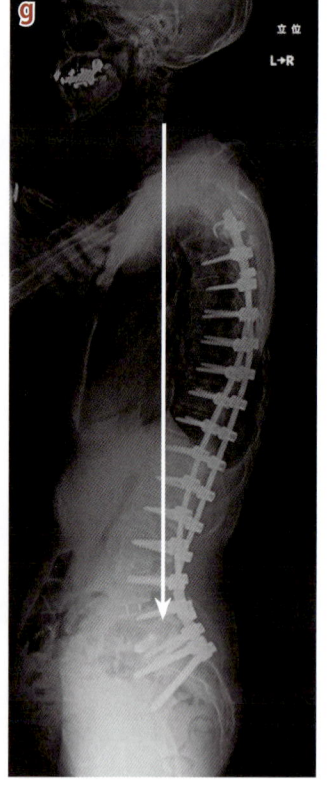

文献

1）Schwab F, Ungar B, Brondel B, et al. Scoliosis Research Society—Schwab Adult Spinal Deformity Classification A Validation Study. Spine 2012; 37(22): 1077-82.
2）Schwab F, Blondel B, Chay E, et al. The Comprehensive Anatomical Spinal Osteotomy Classification. Neurosurgery 2014; 74(1): 112-20.
3）Geck MJ, Macagno A, Ponte A, et al. The Ponte Procedure Posterior Only Treatment of Scheuermann's Kyphosis Using Segmental Posterior Shortening and Pedicle Screw Instrumentation. J Spinal Disord Tech 2007; 20(8): 586-93.
4）Namikawa T, Taneichi H, Inami S, et al. Multiple concave rib head resection improved correction rate of posterior spine fusion in treatment of adolescent idiopathic scoliosis. J Orthop Sci 2017; 22(3): 415-9.
5）Newton P, Fujimori T, Doan J, et al. Defining the "Three-Dimensional Sagittal Plane" in Thoracic Adolescent Idiopathic Scoliosis. J Bone Joint Surg Am 2015; 97: 1694-701.
6）Kinoshita Y, Matsumura A, Namikawa T, et al. Analyzing factors associated with postoperative shoulder imbalance in Lenke2 adolescent idiopathic scoliosis(Retrospective cohort study) 2024 World Neurosurg 2024; 190: e8-e16. doi: 10.1016/j.wneu.2024.06.055.
7）Cidambi KR, Claser DA, Bastrom TP, et al. Postoperative Changes in Spinal Rod Contour in Adolescent Idiopathic Scoliosis An In Vivo Deformation Study Differential rod contouring. Spine 2012; 37(18): 1566-72.
8）松村　昭，並川　崇，星野雅俊，ほか. 特発性側弯症手術における適切な矢状面アライメント形成の目的とした新しい試み-Dural Rod Translation法の治療成績-. 日本脊椎脊髄病学会 2023.

成人脊柱変形に対する胸椎椎体骨切り術

浜松医科大学整形外科 **大和 雄**

手技の Point

▶ 適応は椎体変形を伴う角状後弯例である

▶ 展開は肋骨角まで広く行う

▶ 神経根の切離により，椎体の操作性が格段によくなる

▶ 椎体前壁は切除せずに骨の連続性を断てばよい

▶ 脊髄の過度の短縮を避けるために，比較的大きめのケージを用いる

introduction

　成人脊柱変形の矯正手術において胸椎レベルの椎体骨切り術は比較的施行する頻度が少ない。しかし，胸椎レベルの椎体骨切り術は可動性がない後弯の矯正には欠かせない手技であり[1]，脊柱変形手術においてはマスターすべきである。本稿では胸椎レベルの主な椎体骨切りであるposterior vertebral column resection（pVCR）について概説する。

術前情報

手術適応・術式選択

　pVCRはSchwabの脊椎骨切り分類[2]でGrade 5にあたる。適応は胸椎レベルの椎体変形を伴う角状の後弯変形である。具体的には椎体骨折後の後弯変形，カリエス後の後弯変形，半椎の遺残などで，椎体の角状後弯変形のために可動性がなくなっているものである。椎体変形がない後弯例では多椎間Ponte骨切りなど他の手術手技を考える。また，脊髄レベルでの椎体骨切り術では術中脊髄モニタリングは必須である。

手術計画

　骨切りを行うレベルは後弯の頂椎で椎体変形のために角状変形が生じている椎体である。固定範囲については症例ごとに検討が必要である。若年者の外傷による骨折後変形例ではabove2, below2でよいこともある。しかし，65歳以上の骨粗鬆症性椎体骨折後変形例では，局所あるいは腰椎までの矯正固定では高率にdistal junctional failureが生じる[3]。そのため，腰仙椎を含め腸骨までの固定を行うことが多い。筆者らは胸椎から骨盤までの椎体骨切りを用いた矯正固定術ではスライディングスケールによるリスク評価を行い[4]，リスクが高い場合は計画的な二期手術を行っている。

　一期目の手術後はできるだけ早期に離床させて，訓練を行う。筆者らは二期目の手術は通常一週間後に行っている。

麻酔

　全身麻酔は，脊髄モニタリングを使用するために静脈麻酔で行う。また，出血のコントロールのためできるだけ低血圧麻酔とする。必要に応じてトラネキサム酸の投与を行う。高齢者の長時間の手術では術中に血中フィブリノゲン値を測定し，凝固能異常の有無をチェックする。

手術体位

　4点架台やJackson tableを使用し，腹臥位とする。腹部が圧迫されていないことを確認する。また長時間の手術となることが多いため，顔面や体幹下肢の支持部には圧力対策を行う。

手術Step（二期手術の場合）

◆一期目

1 皮切・展開(p.91)

2 スクリュー設置(p.91)

3 腰仙椎椎体間固定（腰仙椎まで固定する場合）(p.91)

4 閉創(p.91)

◆二期目

1 椎体骨切り
　a）肋骨および肋骨頭切除(p.92)
　b）後方要素切除(p.92)
　c）神経根切離(p.93)
　d）肋骨頭切除および椎体外壁の剝離(p.93)
　e）頭尾側の椎間板切除(p.93)
　f）椎体掘削(p.94)
　g）椎体外壁から前壁の切除(p.94)
　h）椎体後壁切除(p.94)

2 ケージの挿入(p.95)

3 矯正操作(p.95)

4 ロッドの補強(p.96)

5 閉創(p.96)

Point
一期目の手術後はできるだけ早期に離床させて，訓練を行う

● 早期に離床することが合併症の発生減少につながる。そのために，一期目の手術では術後早期に離床可能な術式を選択する。　期目の手術いろいろなことをやろうと欲張らないほうがよい。

手術に必要な解剖

　胸椎特有の肋骨と椎骨および胸腔の解剖が重要である。肋骨は椎骨との間に肋椎関節（肋骨頭関節・肋横突関節）を形成しており，強力な靱帯（肋骨頭靱帯・肋横突靱帯など）で制動されている。背側からみると，横突起が肋骨頭の上にあり，肋骨頭は椎体間の椎間円板と結合している。後方からの椎体外壁へのアプローチではこれらの解剖の理解が必要である。

 図1 胸椎と肋骨の連結

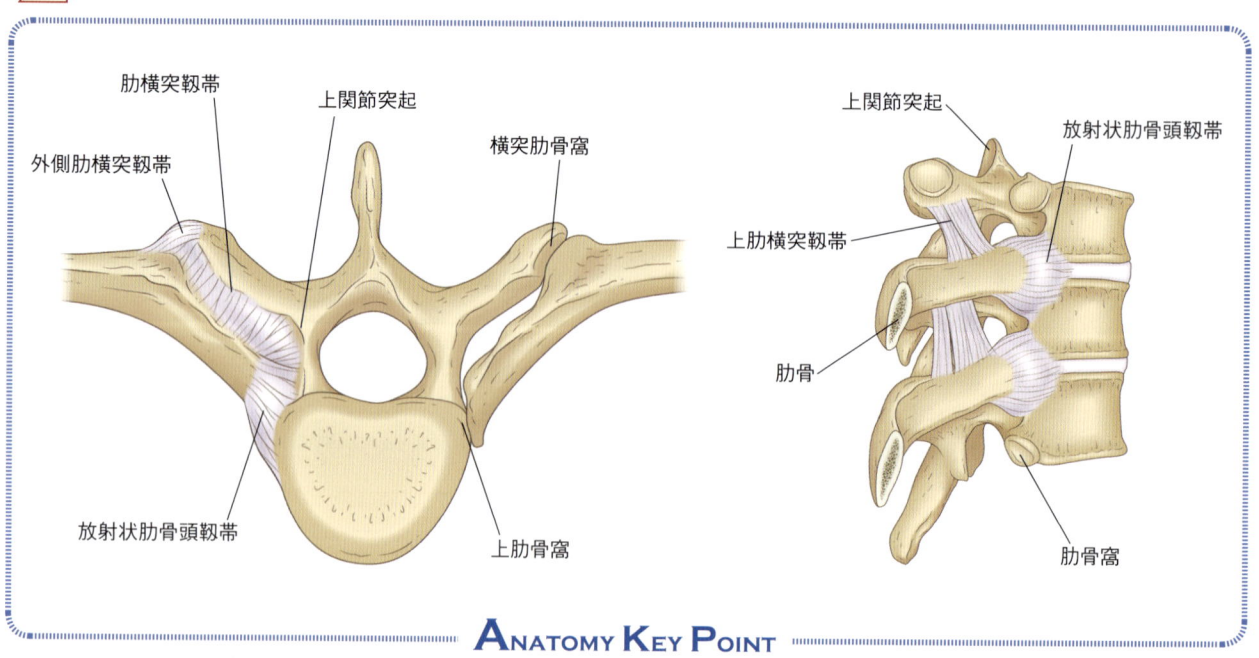

ANATOMY KEY POINT

手術手技（二期手術の場合）

◆一期目

1 皮切・展開（図2）

　棘突起直上の正中縦切開を置く。pVCR施行レベルおよび頭尾側椎では外側を肋骨角まで展開する（3本の肋骨上を展開）。十分に止血を行いつつ素早く展開する。胸椎後弯部は比較的浅いために，外側の展開時に電気メスが深く入らないように注意する。

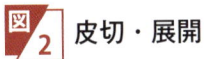

図2 皮切・展開

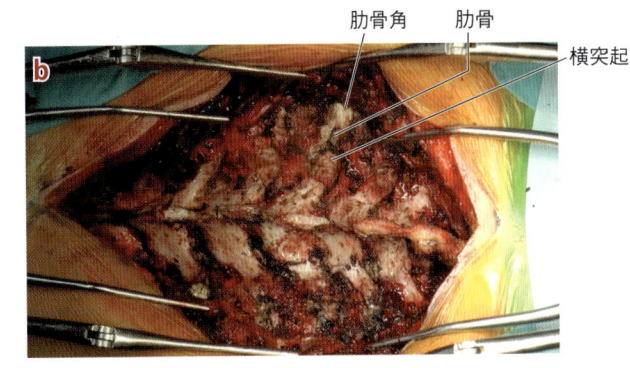

肋骨角　肋骨　横突起

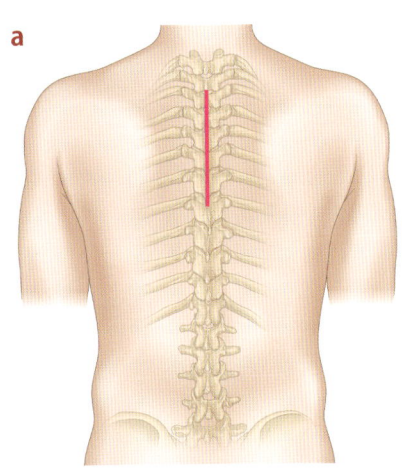
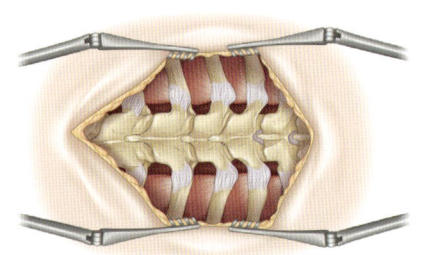

2 スクリュー設置

　椎弓根スクリューはフリーハンドで骨切り椎体以外に挿入する。腸骨までの固定には腸骨スクリューを使用している。胸椎部のスクリューは術後に皮下にスクリューヘッドが突出するため，できるだけ深く挿入する。

3 腰仙椎部椎体間固定

　腰仙椎部までの固定時は必要な部位に椎体間固定を行う。胸椎後弯例では腰仙部は過前弯となっている例が多く，前弯が減弱しないように注意する。椎体間固定部には次回手術までのテンポラリーロッドで固定する。

4 閉創

　ドレーンを留置し，通常通りに閉創する。

Point コツ&注意点

● 二期手術の一期目の閉創時は翌週手術を行うため，簡単な閉創にしてしまいがちである。しかし，本手術では後弯を矯正せずに閉創すると仰臥位がとれないことがある。術後仰臥位がとれないと，創部の圧迫止血作用が得られず，術後ドレーンに大量出血を起こすことがある。一期目でも創部は筋膜，皮下，皮膚としっかり縫合したほうがよい。

◆二期目

Point
コツ&注意点
● 前回手術時閉創の糸を切るとすぐに展開ができる。出血はほとんど止まっているため，良好な術野が無血野で得られ，すぐに骨切りに取りかかれる。

1 椎体骨切り（テンポラリーロッドで片側を仮固定しながら，両側を施行する）

a) 肋骨切除（図3）

肋骨を骨膜下に全周性に剥離する。肋骨角部で切離する。椎体方向へ切除を進める。

b) 後方要素切除（図4）

骨切りレベルの頭尾側の椎弓根までの椎弓を切除する。椎弓切除の範囲が少ないと，その後の骨切り操作がやりにくくなる。横突起を椎弓根レベルまで切除すると肋骨背側面を触知できるようになる。肋骨は椎骨との間に肋椎関節（肋骨頭関節・肋横突関節）を形成しており，強力な靱帯（肋骨頭靱帯・肋横突靱帯など）で制動されている。

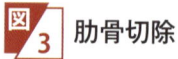
図3 肋骨切除

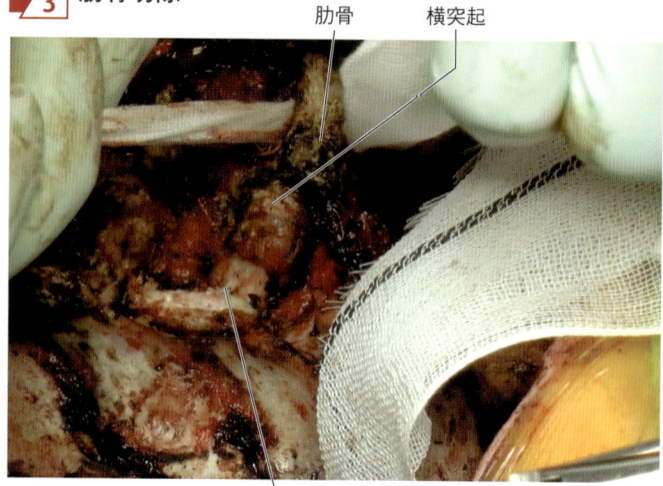
肋骨　　横突起

椎弓

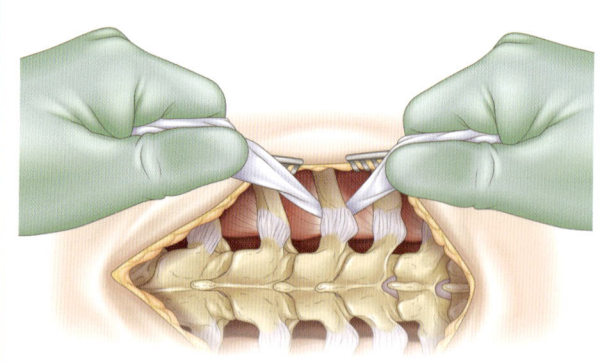

図4 後方要素切除
椎弓切除（pVCR施行椎の頭尾側の椎弓根まで）

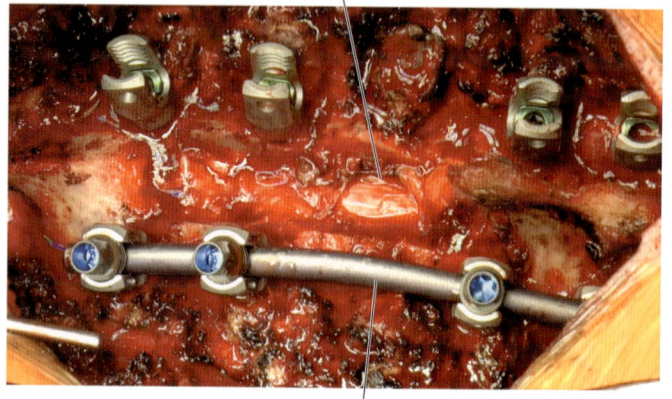

テンポラリーロッド

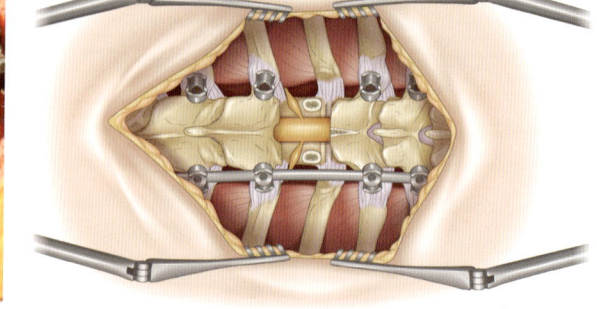

c)神経根切離（図5）

　左右の神経根を切離する。症例によっては切除不要である。切離の前後で脊髄モニタリングを確認する。神経根を切離することで止血操作や椎体切除が施行しやすくなる。

d)肋骨頭切除および椎体外壁の剥離（図6）

　椎体外壁を骨膜下にガーゼなどを用いて剥離する。椎体骨折例では周囲組織と癒着しているために，胸膜損傷しないように注意しながら剥離を進める。肋骨頭は術野からみると深く位置しており，強固な肋骨頭靱帯があるために全切除が難しいことがあるが，本術式では椎体外側が剥離できればよいので全切除にこだわる必要はない。

e)頭尾側の椎間板切除

　頭尾側の椎間板を同定し，可及的に切除する。椎間板を骨切除範囲のメルクマールとする。

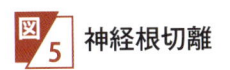

図5　神経根切離

左右の神経根を切除する

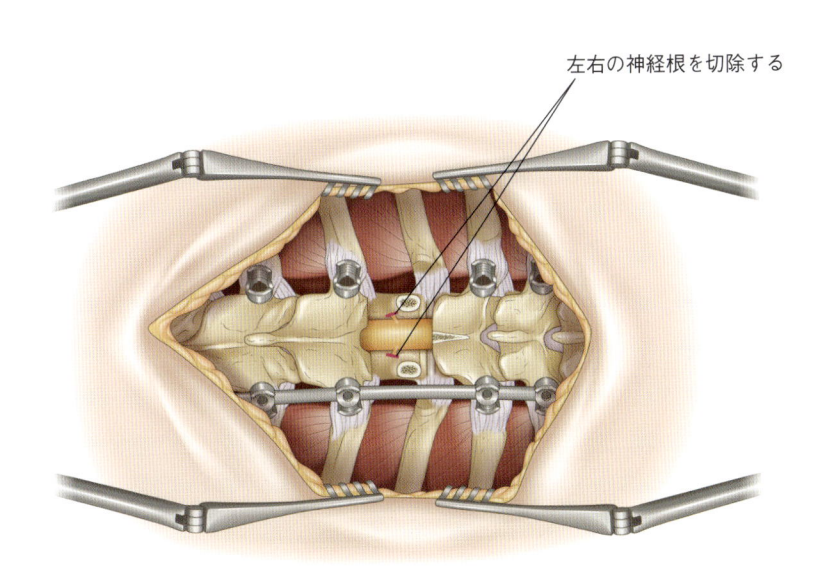

図6　肋骨頭切除および椎体外壁の剥離

椎体外壁をガーゼで剥離

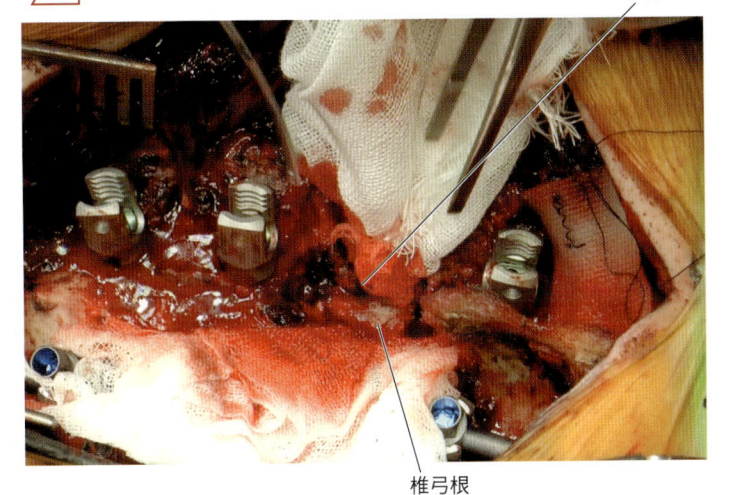

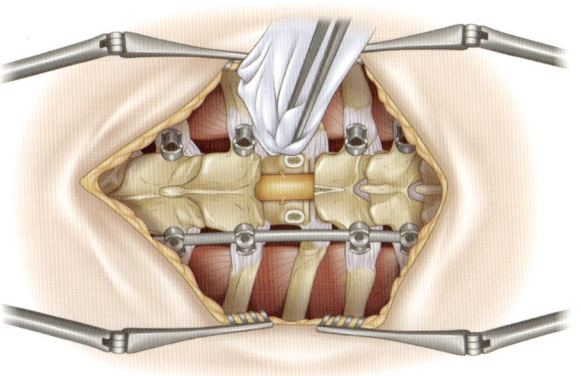

椎弓根

f）椎体掘削（図7）

骨パンチを用いて椎体をegg shell状に掘削する。胸椎では椎体が小さく掘削は比較的容易である。

g）外壁から前壁の切除

薄くなった外壁は骨パンチで切除する。その際に外側軟部組織を損傷しないように注意する。前方はパンチで剥離しながら切除を進める。前方は切除せずに骨の連続性を断てばよい。前壁を骨パンチで切るだけに留め，切除は行わなくてよい。

h）椎体後壁切除（図8）

椎体骨折例では硬膜との癒着が見られるため，慎重に剥離してから切除する。骨硬化している例では超音波デバイスが有用である。

Point
コツ&注意点

●胸椎では椎間板腔が狭く同定しにくい。また，椎体が脆弱であることが多く，容易に骨性終板を穿破し上下の椎体を掘削してしまう。椎間板の同定と術中X線像で椎間板の方向を確認して椎体切除を行う。

図7 椎体掘削

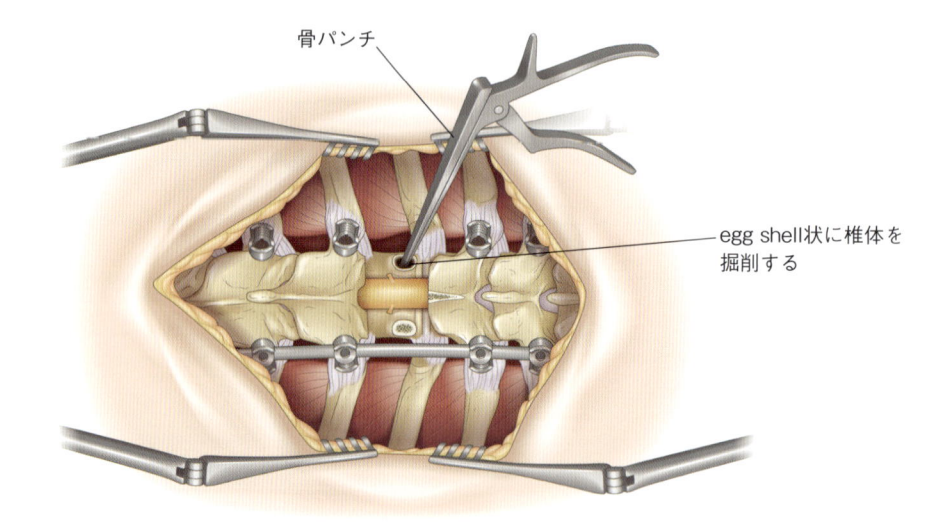

骨パンチ

egg shell状に椎体を掘削する

図8 椎体後壁切除

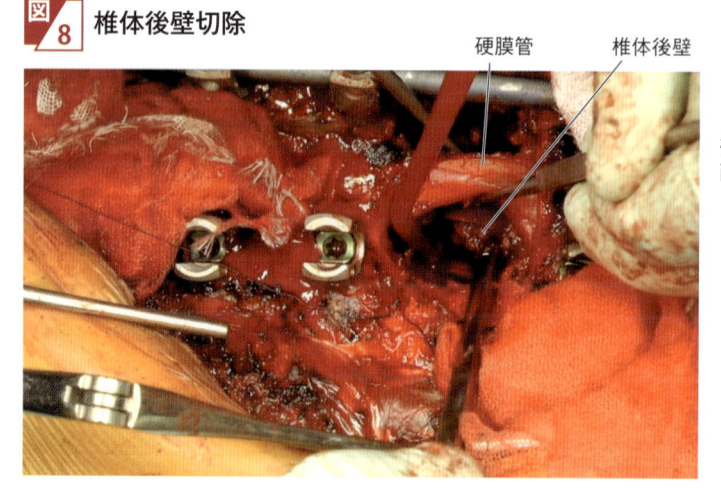

硬膜管　椎体後壁

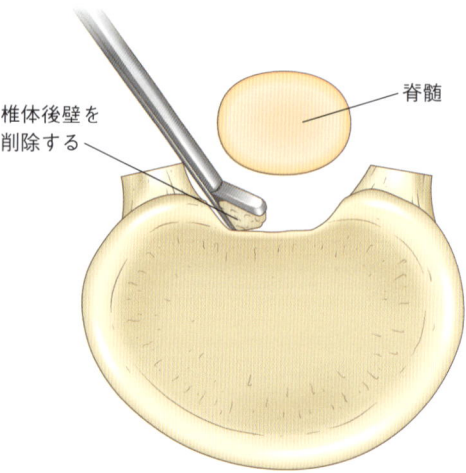

椎体後壁を削除する

脊髄

2 ケージの挿入（図9）

椎体後縁レベルで骨切り部の間隙を計測し，5mm程度小さいケージを用意する。ケージは骨癒合を考えてメッシュケージを使用している。骨切りを行った間隙に自家局所骨をチップ状にして充填し，その上にケージを置く。ケージの位置はケージ後縁が椎体後壁より3mm前方くらいがよい。

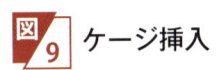

図9 ケージ挿入

メッシュケージ

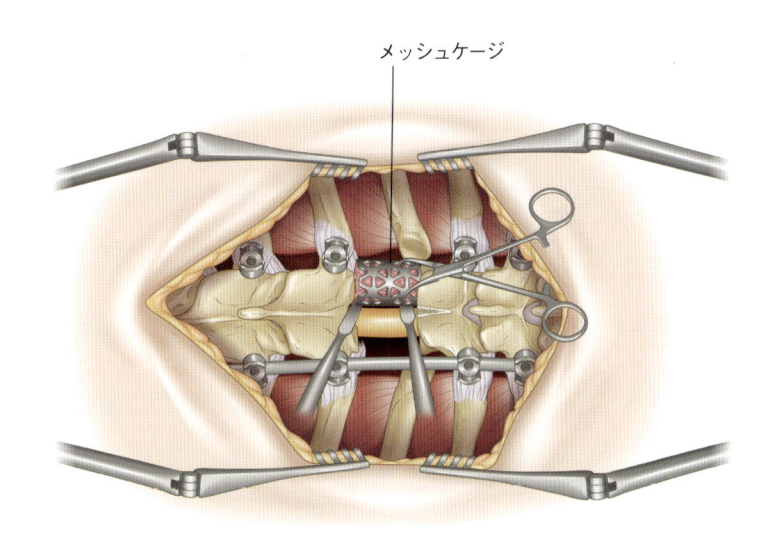

3 矯正操作（図10）

胸椎レベルでは前弯化は不要である。局所ではほぼストレートから軽度後弯のアライメントを目指す。頭側あるいは尾側からロッドをアプライし，カンチレバーテクニックを用いて後弯を矯正する。骨切り部の頭尾側のスクリュー間に圧迫を加え固定する。

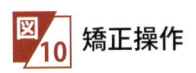

図10 矯正操作

カンチレバーテクニックで後弯を矯正する

チップボーン

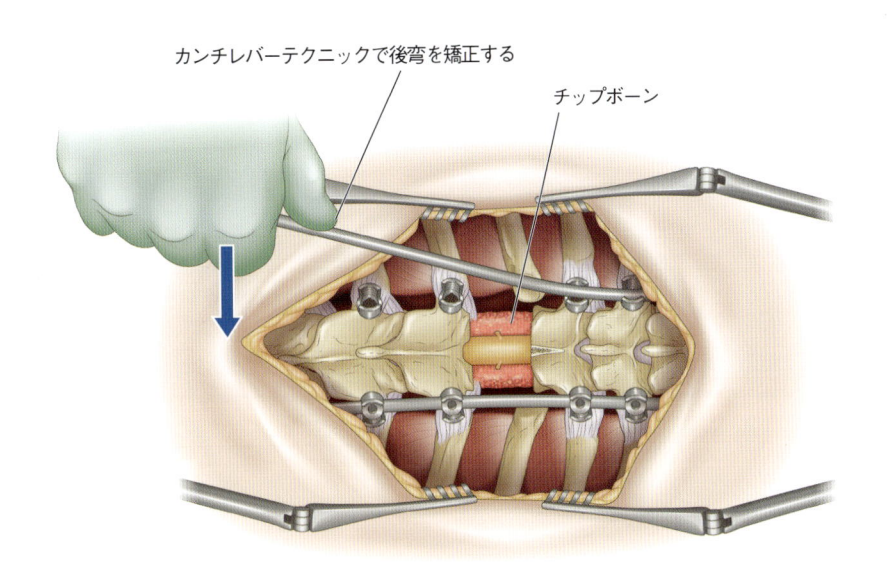

4 ロッドの補強

椎体骨切り術では骨切り部でロッド折損が高率に生じる。そのため，コネクターを用いて骨切り部をカバーするように補強ロッドを設置する。骨盤までの固定を行う際には腰仙部でロッド折損が高率に生じるので，骨切り部と腰仙部をカバーする範囲で補強ロッドを設置する。

5 閉創

ドレーンを2本留置して，閉創する。広範な展開の手術ではドレーンからの出血が非常に多く全身状態に影響することがある。そのため，ドレーンには陰圧はかけていない。

症例提示

症例1（図11）

70歳代，女性。T12椎体骨折後の変形による後弯症。腰椎にも骨折椎体があり，多発椎体骨折がみられたため，T12のpVCRを用いたT8から腸骨までの矯正固定を施行した。

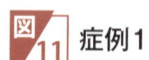 **症例1**

a：術前
b：術後

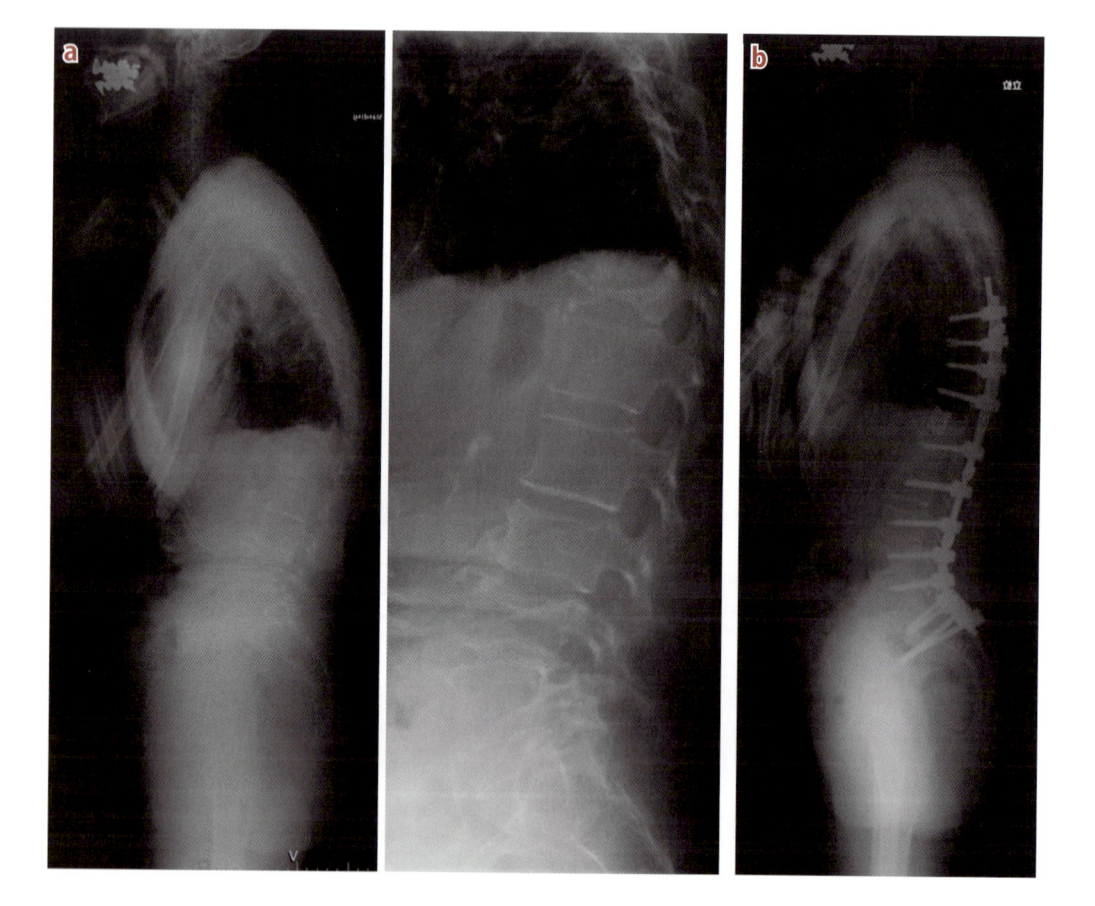

症例2（図12）

　60歳代，女性。T12，L1椎体骨折後の変形による後弯症。比較的若年であり，T12のpVCRをT9〜L2までの矯正固定術を施行した。

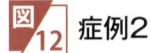
図12 症例2
a：術前
b：術後

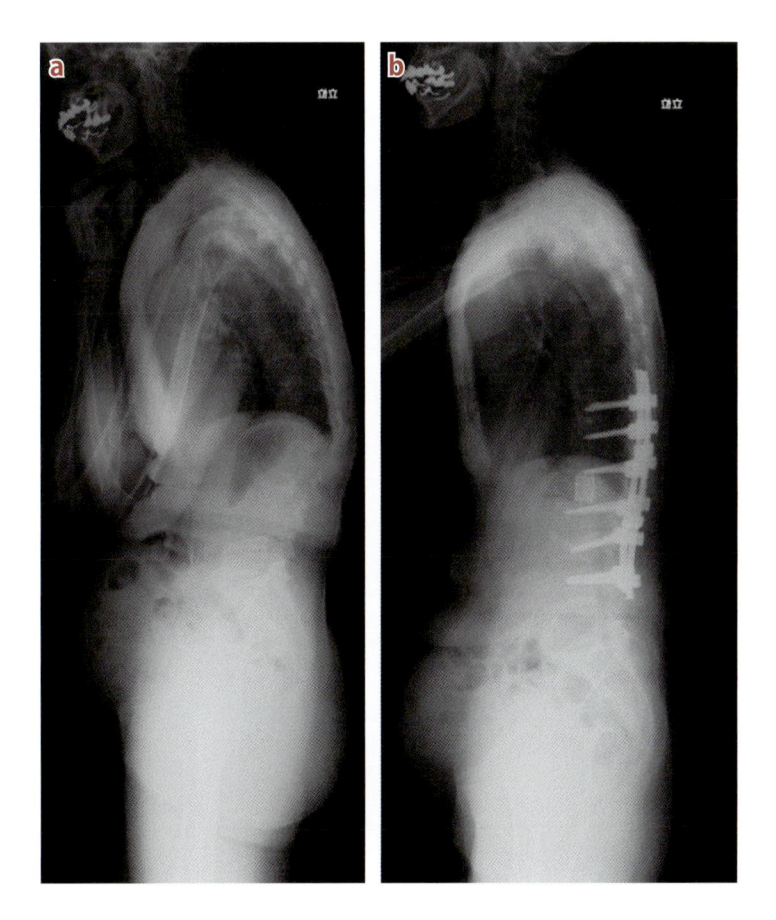

文献

1）Suk SI, Kim JH, Lee SM, et al. Anterior-posterior surgery versus posterior closing wedge osteotomy in posttraumatic kyphosis with neurologic compromised osteoporotic fracture. Spine 2003; 28 (18): 2170-5.

2）Schwab F, Blondel B, Chay E, et al. The comprehensive anatomical spinal osteotomy classification. Neurosurgery 2014; 74: 112-20.

3）Hasegawa T, Ushirozako H, Yamato Y, et al. Impact of Spinal Correction Surgeries with Osteotomy and Pelvic Fixation in Patients with Kyphosis Due to Osteoporotic Vertebral Fractures. Asian Spine J 2021; 15: 523-32.

4）Yoshida G, Hasegawa T, Yamato Y, et al. Predicting Perioperative Complications in Adult Spinal Deformity Surgery Using a Simple Sliding Scale. Spine 2018; 43: 562-570.

骨欠損や椎体圧潰を併発した胸腰椎化膿性脊椎炎に対する脊椎固定術

順天堂大学医学部整形外科学講座,順天堂医院脊椎脊髄センター　**野尻英俊**

手技の Point

▶ 側臥位側方進入よる前方支柱再建(骨欠損部への自家骨移植)を行う

▶ 骨移植は欠損の大きさに応じて採骨部を選択する

▶ 後方から局所の後弯や側弯を可及的に矯正する

▶ 前方再建と後方制動により固定強度を高め,固定範囲短縮,早期骨癒合,変形治癒予防を図る[1]

introduction

　本稿では化膿性脊椎炎が進行し,椎体に骨欠損が大きく生じた症例に対して行っている側臥位側方進入による前方支柱再建の低侵襲手技を示す。

術前情報

手術適応

　対象疾患は中等度以上の骨欠損,終板欠損を伴う腰椎部,胸腰移行部に発生した化膿性脊椎炎である。ときに骨欠損は椎体圧潰,局所後弯を引き起こし,急性期症状のみでなく慢性腰痛の原因となるため圧潰や変形がある場合も適応となる。抗菌薬投与の薬物治療を併用するのは必須である。

　胸椎部における胸腔内アプローチ,L5/S1高位におけるL5椎体側面からのアプローチも同様に適応となるが本稿では割愛する。

術式選択

　本術式の特徴は自家骨を骨欠損部に充填し,変形を残さず骨癒合させ,感染を完治させることである。よって抗菌薬の投与により感染が制御され,骨欠損や変形のない症例は保存加療でよい。また,軽度の骨欠損,終板欠損を伴い感染の遷延,欠損部の拡大が懸念される場合は後方からの経皮スクリューによる制動術単独でよいと考える。

　変形が矯正できるかどうかにより前・後方の順番が変わる。通常は腹臥位で整復・矯正される場合が多く,

手術Step

　腹臥位でアライメントが矯正される症例は腹臥位の後方固定から始めるが,矯正に前方解離が必要な症例は側臥位が先行する。

◆腹臥位

1 手術体位(p.100)

2 経皮スクリューの刺入(p.100)

3 後方固定(p.100)

◆腹臥位

1 手術体位(p.100)

2 側方進入(p.100)

3 病巣掻爬(p.101)

4 採骨(p.102)

5 骨移植(p.102)

6 閉創(p.102)

後方固定が先行する。自家骨を利用せず感染巣骨欠損部に金属のケージを設置して前方支柱再建を行った症例の報告はあるがその是非は今後検討が必要である。

術前計画

単純X線やMRIにて後腹膜進入，側面からのアプローチが可能かどうかを評価する。その際に感染により大血管や後腹膜腔臓器が移動していないかを確認する。次にCTで骨欠損部の場所，大きさを評価する。通常は進入部付近の骨盤や肋骨で十分補填できるが，骨欠損の大きさによっては腓骨を採取することも検討する。

大きな膿瘍による脊髄レベルの麻痺がある場合を除いて後方からの除圧は必要なく，むしろ後方要素は支持機能，安定化のためにも温存する。

手術に必要な解剖

本術式は側方進入腰椎椎体間固定術（lateral lumbar interbody fusion：LLIF）を経腰筋進入で行う手技となる[2]。中・下位胸椎では胸腔内進入か胸膜外進入となり，胸腰椎移行部・腰椎では胸膜外・後腹膜腔内進入が基本となる。感染により膜や臓器の癒着が起きている可能性があるため注意が必要である。

大腰筋と椎間板は癒着している可能性があること，椎間板を側面から垂直に操作することから大腰筋を縦に裂いて進入する経腰筋アプローチが適していると考える（図1）。

 MRI水平断での術前評価

椎間板周囲は周囲と癒着している可能性があり，前方の剥離は血管損傷のリスクがある。
大腰筋を裂いて進入し，掻爬・骨移植が垂直に操作できるよう椎間板側面を露出する。

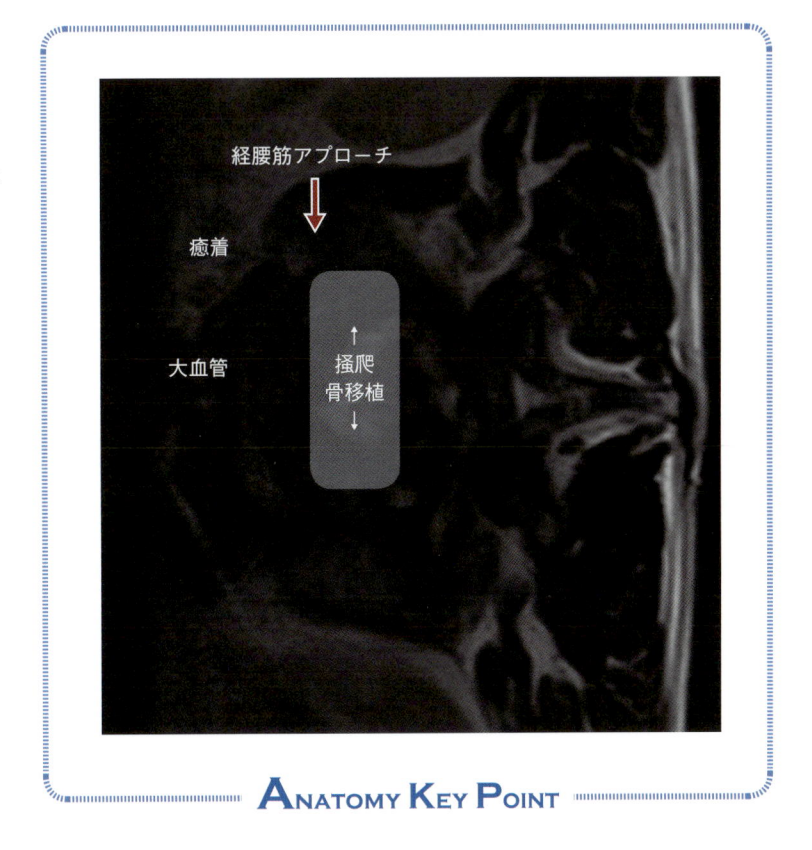

ANATOMY KEY POINT

◆腹臥位

1 手術体位

2 経皮スクリューの刺入

3 後方固定

感染巣は骨欠損により局所的な後側弯変形していることもあるが椎間が不安定であり，前方掻爬・骨移植でもあるので容易に後側弯の整復が可能である。後弯変形が大きな場合，腹臥位になることで整復されるため，体位変換して後方固定することが薦められる。

固定は経皮椎弓根スクリューを用いて行う。骨欠損の大きさや不安定性を考えて，上位に1〜2椎，下位に1〜2椎固定する。感染椎体へ刺入するかスキップするかは意見の分かれるところだが，筆者の私見としては感染が抗菌薬で制御されている状況であれば刺入可能であると考え，むしろ感染巣安定化には有利と考えている。

◆側臥位

1 手術体位

2 側方進入

側臥位にて透視下感染巣の位置を確認する。進入椎間は床に対して垂直であり，回旋していないことが安全に行うために必須となるため透視装置を用いて念入りに調整する。

皮膚切開は椎間板直上に4cm置き，腹壁筋3層（外腹斜筋，内腹斜筋，腹横筋）を鈍的に裂いて，後腹膜腔に進入する。脊椎炎が周囲組織と癒着していることがあるので，癒着の強い場合には筋膜上を剥離していくと安全である。大腰筋は前方部を縦に裂いて椎間板に達し，椎間板側面の中央1/3を露出する（**図2**）。

図2 皮切・展開

腰筋の前方部分をスプリット（矢印）して進入し（**a**），椎間板側面の中央1/3を露出する（**b**）。

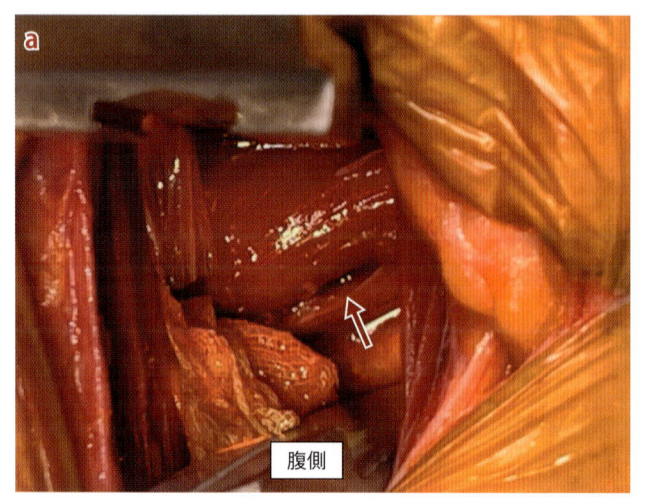

腹側

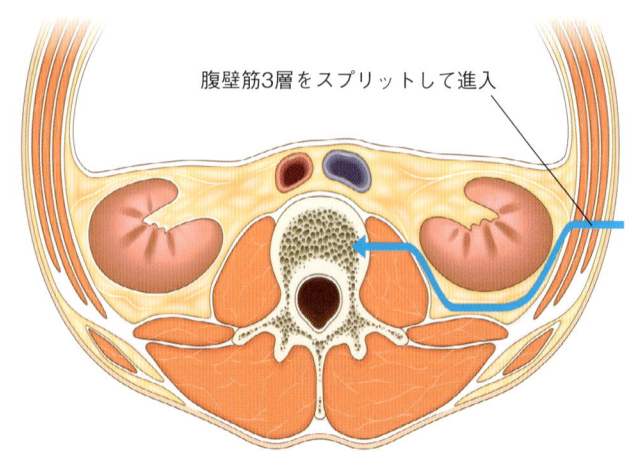

腹壁筋3層をスプリットして進入

図 2 皮切・展開（つづき）

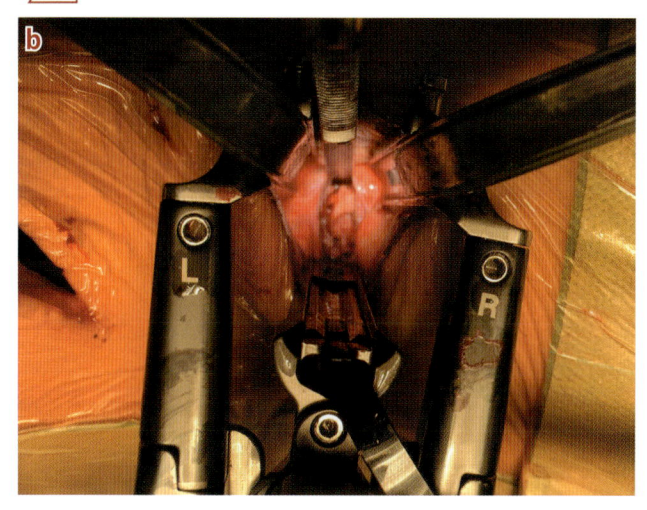

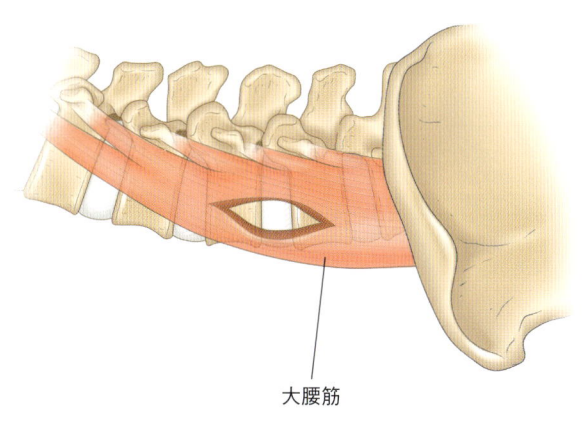

大腰筋

---

3 病巣搔爬

椎間板に側方から進入し，感染した椎間板や遊離した椎体終板など搔爬し，内部を洗浄する。前方の前縦靱帯は温存し，前方を走行する血管を損傷しないように注意する。デブリドマンが済んだ時点で病巣高位部分を背部から腹側に押して搔爬部の欠損の大きさ・形状を確認する（**図3**）。

図 3 病巣搔爬

a：椎間板の搔爬，遊離している軟骨終板を摘出し洗浄する。
b, c：移植骨が挿入しやすいよう椎間入り口を拡張しておく。

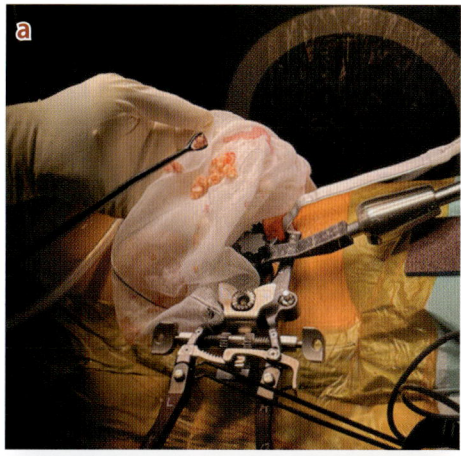

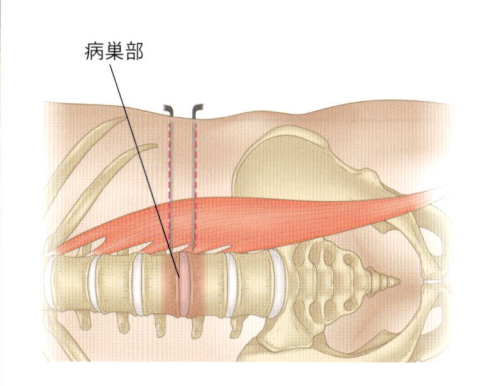

病巣部

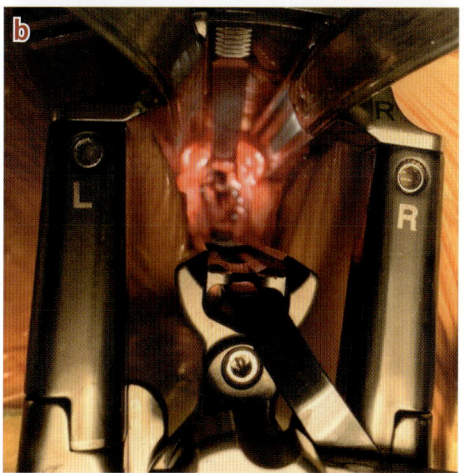

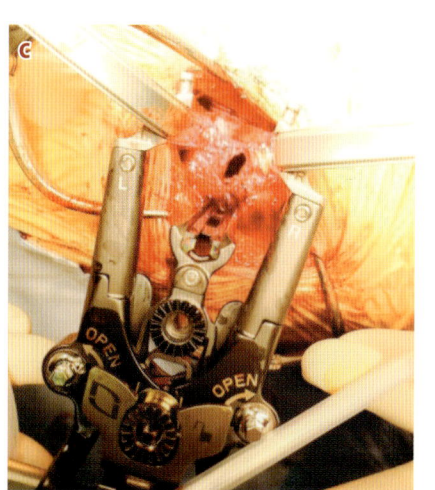

4 採骨

基本的に採骨は進入側の腸骨翼から全層で行う。欠損サイズにより採取部と移植骨サイズが変わってくるため術前に骨盤CTをみておくとよい。**図4**は腸骨翼前方部の厚い部分を3～4cm長，2cm幅で採取したものを示す（高さは全層の腸骨の厚みとなる）（**図4**）。

図4 移植骨

移植骨を採取（**a**は進入側の腸骨翼全層，**b**は進入時に採取した肋骨）し，欠損部の大きさや椎間入口の大きさに合わせてトリミングする。

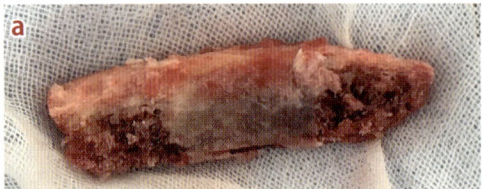
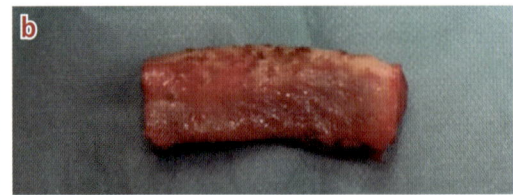

5 骨移植

6 閉創

移植骨を欠損部形状にフィットするように形状を整える。挿入方向の骨片先端も椎間の挿入口に引っ掛かりなく入るようにトリミングしておく。また，移植骨片が大きく相対的に挿入口が狭い場合は挿入口を拡張しておく必要がある。スライダーや粘膜剥離子などを挿入口に設置し，移植骨の進入を誘導すると同時に前後への脱転を予防する。

移植骨を鉗子で把持し先端を挿入口に押し込んだ後，移植骨を打ち込み棒で叩いて挿入する（**図5**）。スライダーやブロッカーを使用すると安全に設置が可能である。骨片が適切に進入しているかは透視下に確認しながら進めていく（**図6**）。

図5 移植片の挿入

前後方向への脱転は神経血管損傷のリスクとなるため注意が必要となる。スライダーやブロッカーの設置は有用である。

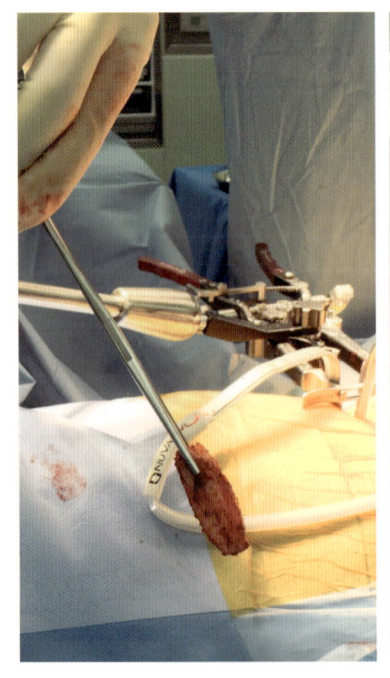
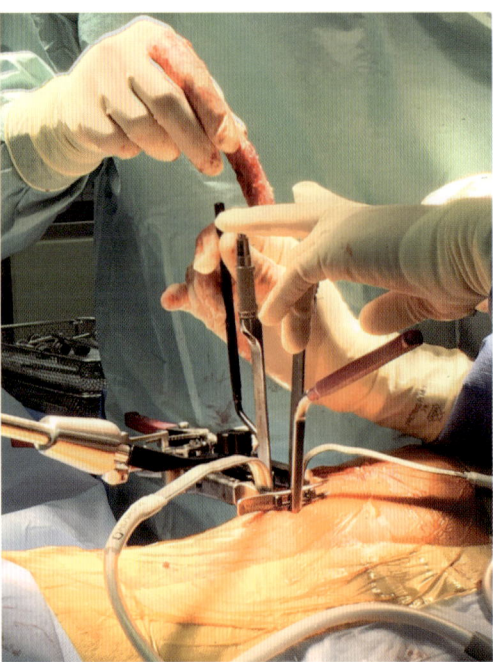
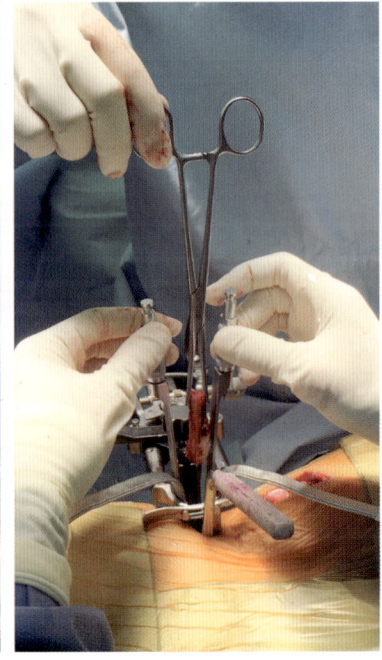

図6 移植片の打ち込み

スライダーを設置し，その間に移植骨片を挿入（**a**，**b**），後方を打ち込み棒で叩いて進める（**c**）。透視装置で深度，前後方位置を確認する（**d**）。

【動画】
移植骨片挿入

【動画】
移植骨片打ち込み

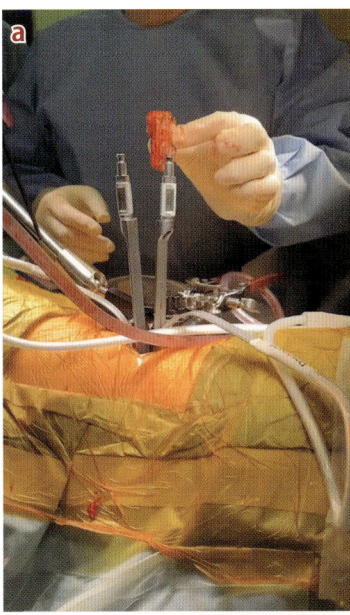
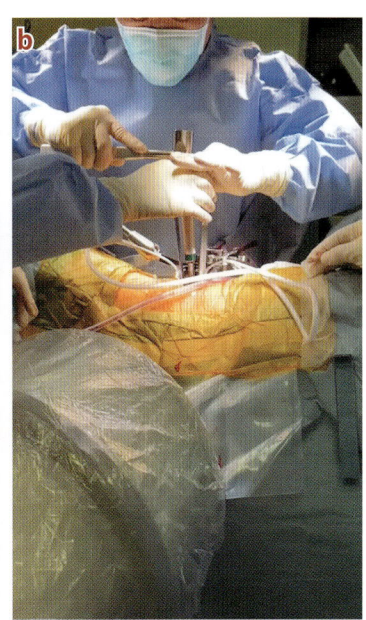
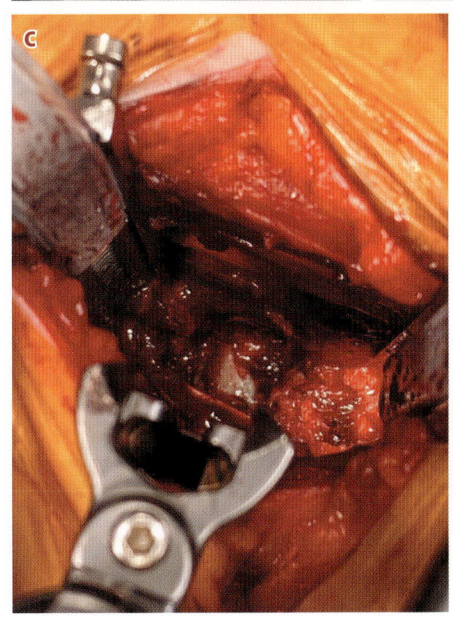
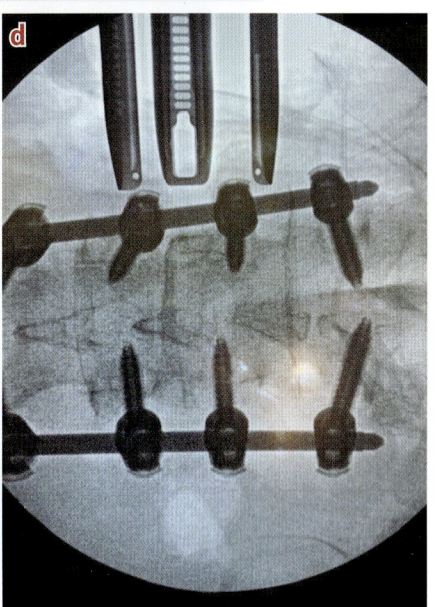

症例提示

　70歳代，男性。前医で3カ月間の保存加療を行い，感染兆候は認められたが腰痛による体動困難が継続するため紹介受診となった。体動時の強い腰痛，立位保持困難となる腰痛があるが下肢痛はない。

　L3/4高位に骨欠損を伴う不安定性，アライメント不良が認められた。術前，術後の画像を示す（**図7**）。

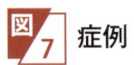 症例

a：術前（a-1：X線像，a-2：MRI，a-3：CT）
b：術後（b-1：X線像，b-2：術直後CTとMRI，b-3：術後6カ月CT）

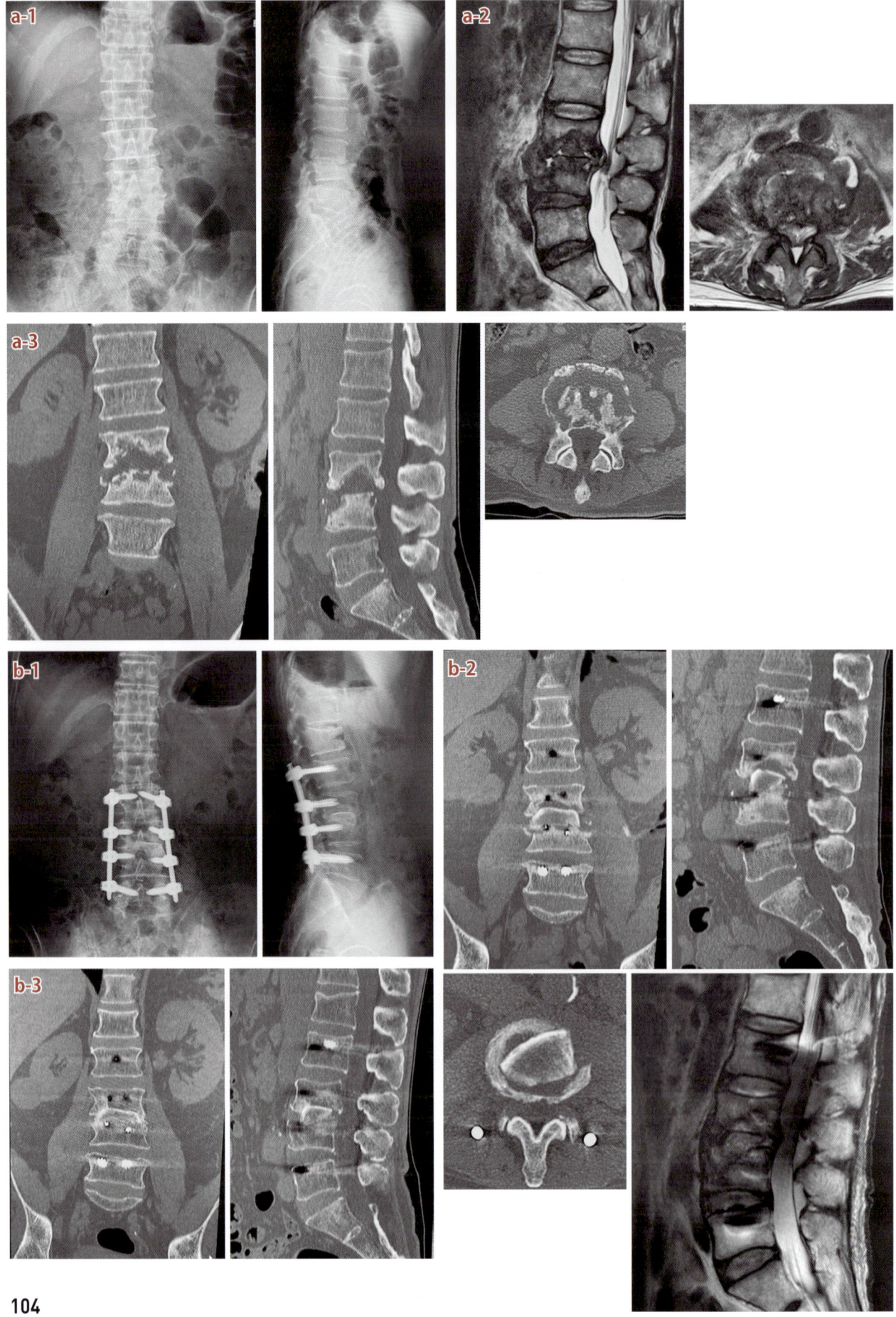

　術後半年での腰椎アライメント，グローバルバランス（脊椎後弯と下肢における代償）に大きな変化がある。脊柱前方再建により矯正損失なく骨癒合し，疼痛，歩行機能，生活動作の著明な改善が得られた（**図8**）。

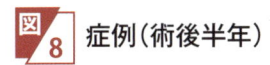

図8　症例（術後半年）

グローバルバランスの変化

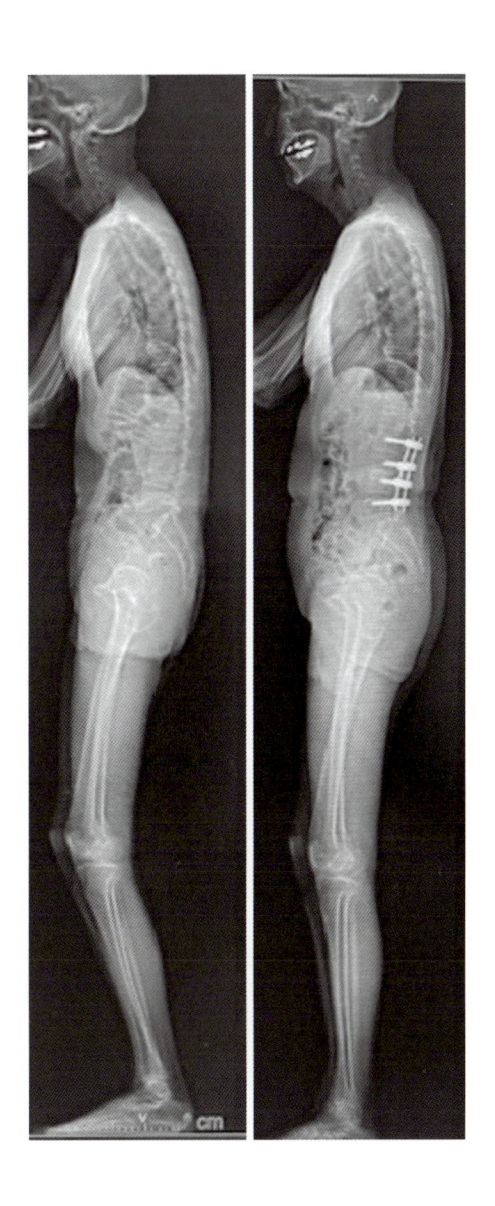

文献

1）Nojiri H, Okuda T, Miyagawa K, Kobayashi N, et al. Anterior Spinal Fusion Using Autologous Bone Grafting via the Lateral Approach with Posterior Short-Range Instrumentation for Lumbar Pyogenic Spondylitis with Vertebral Bone Destruction Enables Early Ambulation and Prevents Spinal Deformity. Spine Surg Relat Res. 2020; 18; 4(4): 320-7. doi:10.22603/ssrr.2020-0049. PMID: 33195856; PMCID: PMC7661023.

2）Kanemura T, Satake K, Nakashima H, et al. Understanding Retroperitoneal Anatomy for Lateral Approach Spine Surgery. Spine Surg Relat Res. 2017; 1(3): 107-20. doi:10.22603/ssrr.1.2017-0008. PMID:31440621; PMCID: PMC6698495.

Ⅲ

腰・仙椎

腰椎変性すべり症，分離すべり症に対する矯正固定術

刈谷豊田総合病院整形外科　**松原祐二**

手技の Point

▶展開は上位の椎間関節を損傷しないように気を付ける

▶十分外側まで展開し，横突起の基部を確認する

▶椎弓根スクリューは正確に，特に内側に注意

▶すべりの矯正は椎間高拡大とロッドによる矯正の2ステップ

▶スクリュー間に圧迫をかけ，より前弯をつける

introduction

本稿では腰椎変性すべり症，分離すべり症に対する矯正固定術の手術手技を述べる。

術前情報

手術適応

腰椎変性すべり症，分離すべり症は腰部脊柱管狭窄症，腰部神経根症を引き起こす比較的多い病態である。いずれも発症すると保存的治療に抵抗性であることが多く，手術的治療を要する。

術式選択

年齢や並存疾患，患者の希望などを考慮し，除圧術か固定術が選択される。除圧術は高齢者で多椎間除圧が必要な症例に適応することが多く，その他は固定術が選択される。固定術には腰椎後側方固定術（posterolateral fusion：PLF），経椎間孔腰椎椎体間固定術（transforaminal lumbar interbody fusion：TLIF），側方経路腰椎椎体間固定術（lumbar lateral interbody fusion：LLIF）などがあり，症例に応じて使い分けられるが，近年では経皮的椎弓根スクリュー（percutaneous pedicle screw）を用いた最小侵襲手術（MIS）も多く行われている。すべりの矯正は臨床成績に影響を与えないとする報告が多いが，当院ではより解剖学的な硬膜嚢，神経根の走行を得るべく，すべりの矯正，前弯の獲得を目指して矯正固定術を行っている。

術前計画

単純X線（正面，側面，前後屈）とMRIで術式の決定は可能であるが，CT（できればCTM）が術前のスクリューの径や長さ，方向を決定するに必要である。また全脊柱X線も矢状面アライメント，バランスをみるのに重要である。

手術Step

手 術 手 技

1 体位

　手術体位は伏臥位で，四点架台を使用する。通常股関節屈曲位になり腰椎前弯が緩む方向になるが，すべり症に対する固定術では適度な前弯があるほうがよいため下腿の前にクッションを入れて膝関節を軽度屈曲位とする。これにより腸腰筋が牽引され腰椎は前弯位となる（**図1**）。

Point
コツ&注意点
● 膝を軽度屈曲位にして腰椎前弯にする。

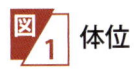
図1 体位

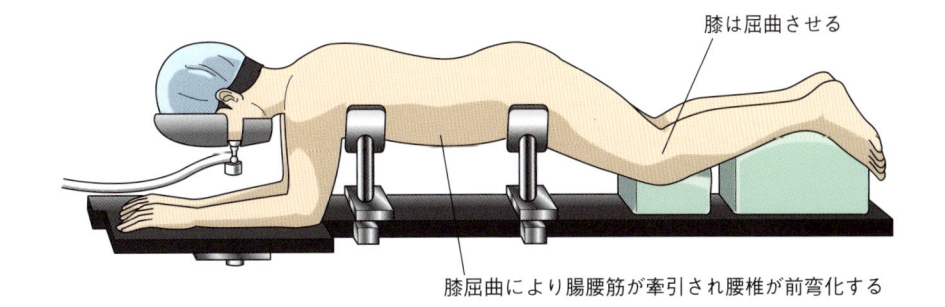

膝は屈曲させる

膝屈曲により腸腰筋が牽引され腰椎が前弯化する

2 皮切・展開

　すべり椎体の上下1椎体の棘突起直上に正中縦切開を加える（**図2**）。棘突起の横で傍脊柱筋の筋膜を切開し，棘突起の側面にコブを当て骨膜下に剥離し，椎弓後面まで到達する（**図3**）。椎弓間で剥離しにくい部分は電気メスを用い，椎間関節の外縁，横突起の基部まで剥離を進める。このとき当該椎間関節は関節包を焼灼してもよいが，上位の椎間関節は術後の不安定性を防ぐため完全に関節包を温存する。

　必要な範囲を展開したら，椎弓間の軟部組織を鋭匙鉗子などで黄色靱帯まで切除する。

Point
コツ&注意点
● 上位椎間関節の関節包はしっかり温存する。

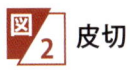
図2 皮切

すべり椎の上下1椎分の範囲で
正中縦切開を加える。

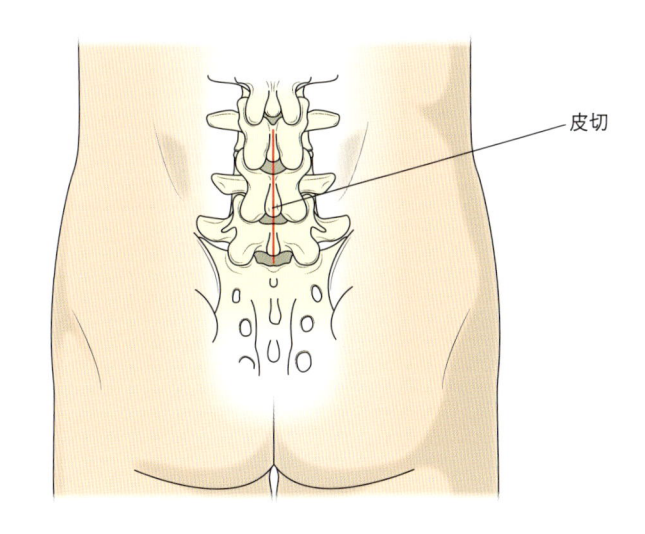

皮切

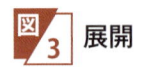

図3 展開

外側は椎間関節外縁，横突起基部までとする。

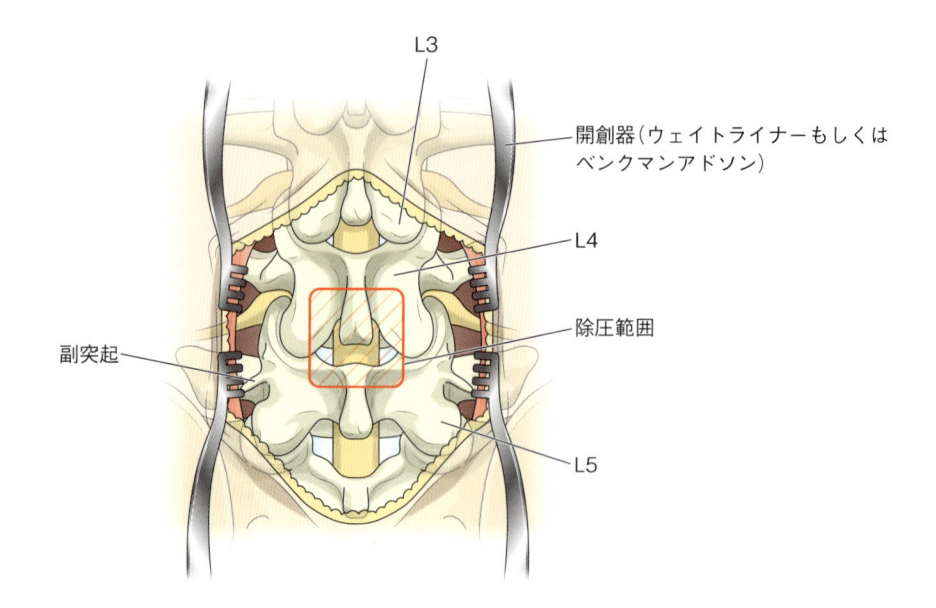

L3
開創器（ウェイトライナーもしくはベンクマンアドソン）
L4
除圧範囲
副突起
L5

3 除圧

　すべり椎体の棘突起の尾側1/2と下位椎体の棘突起の頭側1/3程度をリウエルで切除する。このとき頭側棘突起の骨折に注意し，上位の棘上靱帯，棘間靱帯は温存する。

　次に部分椎弓切除を行うが局所骨をより多く採取できるように丸ノミを使用して行う。切除範囲の頭側は黄色靱帯付着部までで椎間板が十分に操作できる範囲，尾側は神経根が十分除圧される範囲でよい。外側はケージを可及的外側に入れるため椎間関節の1/2程度を切除し，椎間関節の全切除は避ける。上関節突起に付着する黄色靱帯も切除することが必要である。椎弓切除の際一度で除圧範囲を削らず，少しずつ削っていくように心掛けている。多くを削ろうとするとノミが椎弓に深く入り込むことが多く，骨が切離されるときの感覚がわかりにくくなり，硬膜損傷や神経根損傷を起こしやすいためである。また，ロンジュールを使用する時も黄色靱帯と硬膜囊，神経根との癒着がないことを確認して安全に行う（**図4**）。

　硬膜囊周囲には静脈叢が発達しており出血しやすいため，あらかじめ椎間板上と周囲の静脈をバイポーラでしっかり焼灼しておくが，止血困難なときは止血綿などを詰め，次の操作に移るようにする。

Point コツ&注意点
●ケージを外側に入れるため椎間関節は十分外側まで削る。ただし全切除は避ける。

図4 除圧

a：除圧のシェーマ

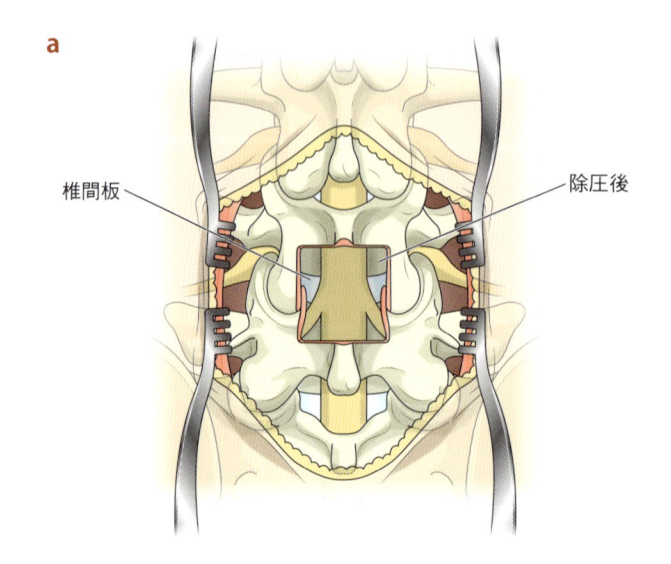

a

椎間板
除圧後

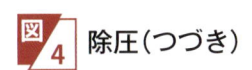

図4 除圧（つづき）

b：実際の術野

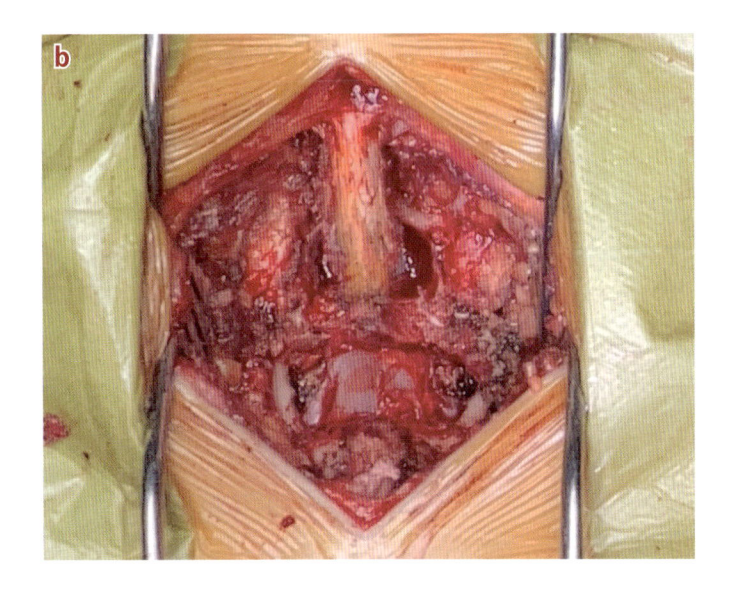

4 椎弓根スクリュー刺入

　術前のCTで椎弓根スクリューの径，長さ，刺入部位と角度をしっかりと確認しておく。刺入部位は横突起の基部で副突起の直上内側が刺入部位となる。副突起を鋭匙鉗子で削り，オウルで刺入部を作成するが，より正確な位置と方向を決めるためイメージを使用する。

　次にプローベを用いて方向，長さ，内振りの角度に注意しながらスクリューの下穴を穿ち，サウンダーで各方向に抜けがないか確認する。その後タップを切っていくが，スクリューの効きをよくするためタップはワンサイズ小径のものを用いる。タップを切った後もサウンダーで椎弓根に穴がないかどうか確認したのち，スクリューを刺入する（**図5**）。このとき，スクリューホールに確実に入っていくように方向をしっかり確認する。これは体形や術野の大きさの問題でスクリューが十分に内側方向に向けられず外側に逸脱してしまう場合があるからであるが，どうしても内振りが困難な場合は皮下を外側に剥離し筋膜を切開し，スクリューホールに向けて経路を作り刺入することもある。特にS1に刺入するときは十分な内振りが必要となりこの方法を用いることが多くなる。

Point コツ&注意点
- 椎弓根スクリュー刺入時，外側の皮膚，筋肉に押されないよう内振りをしっかり保つ。

図5 椎弓根スクリュー刺入

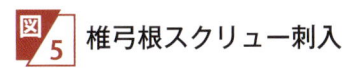

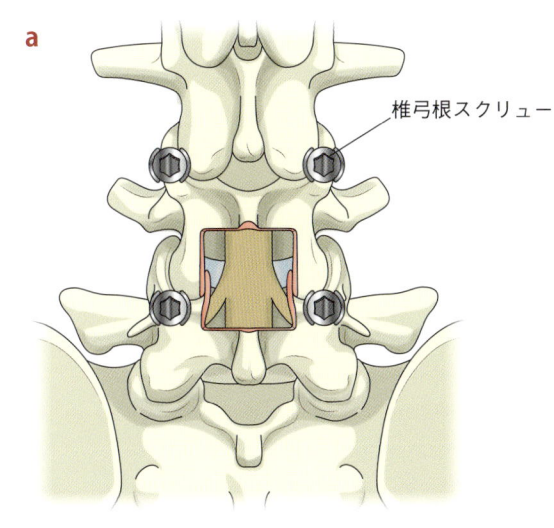

a

椎弓根スクリュー

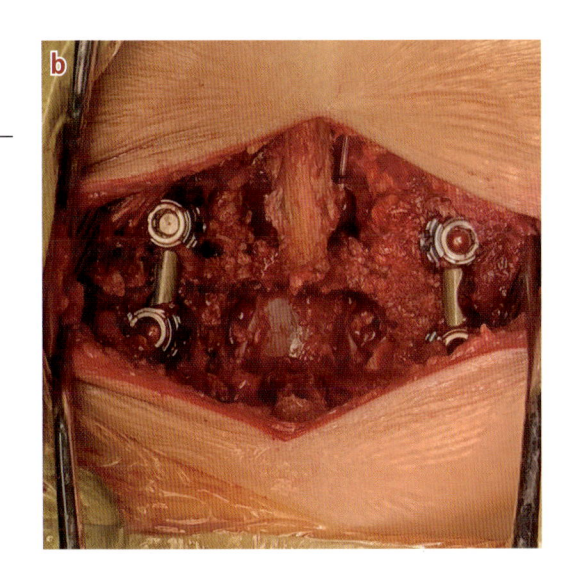

b

椎弓根スクリューの刺入が終了したら，次は椎間板腔を拡大する。硬膜嚢を内側によけ，除圧部の最外側で椎間板に切開を加え，イメージ下にディストラクターを椎体の前縁まで挿入し椎間を広げ，大体9〜11mmの高さまで拡大する（**図6**）。この時点で前縦靱帯の張力によりすべりがある程度矯正される。ディストラクターはそのまま留置しハンドルを外しておく。ここですべりの矯正を行っていくが，まずスクリューヘッドにロッドを設置し，尾側のセットスクリューを取り付ける。左右にロッドを設置した後，すべりの程度に応じて頭側のスクリューヘッドからロッドを浮かせて，尾側のセットスクリューを強く締め付けて固定する。次にカンチレバーテクニックの要領で両側のロッドをプッシャーまたはパースウェイダーを用いて押し込み，セットスクリューを締めていく。スクリューを引き上げるのではなく，ロッドを押し込む感覚である（**図7**）。

　これでインストゥルメントによる矯正は完了で，椎間に挿入してあるディストラクターを抜くとイメージですべりが整復されていることを確認できる。

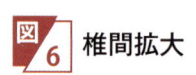

Point
コツ&注意点

● 矯正操作は頭側のスクリューを引き上げるのではなく，あくまでロッドを押し込む感覚で行う。

図6 椎間拡大

ディストラクター挿入後，回転して椎間を拡大する。

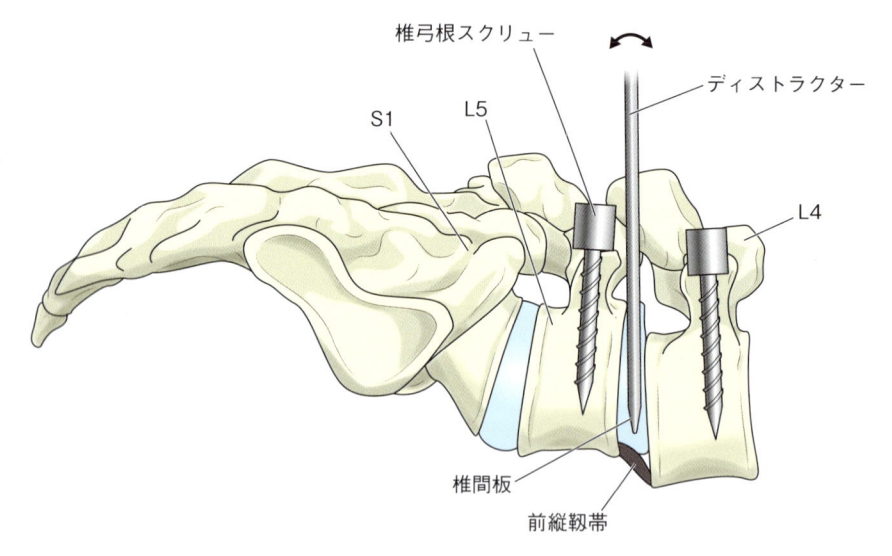

椎弓根スクリュー
ディストラクター
S1　L5
L4
椎間板
前縦靱帯

図7 ロッドによる矯正

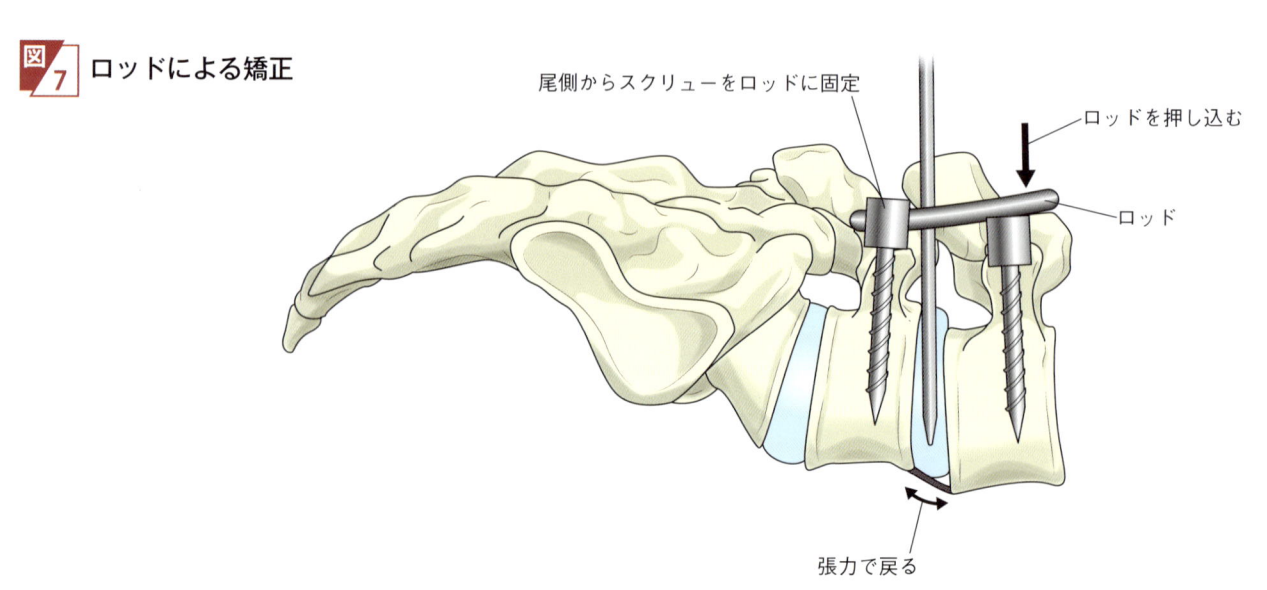

尾側からスクリューをロッドに固定
ロッドを押し込む
ロッド
張力で戻る

6 椎間操作，ケージの挿入

　粘膜刀にて椎間板の後面を切り，鋭匙鉗子で線維輪，髄核を切除し，キュレットを用いて軟骨終板を剥がすように削っていく。手に受ける感覚が「シャリシャリ」から「ゴリゴリ」になったら軟骨終板が十分剥がれて骨性終板が露出したことを意味する。

　椎間の移植母床ができたら，まず粉砕した局所骨をボーンファネルを用いて椎間に詰める。このとき前方ばかりでなく，ケージ挿入部位の内外側にも骨を置いておく。

あらかじめサイズを決めていたケージに局所骨を詰め，イメージ下に椎間の前方の至適な位置まで挿入する(図8)。このときケージが内方に傾かないよう，左右の方向確認をしっかりと行い，できるだけ外側に入れるように注意する。

　ケージの挿入が終わったら，尾側のセットスクリューを緩め，スクリュー間に圧迫力を加えより前弯化して最終締結をする。以上の操作で良好なすべりの矯正と前弯が得られる(図9，10)。

図8 ケージ挿入・前弯化

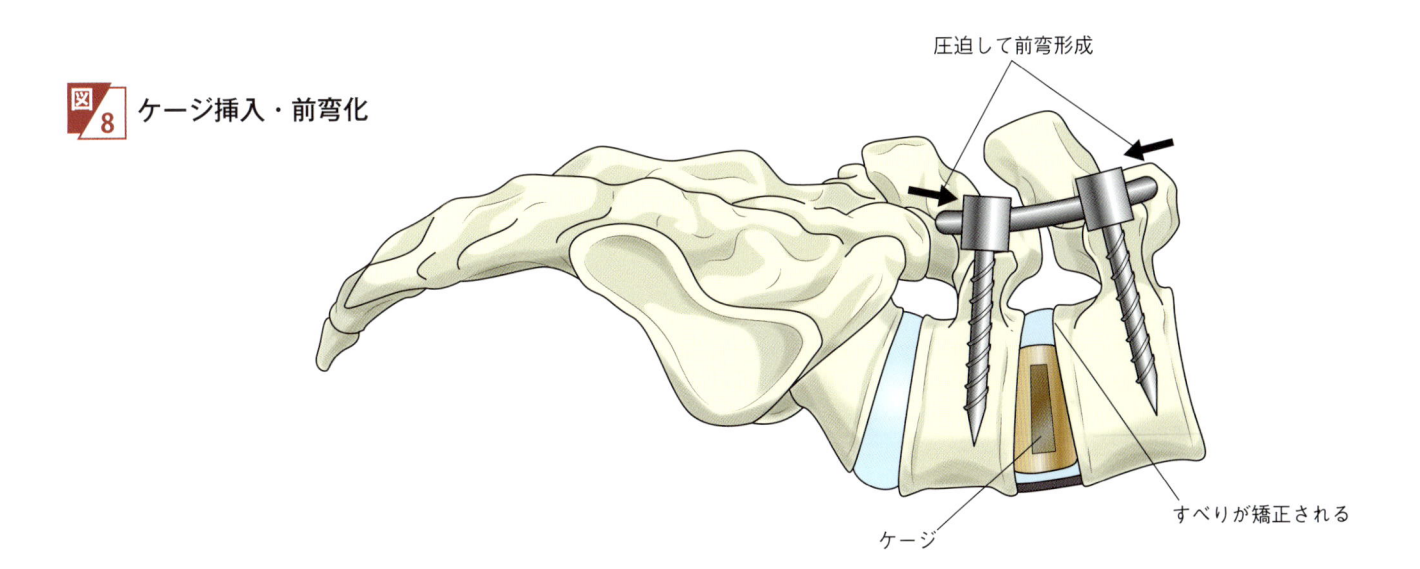

圧迫して前弯形成

ケージ

すべりが矯正される

7 閉創

　最後に椎間関節と椎弓外側のデコルチケーションを行い，十分に洗浄して後外側およびケージ後方に骨移植を行い閉創する。

2椎すべり

　2椎すべりの場合は下位の椎体から整復していくが，下位椎間の整復を行うとそれで上位端のスクリューにロッドが収まって上位のすべり整復が不十分になることが多い。そのためロッドの弯曲を大きくして，下位の整復後にも上位端のスクリューヘッドからロッドが浮いている状態にしておき，その後上端のスクリューヘッドにロッドを押し込んで整復する(図11，12)。

　2椎すべりの症例では筆者らは腰椎側方椎体間固定術(extreme lateral interbody fusion：XLIF)を併用することも多い。これは前弯をより獲得しやすく，側方経路椎体間固定術(lateral interbody fusion：LIF)後のすべりの整復が期待しやすいからである。

図9 すべりの矯正

a：椎弓根スクリュー刺入後
b：ディストラクター挿入後回転して椎間拡大
この操作によりすべりは1/2程度矯正される。
c：ロッド設置
ロッドはL4スクリューヘッドから浮かせてL5スクリューヘッドと締結する。

d：ロッドをL4スクリューヘッドに押し込む。
パースウェイダーまたはプッシャーを使用する。
e：ディストラクターの抜去
すべりの矯正が確認できる。
f：ケージの挿入〜前弯化
スクリュー間に圧迫力を加え前弯化する。

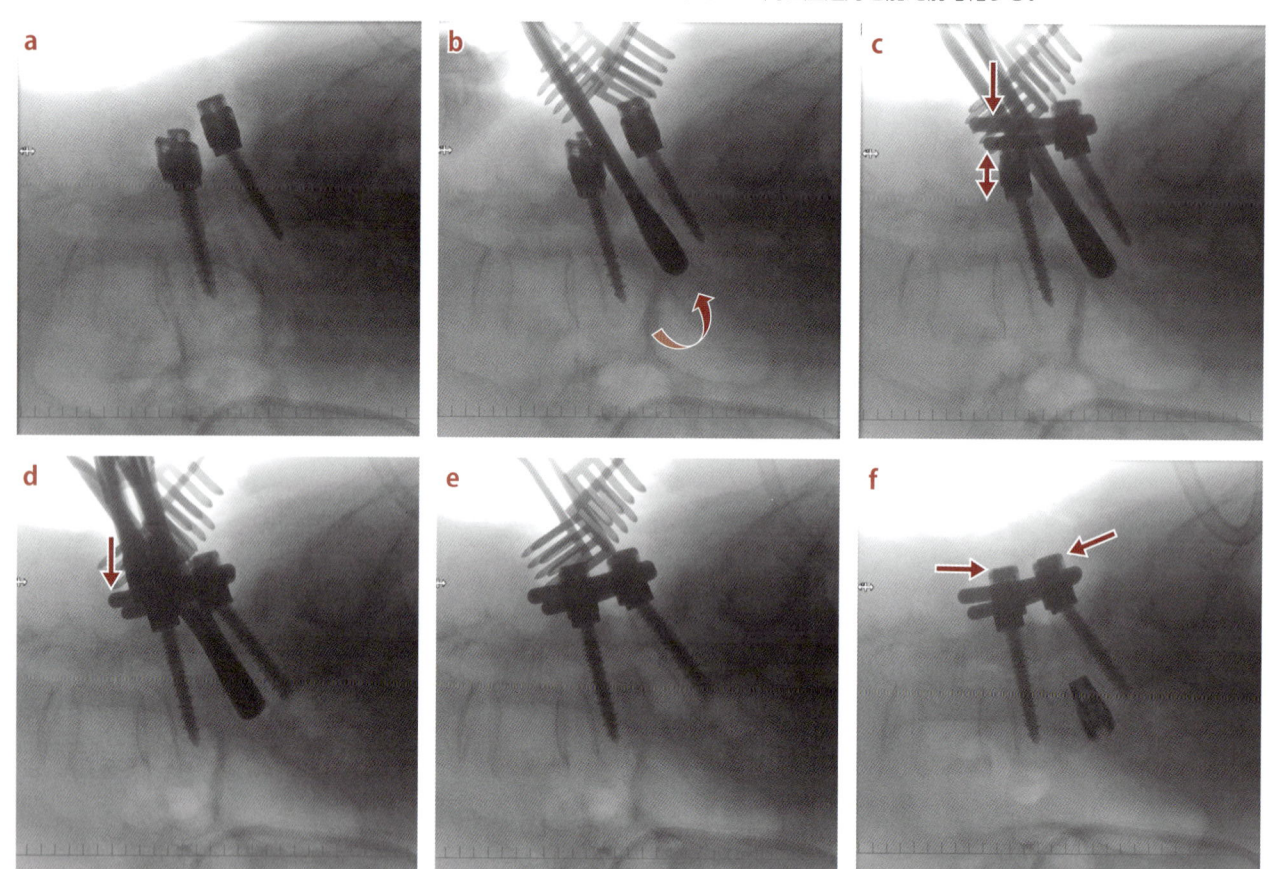

図10 L4すべりの症例

60歳代，女性。
a：術前
b：術後

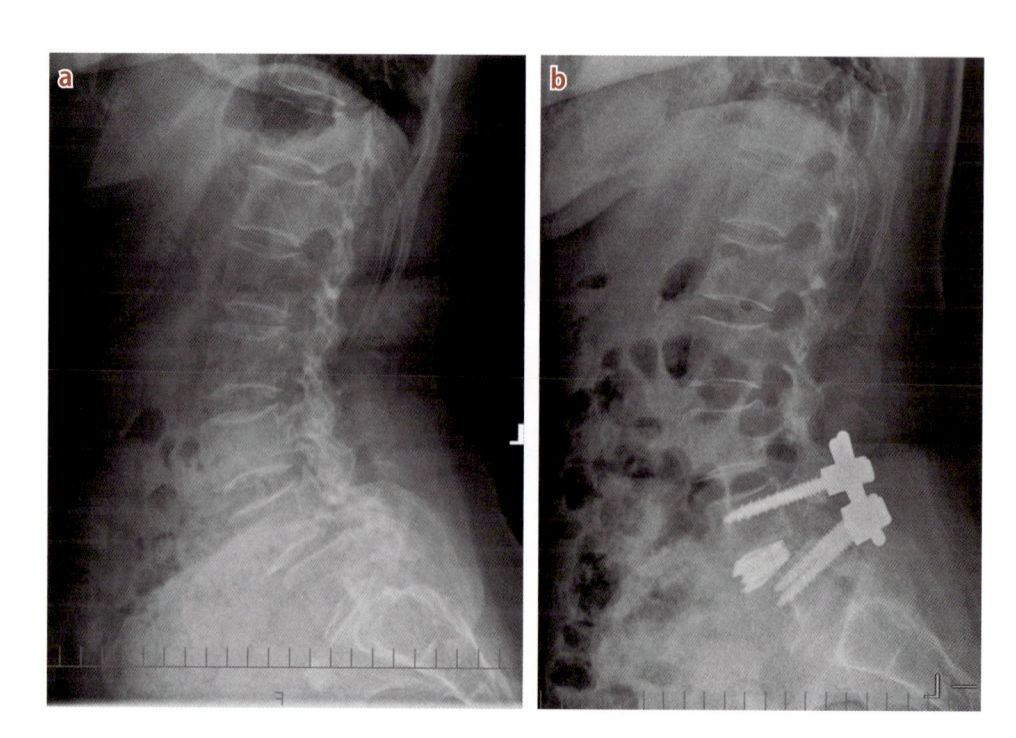

図11 2椎すべりの矯正

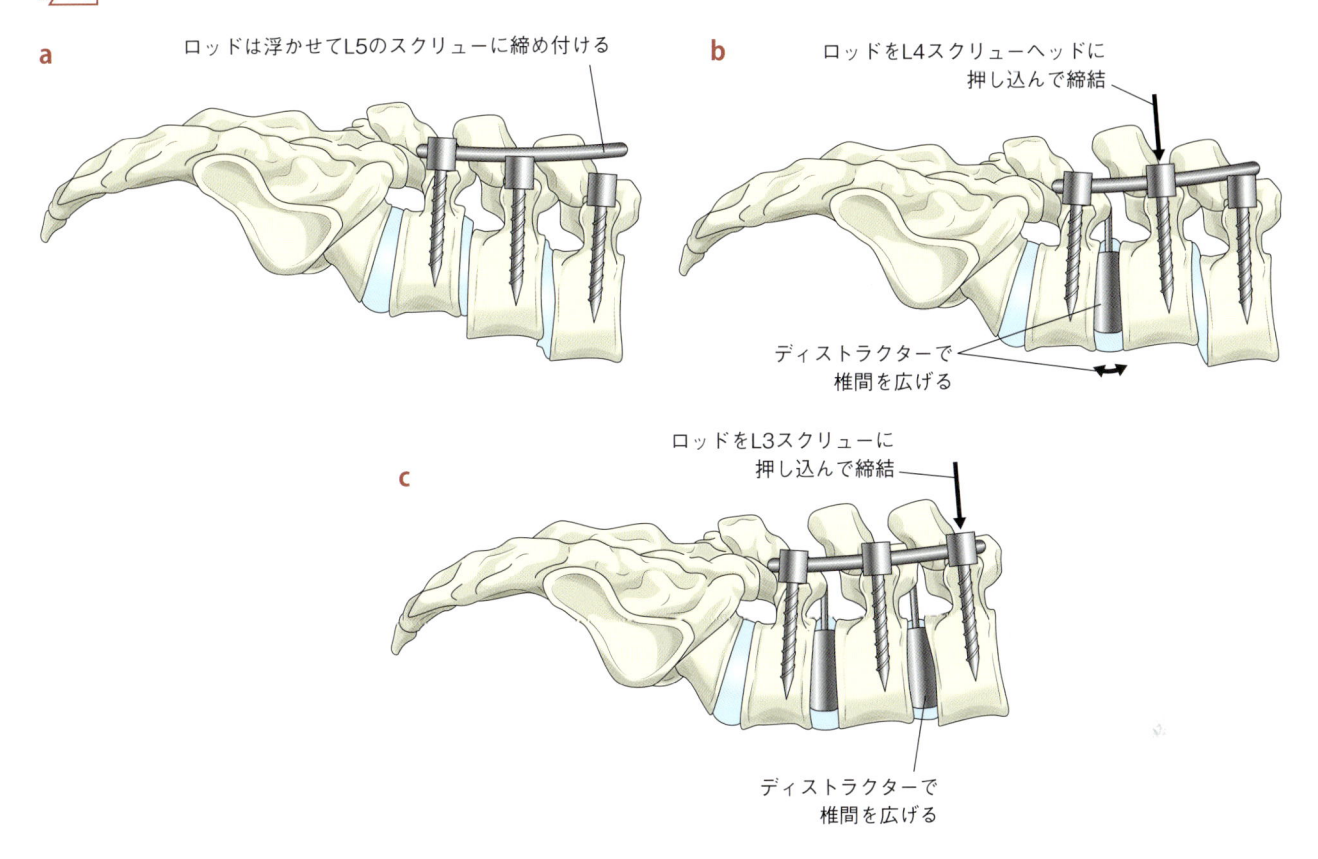

a ロッドは浮かせてL5のスクリューに締め付ける

b ロッドをL4スクリューヘッドに押し込んで締結

ディストラクターで椎間を広げる

c ロッドをL3スクリューに押し込んで締結

ディストラクターで椎間を広げる

図12 2椎すべり症例

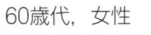

60歳代，女性
a：ミエログラム
b：XLIF後
c：後方矯正固定術後

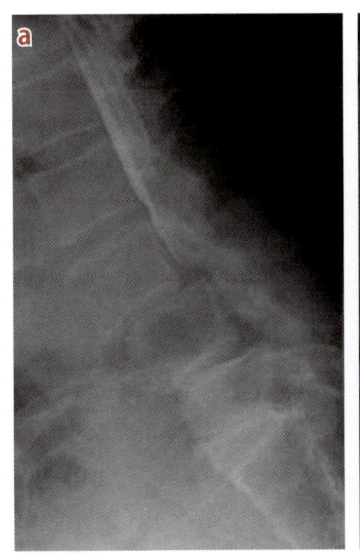
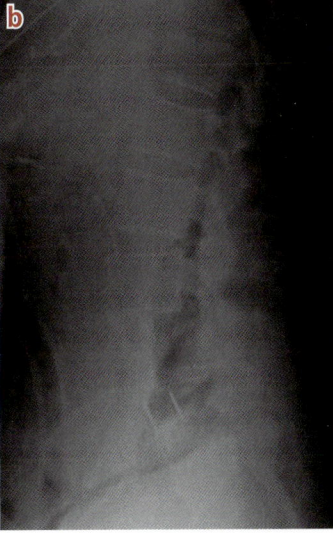
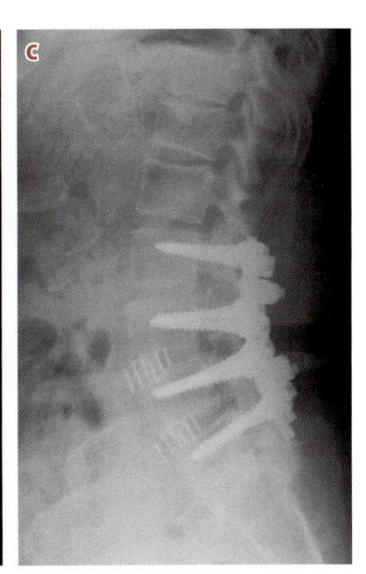

分離すべり症

　分離すべり症の手術では除圧法が異なり，Gill法を行って除圧する（**図13**）。まず椎間関節の関節包を切除し椎間関節を確認する。椎間関節にコブエレベーターを差し込んでひねり，分離椎弓を持ち上げる。左右に同様の操作を加え，分離椎弓が持ち上げられるようになったら，棘突起を骨把持器で挟み，これを持ち上げながら黄色靱帯を切除していき，黄色靱帯と硬膜との癒着を確認しながら椎弓を少しずつ持ち上げ，一塊として摘出する。このとき強い力で一気に摘出すると黄色靱帯と硬膜との癒着により硬膜が裂けることがあるので少しずつ行っていくことが重要である。分離椎弓を摘出した後は残存する上位の黄色靱帯を，次いで上関節突起の内側と上端をノミにて切除する。さらに分離部の周囲の骨軟骨と軟部組織を切除し，神経根を直視できるように除圧する。分離部を除圧する際椎弓根の内下方を削ってしまわないように注意が必要である。

　分離部での神経根の除圧が終了したら椎弓根スクリューを刺入し変性すべりと同様の操作を行うが，分離すべりで椎間板腔がなくなっているような症例では神経根が椎間板上に横走していることが多いので，椎間板操作には神経根を傷めないよう細心の注意を要する。

Point
コツ&注意点
● 椎間板上を横走する神経根を損傷しないよう注意する。

図13 L5分離すべり症に対する除圧（Gill法）

a：分離椎弓
b：分離椎弓の持ち上げ
椎間関節にコブエレベーターを差し込んでひねり，分離椎弓を持ち上げる。

a

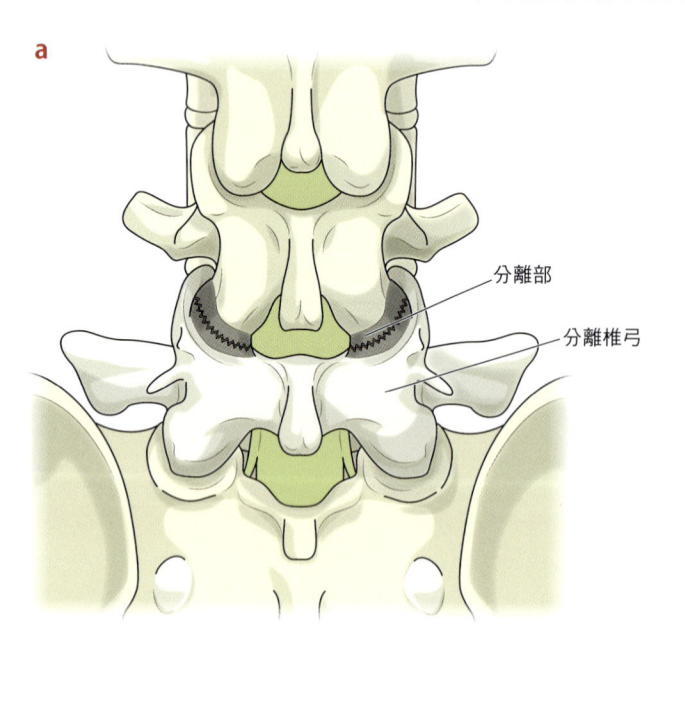

分離部
分離椎弓

b

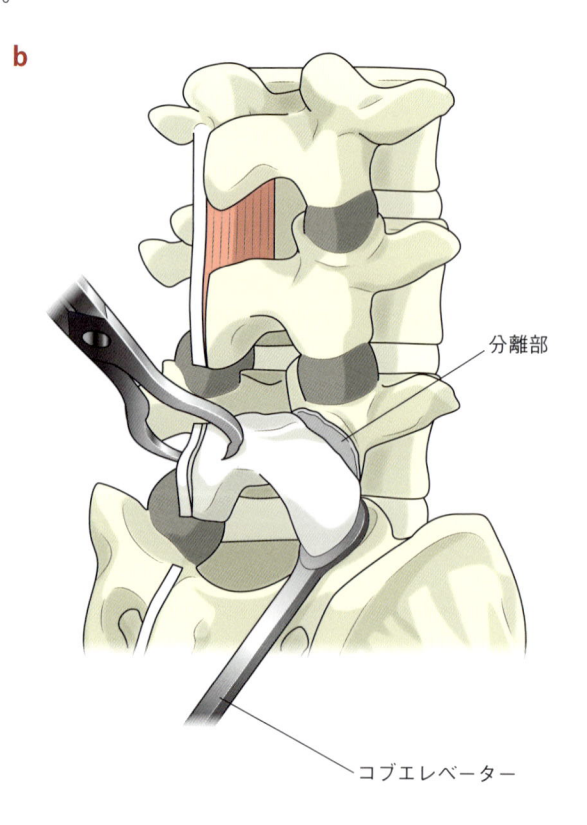

分離部

コブエレベーター

図13 | L5分離すべり症に対する除圧（Gill法）（つづき）

c：分離部除圧
d：除圧後
神経根の横走は戻っている。

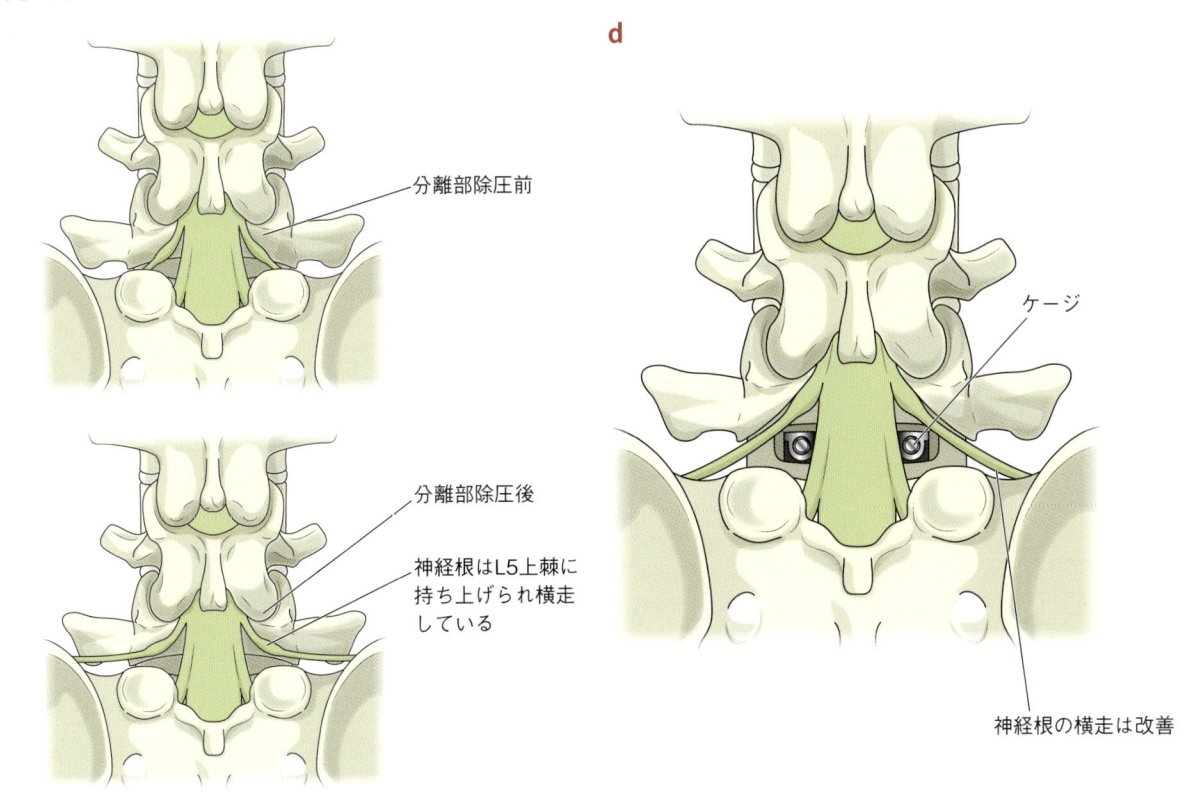

c

分離部除圧前

分離部除圧後

神経根はL5上棘に
持ち上げられ横走
している

d

ケージ

神経根の横走は改善

高度すべり症

　筆者らは4度以上のすべり整復は経験していない。3度すべりの経験はあるが，一度の整復操作では十分な制服が得られないため，一度整復したのち上位のスクリューヘッドからロッドを浮かせて再度整復操作を行うこともあるが，除圧が十分されて，ある程度前弯が得られれば無理をする必要はないと考える（**図14**）。また骨粗鬆症のある症例ではスクリューにかかる負担を減らすため上下にアンカーを増やして整復することも考える。

　高度すべりの症例では，神経根の保護のためにも椎間関節の全切除が必要である。

図14 | 3度分離すべり症

50歳代，女性。
a：術前
b：術後

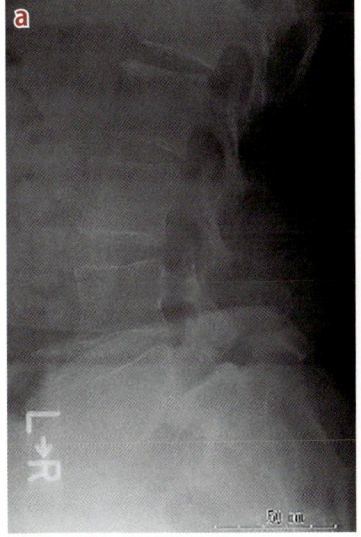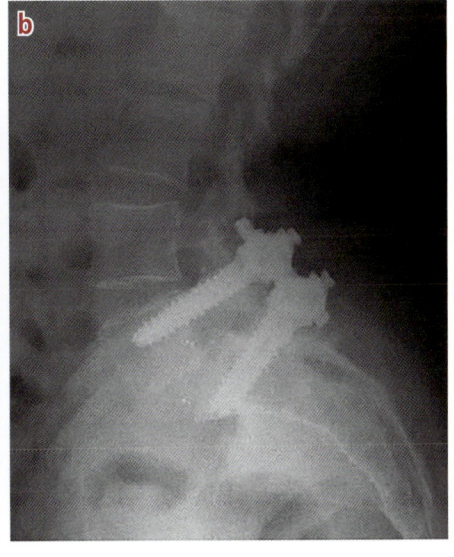

硬膜損傷

- すべりの程度が強く，罹病期間が長い症例では硬膜と黄色靱帯の癒着が強い例が多く，安易に黄色靱帯の切除を行うと硬膜を損傷することがある。安全に黄色靱帯の切除を行うには硬膜と黄色靱帯の間に粘膜剥離子を入れて癒着がないか確認し，癒着があれば丁寧に剥がして鋭匙鉗子やケリソンを入れ切除する。
- 硬膜損傷をきたした場合，そのまま操作を続けると損傷部位が拡大してしまうことがあるため，すぐに縫合したほうがよい。

神経麻痺

- 本文中にも述べたが，すべりの程度によっては神経根の横走がみられる。椎間操作のときにはできるだけ神経根の牽引はしないように注意する。麻痺が生じることがあるためである。

出血

- 1椎間の固定では通常の術中出血量は200mL前後でありほとんど輸血を要することはないが，多椎間のPLIFまたはTLIFでは，椎間操作のときに硬膜外静脈叢からの出血が多くなる。止血にはバイポーラで出血点を焼灼するが，止まらない場合は止血綿などを詰めて他の操作を行う。また，必要に応じて自己血貯血または術中回収血の使用も考慮する必要がある。

III 腰・仙椎

成人脊柱変形に対するpedicle subtraction osteotomy（PSO）

三楽病院整形外科・脊椎脊髄センター　**中尾祐介**

手技の Point

▶ 骨切り椎体の頭尾側の上下の椎間関節突起切除，椎弓切除の順にしっかり止血しながら行う

▶ 椎体側壁の展開の際は，剥離子を頭側に向けて挿入する

▶ 出血量を減らすため椎体の骨切りはノミを用いて可及的速やかに行う。また必ず対側にテンポラリーロッドを設置して行う

▶ 偽関節，ロッド折損の予防のため，骨切り椎体の頭尾側の椎体間固定を行う。また後方にも十分に骨移植を行う

introduction

pedicle subtraction osteotomy（PSO）とは

　PSOは後方から椎体を楔状に切除し後弯を矯正する手技であり，Schwabの分類のgrade 3および4にあたる（**図1**）[1]。grade 3は椎体のみを楔状に切除する手技であり，約30°の矯正が得られる。grade 4は椎体に加え頭側の椎間板も併せて切除する手技であり，より大きな矯正が可能となる。

術前情報

手術適応

　椎体骨折後の後弯症や医原性後弯症がよい適応である。後側弯症のうち椎間の癒合を伴うものや，DISHを伴う後弯症もよい適応である。

手術に必要な解剖

　術前のCT，MRIより椎体後壁から椎体前壁までの距離を計測する。また大血管の位置を確認し，椎体後壁から大血管までの距離を計測し，術中のノミやパンチを使用する際の指標とする。またMRI冠状断像で分節動静脈の位置を確認する。一般的に椎弓根下縁レベルを走行しており，椎体側壁の展開の際に損傷しないように注意を要する。

手術Step

必要な知識と留意点

腰椎においては良好な骨癒合を得るために，PSOを行う椎体の頭尾側の椎間板に椎体間固定を行う必要がある。よって医原性後弯症のようにすでに椎体間固定が行われている症例ではgrade 3の手技でよいが，それ以外の症例ではgrade 4の手技で頭側の椎間板にも骨移植を行う。また尾側の椎間板に対しても椎体間固定を必ず行う。一方で胸椎では椎体間固定は必須ではない。PSOは後方要素を大きく切除するため，後方の骨癒合が不十分になりやすい。その場合，前方でしっかりした骨癒合が得られてもロッド折損を生じる可能性がある。対策として後方の椎弓間を橋渡しするように一塊の骨を挟み込んで(strut bone graft)，その上からchip boneを骨移植するようにしている。

PSOは出血の多い手技であるため，それ以外に必要なリリースやアンカー設置は事前に行っておく必要がある。当科ではより安全に手術を完遂するため，staged surgeryとすることが多い。その場合初回手術でPSO以外の手技を行い，ロッドを設置して終了し，二期的にPSOのみ行うことが多い。その場合PSOレベルの頭側と尾側を別のロッドで連結し，それぞれのコンストラクトをコネクターで連結しておくと，PSOの時にすべてのロッドを入れ替える必要がなく，より低侵襲に行える(**図2**)。

 図1 Schwabのosteotomy classification

PSOはgrade 3とgrade 4にあたる

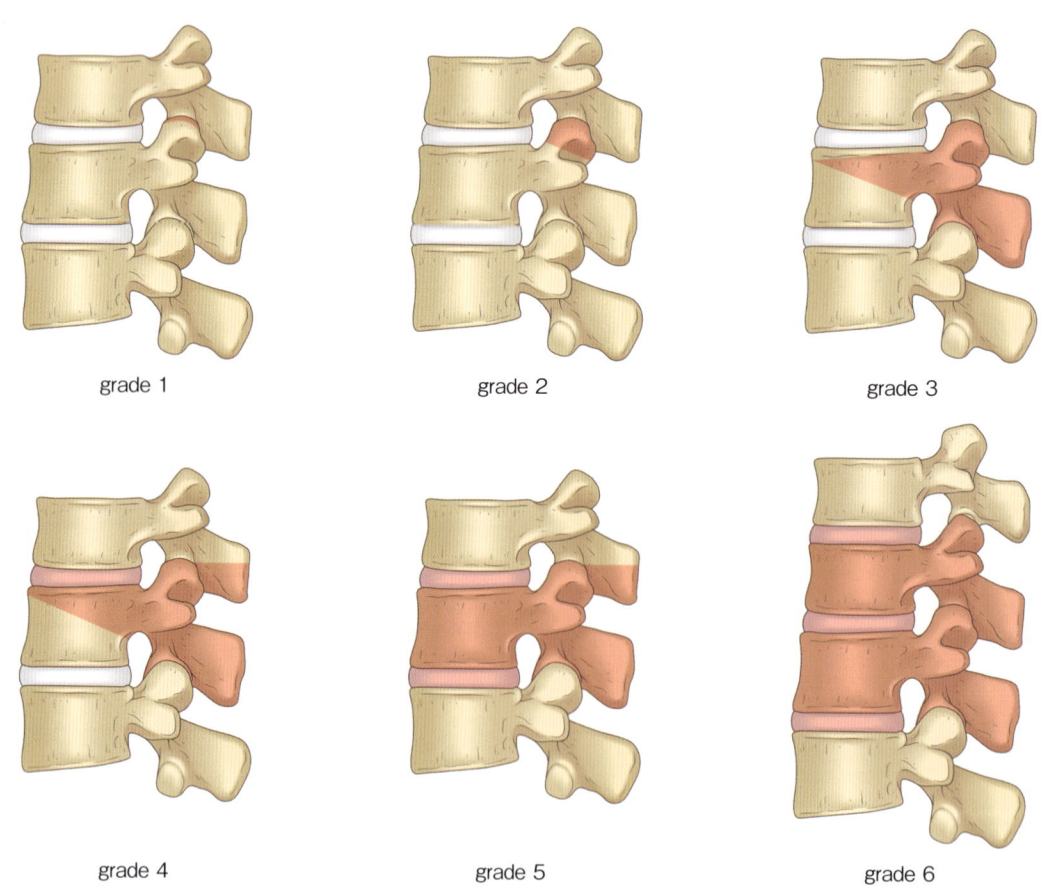

grade 1　　　　grade 2　　　　grade 3

grade 4　　　　grade 5　　　　grade 6

図2 二期的手術の代表症例

a：術前の全脊椎単純X線
b：初回術後の全脊椎単純X線。L1の頭尾側のコンストラクトを，コネクターを用いて連結している（矢頭）。
c：2回目の術後の全脊椎単純X線。L1のPSOを行った。

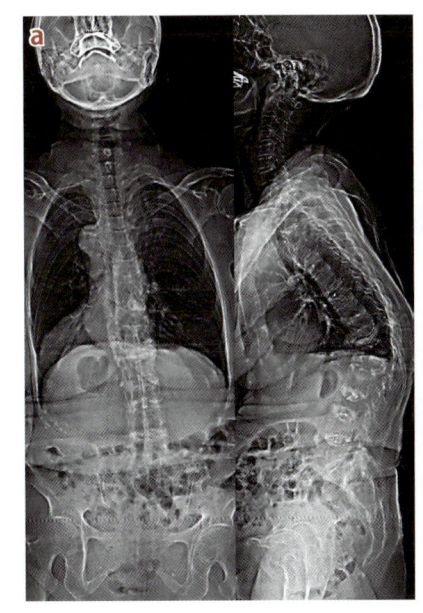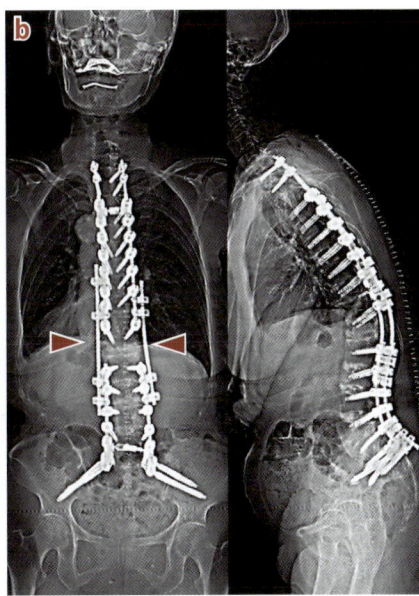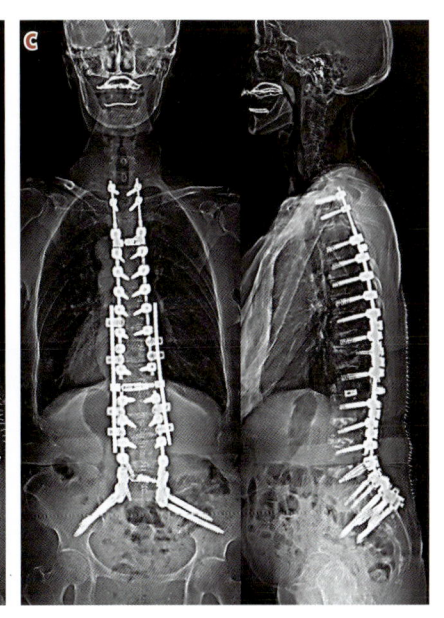

手術手技

1 手術体位

　全例脊髄モニタリングを行っている。4点支持台を使用し，確実に腹圧を逃がすなど通常の脊椎手術に準じる。

> **Point**
> **コツ&注意点**
> ● L5のPSOの場合は尾側のパッドを上前腸骨棘より尾側に当てる。これにより骨盤が前傾しやすくなるため，矯正が得られやすい。

2 皮切・展開

　正中切開を加え，傍脊柱筋を剥離する。筋への熱損傷を避けるため電気メスは極力手早く使用し，出血点はバイポーラで止血する。
　椎間関節や横突起に周囲に起始をもつ多裂筋などの腱をしっかり切離する。これは筋腱のリリースであり，矯正の第一歩である。

3 リリース・アンカー設置

　固定する全椎間の下関節突起切除（grade 1）を行う。また必要に応じてPSO以外の椎間にも上下の椎間関節切除（grade 2）を行い，腰椎であれば椎体間固定を加える。また椎弓根スクリューや腸骨スクリューなどのアンカーを設置する。

4 上下の椎間関節突起切除と椎弓切除

以下L4のgrade 4のPSOを例に述べる。

まずL3/4とL4/5の上下の椎間関節突起切除（grade 2）を行う。次いでL4/5の椎体間固定を行う（**図3**）。腰椎の上下の椎間関節突起切除および椎体間固定は変性疾患で頻繁に行われる基本的かつ重要な手技であり，詳細は別紙を参照されたい[2]。L3椎弓の頭側半分は骨移植母床として残す（**図3**）。

次いでL4の椎弓根切除を行い，椎弓根内縁から下縁に沿ってL4神経根を展開する。椎弓根周囲は静脈叢が豊富であるため，バイポーラや止血材を用いて止血する。筆者は微線維性コラーゲン（アビテン®）をノイロシートで被覆し生理食塩水に浸すことでペースト状にして止血している。

図3 L3/4とL4/5の上下の椎間関節突起切除（grade 2）

a：骨切り椎体の頭尾側の上下の椎間関節突起切除を行う。またL4/5とL5/S1にも椎体間固定を行っている。
b：L3椎弓尾側縁の腹側をドーム状に切除する。

a

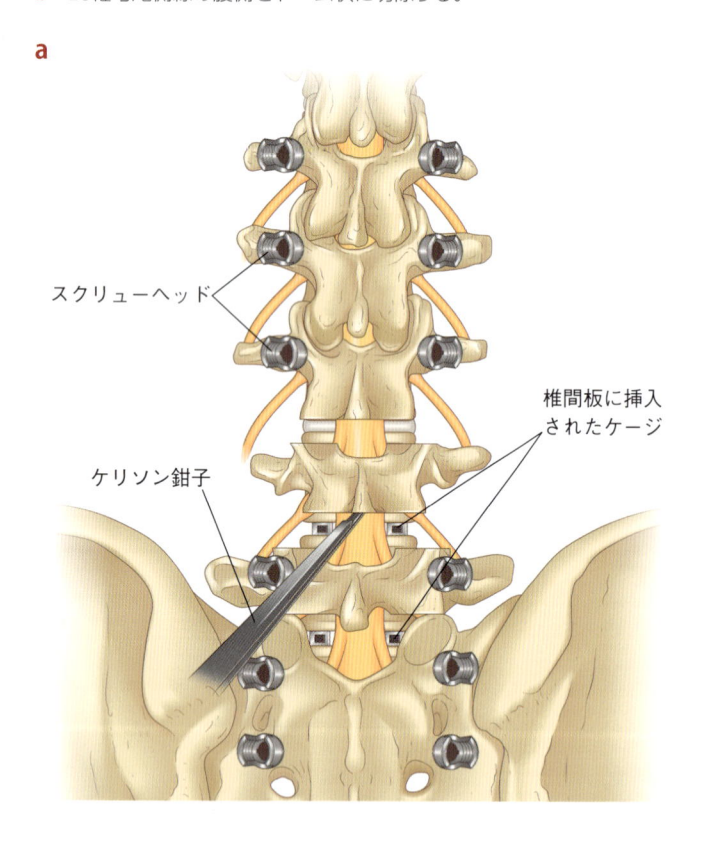

b

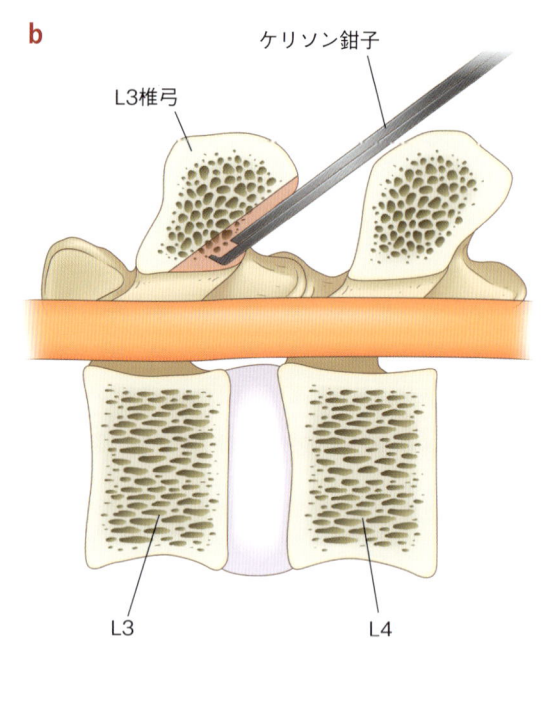

5 椎体側壁の展開

L4横突起を先端まで展開する。横突起間膜を電気メスで横突起から切離すると脂肪組織がみえる。この脂肪組織の中は血管が豊富であるためバイポーラでしっかり凝固止血する。横突起の基部をリウエルで切除し横突起を切り離す（**図4**）。L1からL4まではこの手技で横突起は容易に切離できる。

　一方，L5横突起は尾側が厚く，また前方でL5神経根と近接しているため，L5神経根をみながらケリソン鉗子などで慎重に切離する必要がある。横突起を切離すると脂肪組織がみえるので，これをバイポーラで凝固止血しながら，バイポーラの先で椎体側壁を探る。横突起の基部が残っている場合はケリソン鉗子で切除する。

　脂肪組織をメッツェンで切離し，椎体側壁の一部を目視できる状態にしたのち，側壁に沿って剥離子を挿入する。椎間板付近には骨棘があることが多いが，これを乗り越えて前方まで剥離子を挿入する。剥離子と椎体との間にガーゼあるいはガーゼ状の止血材（サージセルニューニット®など）をしっかり詰め込み，骨切り時のレトラクターの代わりにする（**図5**）。L3/4の椎間板側壁にも剥離子を挿入し，椎体と椎間板の間の軟部組織をバイポーラで凝固止血したのち切離する。対側も同様に行う。

Point
コツ&注意点

- 分節動静脈は椎弓根の下縁に沿って走行するため，剥離子は椎弓根の中央から挿入し，頭側に向けて挿入すると安全である。
- 分節動静脈損傷を生じた場合，この時点では凝固止血は困難であるため，ひとまずガーゼを詰め込んで圧迫止血して他の操作を進める。

図4 横突起の切除

リウエルで横突起の基部を切除する。

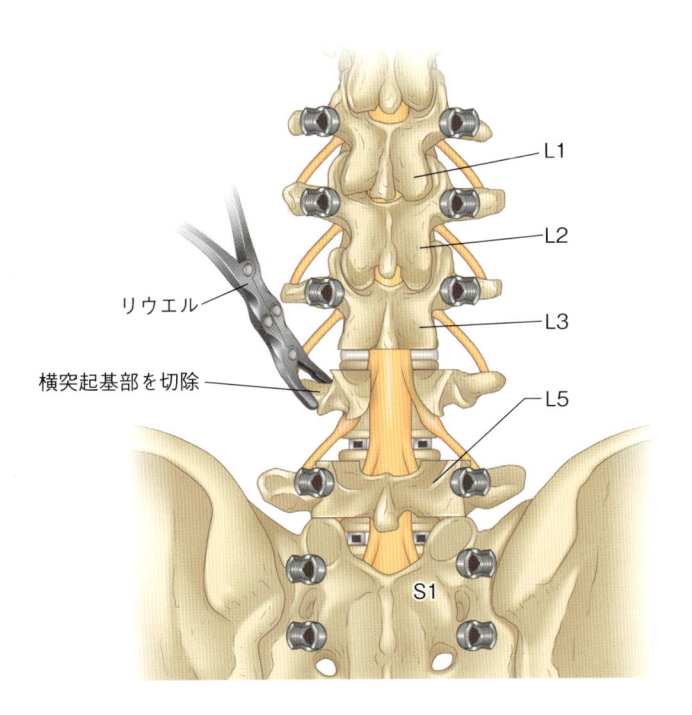

図5 椎体側壁の展開

剥離子を椎体側壁に沿わせて前方まで挿入し，ガーゼ状の止血材を充填する。

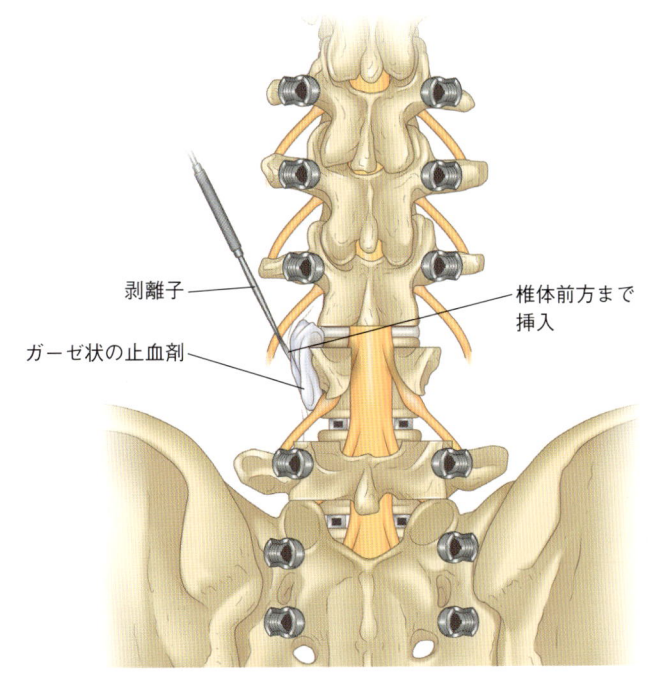

6 椎弓根の切除

　左右の椎弓根をリウエルやパンチで切除し椎体後壁レベルまで平坦化する（**図6**）。L4神経根を保護しながら慎重に行う。椎弓根の骨切除縁に骨蝋を塗る。

　次いで神経根を内側によけられるかどうか確認する。癒着がある場合は剥離する。神経根の腹側は静脈叢が豊富であり，これらをすべて凝固止血することは困難であるため，神経根を静脈叢ごと内側によける。ここまでの過程はしっかり止血しながら行う。なぜなら椎体骨切りを始めると椎体や硬膜腹側の静脈叢など止血困難な出血に見舞われるが，それ以外の部位からも出血していたら血液のため視野が悪くなり，骨切りに時間がかかってしまい，結果的にさらに出血量が増えるという悪循環に陥るからである。よってこの時点でもう一度止血可能な出血点がないか確認する。

Point コツ&注意点

- L5椎弓根の尾側かつ外側縁はかなり外側に位置しているので切除しづらいが，これを取り残すと矯正の際にL5神経根を圧迫する可能性があるので，確実に切除する。
- 椎弓根を切除したあとは，神経根腹側の静脈叢からの出血は通常の止血材では止血しづらい。椎弓根を切除しているため，硬膜管の圧で止血材が押し出されてしまい出血点にとどまることができないからである。よって粘性が高く出血点にとどまることができる止血剤（サージフロー®など）を使って止血する。

図6 椎弓根の切除後

L4神経根の可動性を確認し，癒着があれば剥離する。この時点でもう一度止血を確認する。

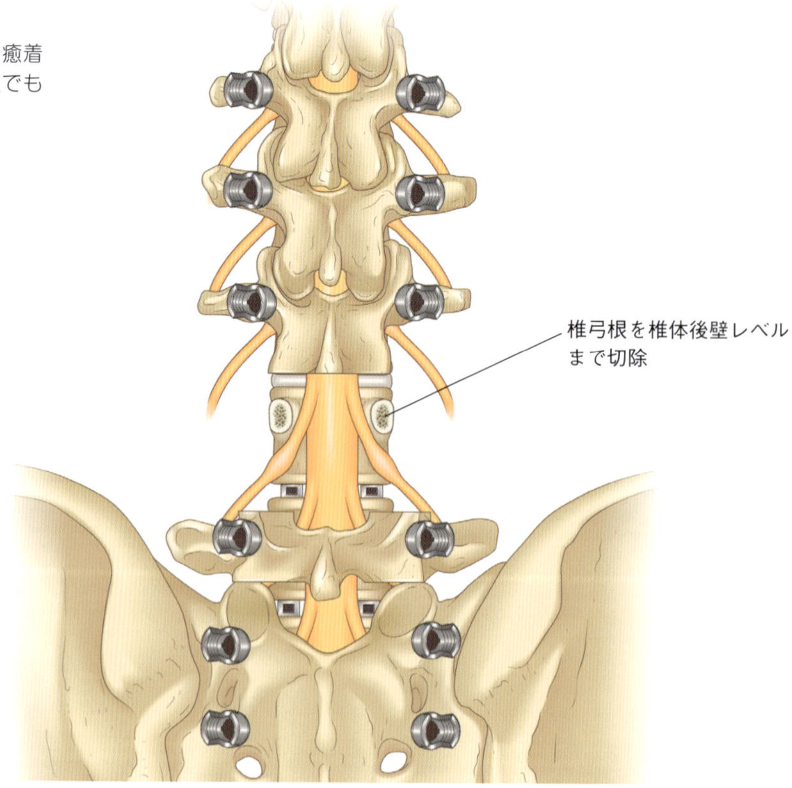

椎弓根を椎体後壁レベルまで切除

7 椎体骨切り

　右側のアンカーに必ずテンポラリーロッドを入れる。骨切りラインを確認する。筆者は椎弓根下縁からマーカーを挿入してX線を確認しているが，透視を使用してもよい。ここからの操作は可及的速やかに行う。硬膜腹側の静脈叢や椎体からの出血は，矯正により骨切部を閉鎖するまで止血困難であることが多いからである。10mm両刃のノミを用いて骨切りを行う。椎弓根の下縁外側，椎弓根の下縁内側の順に横方向にノミを入れる（図7）。ノミを入れる深さは術前に計測した椎体前壁までの距離である。次いで椎弓根内縁尾側，椎弓根内縁頭側の順に縦方向にノミを入れる。その際ノミは頭尾側方向だけではなく，正中方向にも傾ける。次いでL3/4椎間板の線維輪を切開し，椎体と椎間板を切除する。

　骨片が切除できたら，まず椎体側壁を確認する。一般的に側壁は硬く，切除が不十分になると矯正を阻害するため，しっかり切除する。後方の2/3が切除できていれば十分である。次いで硬膜管を正中によけ，さらに椎体後壁と椎体の切除を追加する。その際ノミを正中方向に傾け，可能な限り対側まで椎体を切除する。骨切り部にガーゼを充填し，左側にテンポラリーロッドを設置する。右側のテンポラリーロッドを抜去し，速やかに右側の骨切りに移る。右側も左と同様にノミを入れて切除する。腰椎では硬膜管をよけることができるので，このように左右からノミを入れることで椎体後壁を完全に切除できることが多い。胸椎など脊髄が存在するため硬膜管をよけられないレベルでは，インパクターを使用して椎体後壁を落とし込んで切除する。筆者は東大整形外科の黒川名誉教授がわが国に導入した田式ノミを使用している（図8）。椎体後壁は，遺残すると矯正の際に硬膜管を圧迫して神経合併症の原因となるため，完全に切除する。L3/4椎間板は軟骨終板を含め前方まで切除する。

図7　骨切り時のノミを入れる方向と手順

a：矢状面
b：横断面
丸数字の順にノミを入れる。

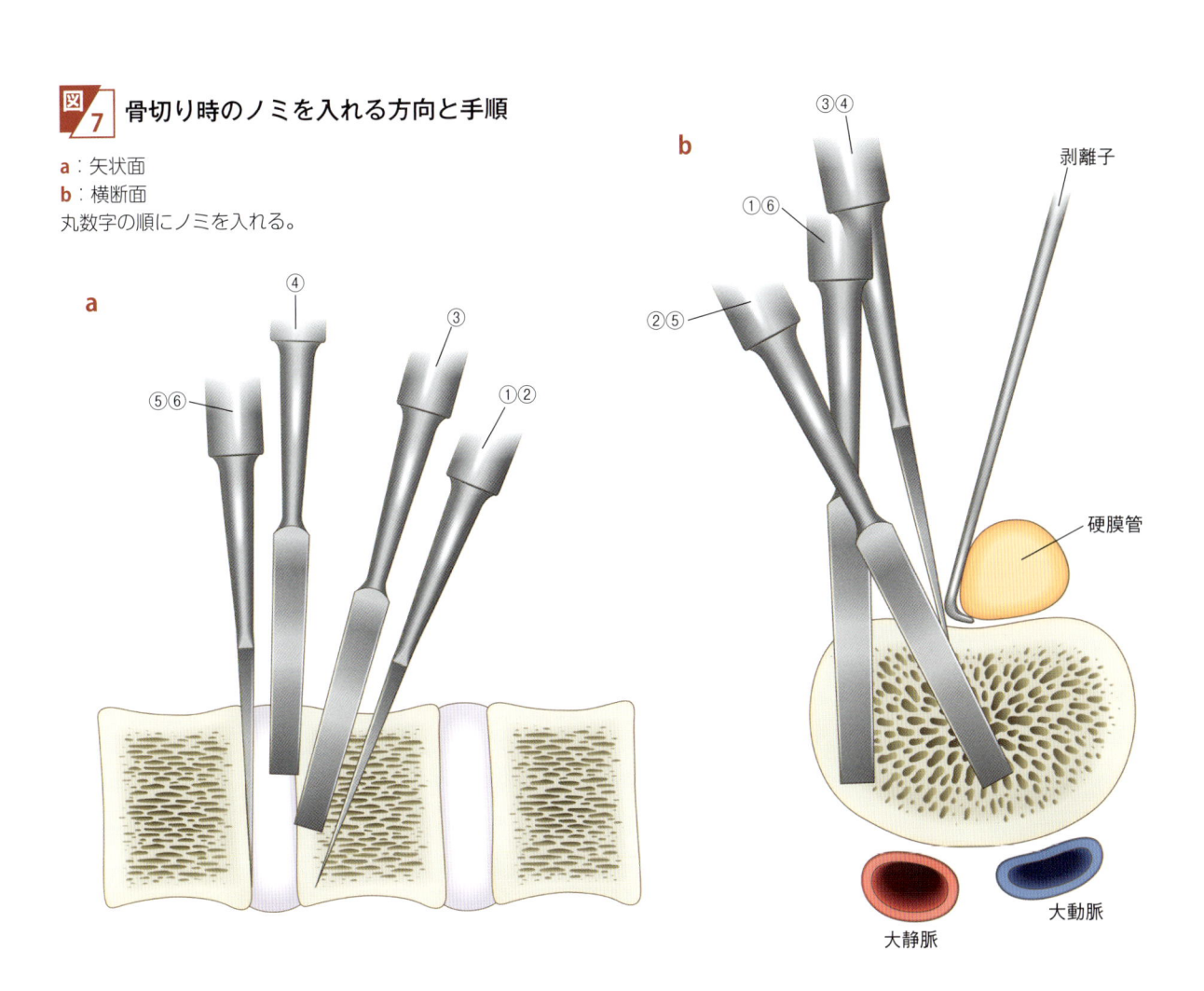

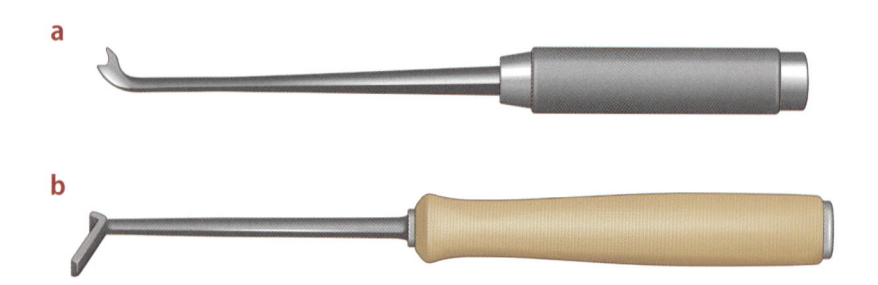

図8 椎体後壁切除用の特殊器具

a：田式ノミ
刃先が薄く扱いやすい。
b：一般的な椎体後壁切除用のインパクター

- 椎体骨切りを始めると脊椎は非常に不安定となる。神経合併症を避けるため骨切り操作は常にテンポラリーロッド設置して行う。
- 骨片が大きい場合は一塊での切除にこだわらず，適宜ノミで割って速やかに切除する。
- 椎体後壁の遺残の有無は，後弯が強い症例では目視で容易に確認できる。下位腰椎など目視での確認が難しい場合はエコーが有用である。
- 側壁展開の際に分節動静脈損傷を生じた症例では，この時点で充填したガーゼを除去し，出血点を確認する。椎体側壁が切除されているため，特に対側から出血点が確認しやすい。いったん凝固止血したのち血管クリップによる止血を行う。

8 椎間板腔への骨移植と矯正

　椎間板腔へ骨移植を行う。次いで椎間板腔にブーメランケージを挿入する。術前の椎間板高と同等の高さのものを可能な限り前方に打ち込む。術前から椎間板腔が著明に狭小化している場合はケージを使用しない。左側にもテンポラリーロッドを入れ，左右同時にL3とL5の椎弓根スクリュー間に圧迫力をかけることにより骨切り部を閉鎖する（**図9**）。この操作は脊髄モニタリングを確認しながら慎重に行う。脊髄モニタリングの異常がないことを確認したのち，片側ずつテンポラリーロッドを外し，本ロッドをすべてのアンカーに設置する。その際必要であればロッドを用いたトランスレーションによりさらに矯正を加える（**図10**）。

　当科では前述の通りコネクターを用いた矯正を行うことが多い（**図11**）。骨粗鬆症例では頭尾側の椎弓根スクリューへの圧迫力だけではスクリューが緩んでしまい十分な矯正が得られないことがある。コネクターを用いることで，骨切り部の頭尾側のすべてのコンストラクトに矯正力がかかるため，骨粗鬆症例でも大きな矯正が得られる。矯正した後は，片側ずつコネクター間を連結する別のロッドを挿入する。

- 矯正時に脊髄モニタリングの異常がみられた場合は，元の位置まで骨切り部を開大し，椎体後壁の遺残など圧迫因子がないかを再度確認する。圧迫因子がないのであれば，矯正量を少なくするのが無難であるが，十分な矯正を得たいのであれば，ケージをより高いものに変更し，後方の短縮量を減らすこともひとつの方法である。

図9 矯正

a：L3とL5のスクリューにコンプレッサーを用いて圧迫力をかけて矯正する。左右同時に行う。
b：頭尾側の椎間板にもしっかり骨移植を行う。

a

b

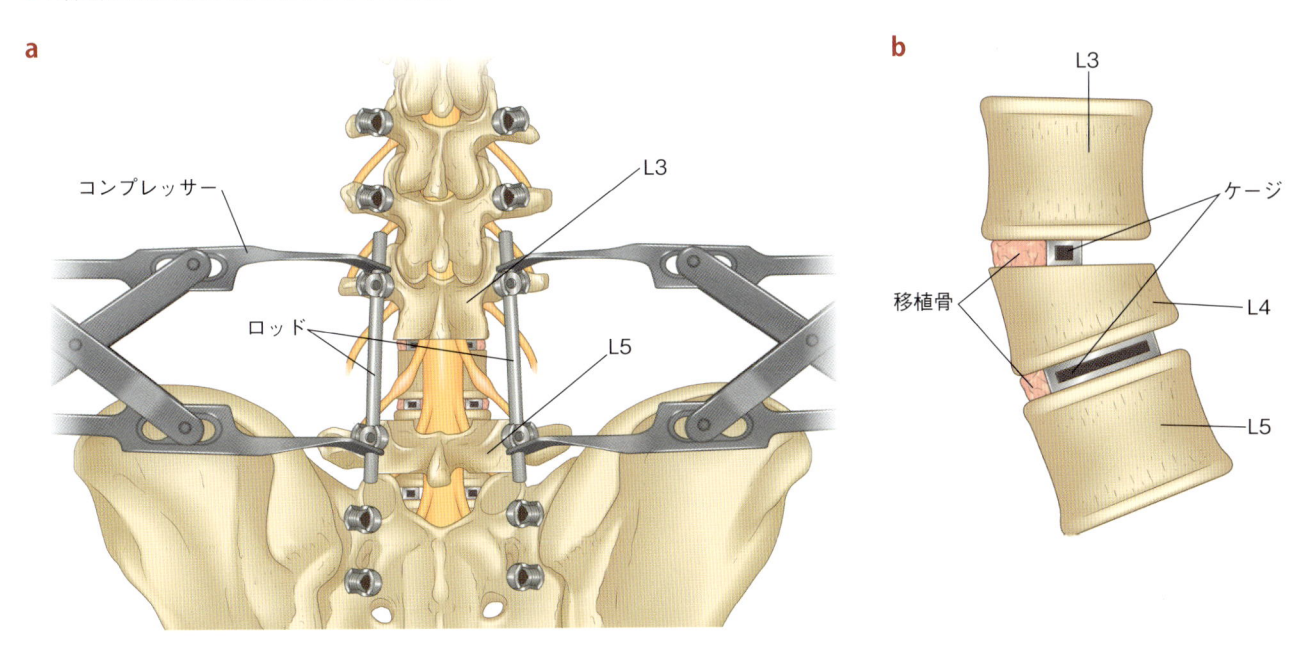

図10 本ロッドの設置

片側ずつテンポラリーロッドを外し，本ロッドを設置する。その際トランスレーションによりさらに矯正を加えることができる。

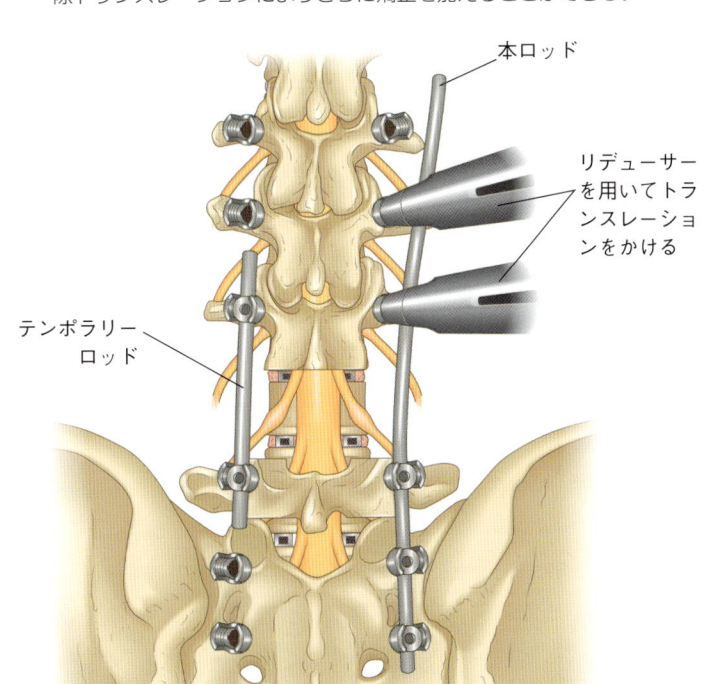

図11 コネクターを用いた矯正

矯正力が頭尾側のコンストラクト全体にかかるので，骨粗鬆症例でも大きな矯正が可能となる。

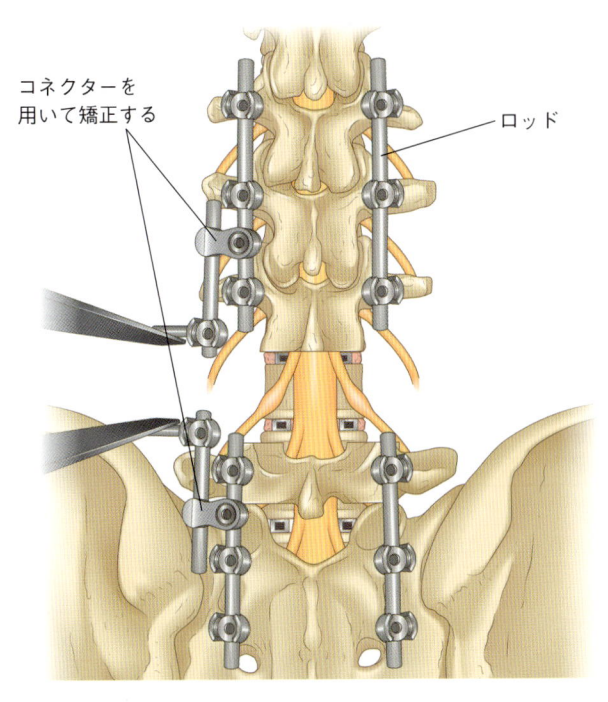

9 神経組織の確認と骨移植

　硬膜管，神経根の圧迫因子がないかを確認する。L3椎弓尾側縁にたわんだ硬膜管が食い込むことが多いが，この時点で椎弓を切除しようとするとたわんだ硬膜を損傷する可能性が高いので，前述の通りあらかじめドーム状に切除しておく。骨切り部を閉鎖することにより硬膜腹側の静脈叢や椎体からの出血も止血されていることが多いが，残りの止血材を使用して最終の止血を行う。L3椎弓根尾側とL5椎弓根頭側を橋渡しするように一塊の骨を挟み込む。主に棘突起を使用しているが，胸椎では肋骨を使用することもある。その上から粉砕した局所骨を骨移植する（**図12**）。PSOはロッド折損が多いので，硬膜管の直上以外には十分に骨移植を行う。最近では同種骨を併用している。

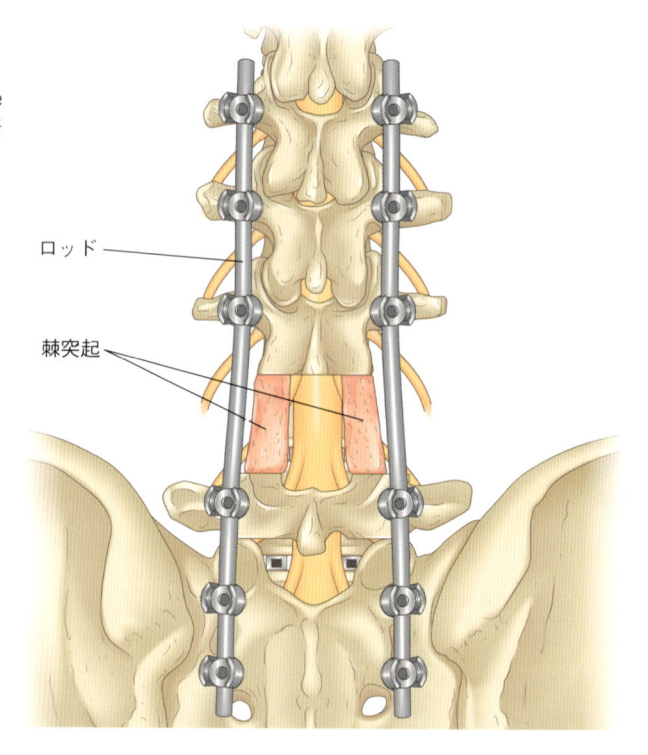

図12　骨移植

L3椎弓根とL5椎弓根の間にstrut bone graftを行い，その上から粉砕した局所骨を十分に移植する。

ロッド

棘突起

10 閉創と後療法

　5mm径の吸引ドレーンを2本留置し，筋膜，皮下縫合を行う。特に筋膜縫合は感染予防の観点から非常に重要であるため，連続縫合で密に閉鎖する。皮膚はスキンステープラーを使用している。

　術翌日から坐位を許可し，術後翌々日から歩行訓練を開始する。術後に硬性装具を作成し，術後半年程度装着する。高度後弯例においてまれに術後に坐位障害を生じることがある。これらの症例では術前に高度な後弯のため股関節を屈曲しなくても坐位がとれるため，股関節の屈曲制限を生じているためである。高度後弯症例では術前および術後に股関節屈曲訓練を行う必要があり，インフォームド・コンセントの時に説明しておく。筆者はこれまでに10例に術後の坐位障害を経験したが，片側の股関節がほぼ強直していた1例のみ追加手術（THA）を要したが，他の全例（股関節OAのある症例も含む）で可動域訓練のみで早期に坐位保持可能となった。

図13 代表症例

a：術前全脊椎単純X線
b：術前CT
L3/4は後弯位で癒合している。またL5/S1もほぼ前弯が消失した状態で癒合している（矢頭）。
c：術後全脊椎単純X線
L4のPSOとT9-骨盤固定により良好な矯正が得られた。

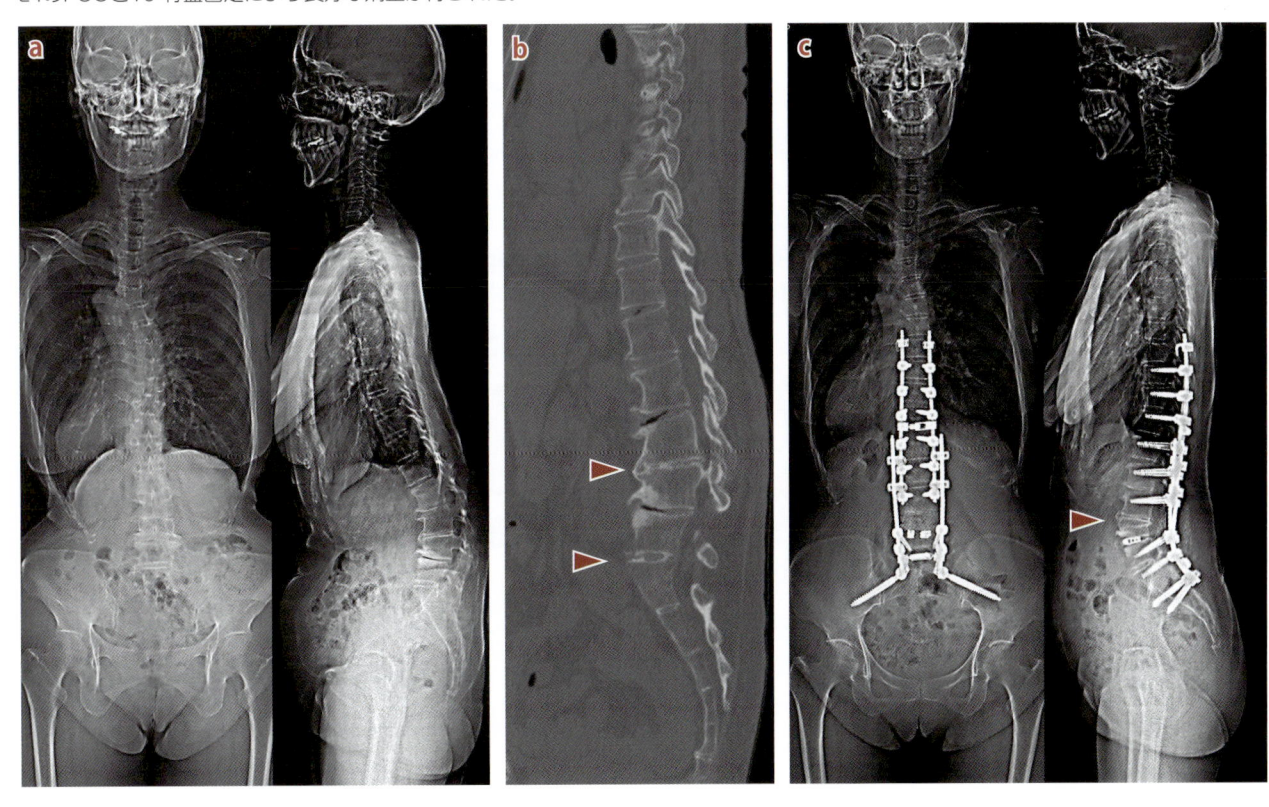

文献

1）Schwab F. The comprehensive anatomical spinal osteotomy classification. Neurosurgery. 2014 Jan;74(1):112-20

2）中尾祐介. 私のPLIF／TLIFの手術手技 脊髄脊髄ジャーナル 2022 vol.35 no.7 :479-485

成人脊柱変形手術時のポイント（PT矯正のための direct pelvis manipulation technique）

済生会横浜市東部病院整形外科　**福田健太郎**

手技の Point

▶ 加刀前に下肢を伸展した腹臥位でのpelvic incidence（PI）を目標腰椎前弯（lumbar lordosis：LL）の指標とする

▶ 横突起先端まで広く展開し，丁寧な止血により，できるだけ無血野を目指す

▶ S1椎弓根スクリューはできるだけ尾側から刺入してL5-S1間のワーキングスペースを広くとる

▶ 左右2本のロッドと骨盤とを完全締結して矯正のリファレンスフレームとする

▶ ロッド頭側端ではなく，骨盤を直接把持して前傾させる（direct pelvis manipulation）

introduction

術前情報

手術適応と術式選択

　成人脊柱変形（adult spinal deformity：ASD）による脊柱バランス不良から起立位保持や歩行の障害をきたしそれが主訴である患者，高度の後弯変形により胃食道逆流症を呈している患者らが適応となる。すなわち，SRS-Schwab分類でpelvic incidence（PI）minus, lumbar lordosis（LL），global alignment（sagittal vertical axis：SVA），pelvic tilt（PT）からなるsagittal modifiersがすべてpositiveの患者が対象となる。高度の脊柱変形があってもバランス不良ではなく，狭窄による神経障害が主訴の患者に対しては除圧術や短椎間固定術を検討すべきである。患者の主訴と病態を見極め必要十分な治療を行うこと，患者と術者の双方ともが手術の目標を明確にすることが何よりも重要である。

　立位脊柱バランスを矯正するためにはPIに見合ったLLを獲得してPTを減じることが求められる。L5-S1の可動性を残したままPTをコントロール・維持することはできない[1,2]。したがって現状では，LLを規定する

L1-S1は固定範囲に含まれ，固定下端は仙椎（骨盤）となる。固定上端は胸椎可撓性の評価を参考に決定するが，おおむねT9かT10である。

手術Step

ASD矯正固定術を希望される患者には，手術の目的だけでなく，胸椎から骨盤までの長範囲固定術を行うことのデメリット（術後は畳や床上での生活ではなく椅子を用いた生活や，布団ではなくベッドの使用を要すること，足の爪切りなどがしにくくなること）を家族にも含め十分説明し，起こりうる合併症についてもインフォームド・コンセントをとったうえで手術を検討する。

術前計画

単純X線の立位脊柱全長像で各種パラメータ（側弯Cobb角，TK，LL，PT，PI，SVAなど）を計測しておく（図1）。CTで各椎体の形状，椎弓根径を確認する。椎体間の骨性癒合や，L5-S1楔状化によりL5横突起と仙骨翼間の癒合がないかなども確認しておく。MRIなどで大血管の走行，総腸骨動静脈分岐部の高位などを確認しておく。

手術に必要な解剖（Anatomy Key Point）

術野の展開，椎体間のリリースに必要な解剖学的知識を記載する。

腰背筋膜は傍脊柱筋（多裂筋，最長筋，腸肋筋）を包んで棘上靱帯に移行する（図2a）。

多裂筋は棘突起・椎弓の下縁から2レベル以上尾側の上関節突起に，最長筋は横突起内側，副突起から腸骨内側へ，腸肋筋は横突起先端から腸骨稜内側に付着する（図2b）。つまり傍脊柱筋は内頭側から外尾側に走行しており，多裂筋の起始は棘突起・椎弓の下縁のみであり椎弓上には筋腹が乗っているだけであることに注目する。

大動脈から分岐した分節動脈は椎体側壁から椎弓根に接して走行し椎間関節を囲むように枝分かれする（図2c）。

腰仙椎間では，他のmobile segmentとは異なる靱帯性結合がみられる。腸腰靱帯は腸肋靱帯が器質化して靱帯形成したもので，この存在がL5-S1間の結合の強さ，すなわち可動性獲得の難しさの一因となっている（図2d）。

図1 立位脊柱全長像と各種パラメータ

a：正面。coronal vertical axis（CVA）
b：側面。thoracic kyphosis（TK, T5-T12），lumbar lordosis（LL, L1-S1），pelvic incidence（PI），pelvic tilt（PT），sagittal vertical axis（SVA）

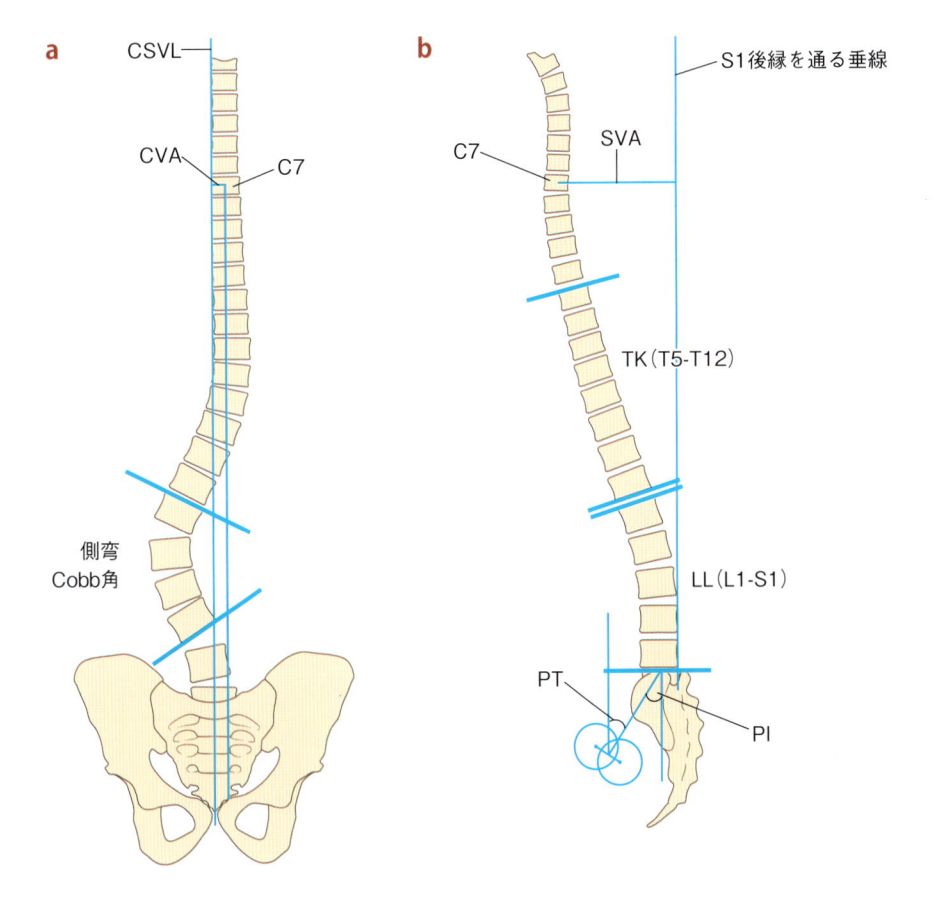

図2 腰仙椎の解剖

a：横断面の解剖
b：傍脊柱筋は内頭側から外尾側に走行しており，多裂筋の起始は棘突起・椎弓の下縁のみであり椎弓上には筋腹が乗っているだけであることに注目する。
c：血管は腹側から椎間関節を囲むように分岐する。矢印は展開の方向である。
d：L5-S1間では腸腰靱帯がL5横突起と仙骨翼，腸骨とを結合している。

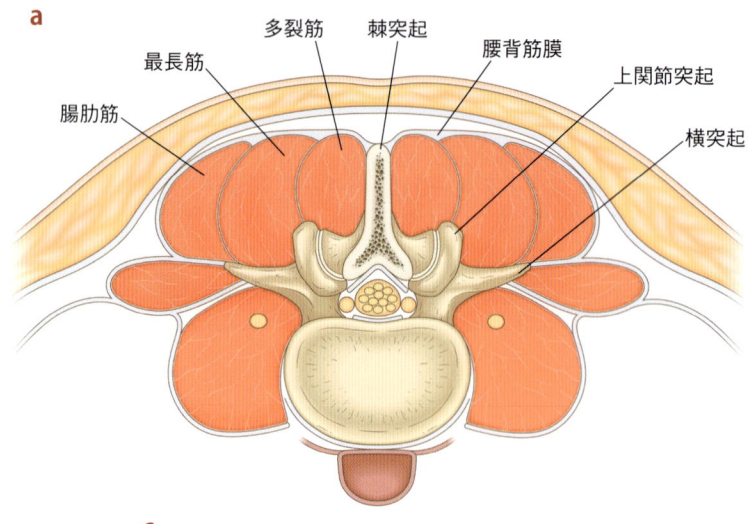

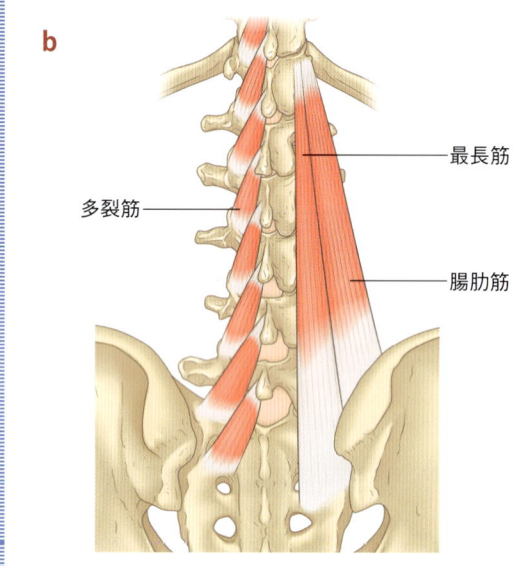

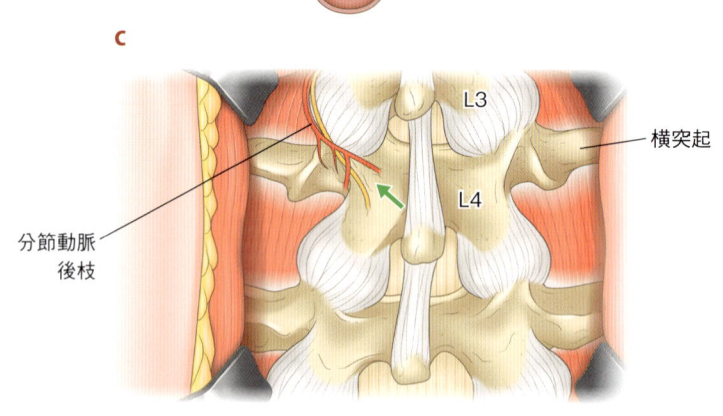

多裂筋：棘突起，椎弓下縁〜2レベル以上尾側の上関節突起
最長筋：横突起内側，副突起〜腸骨内側
腸肋筋：横突起先端〜腸骨稜内側

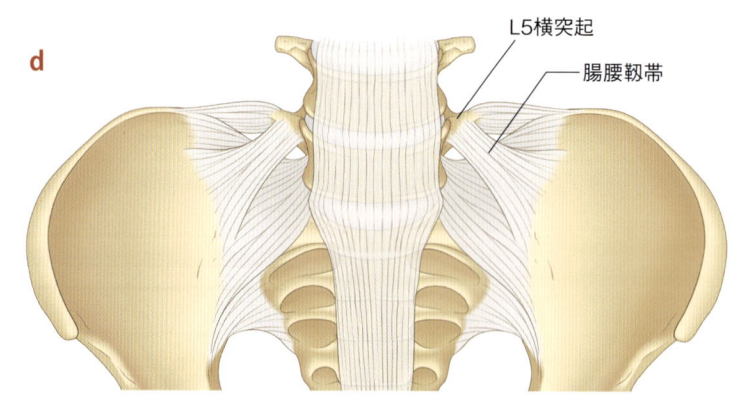

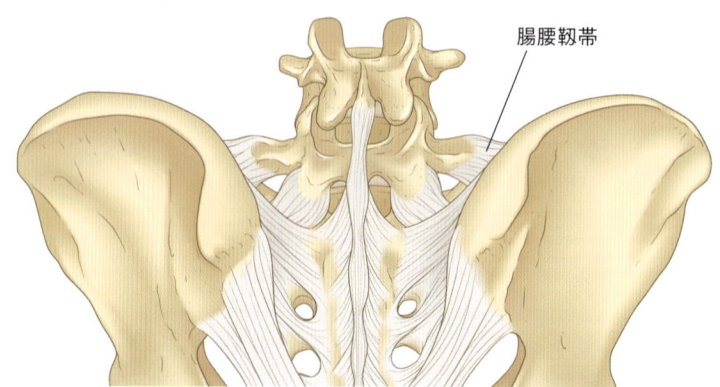

ANATOMY KEY POINT

手 術 手 技

本稿ではLLIFを行った後の二期的後方手術について述べる。

体位

全身麻酔で行う。股関節を伸展した腹臥位とし（**図3**），単純X線側面像を撮影する。棘突起マーキングによる高位確認とともに，ここで改めて腹臥位でのPIを計測し，これを参照して最終的な手術目標とする（**図4**）。

Point
コツ&注意点

● 腹臥位でPIが小さくなる例がある[3]。特にglobal alignmentが悪く立位PIの大きな例では，術前に股関節伸展腹臥位でのPIを確認することで目標LLが小さくなることがある。

 手術体位

術後立位のアライメントを想定して，股関節は
0°伸展位とする。頚椎中間位となるよう頭部
も腹側へ下がり過ぎないようにし，C7とS1頭
側終板後縁が同じ高さになるようにする。

C7とS1頭側終板後縁が
同じ高さになるように

股関節は伸展0°程度

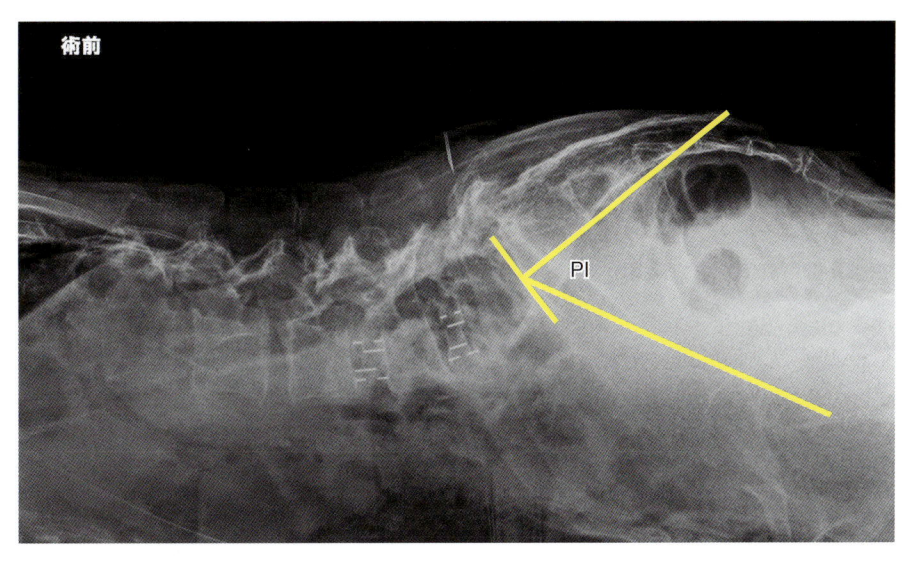

図4 術前腹臥位でのPI計測

腹臥位でのPIを計測し，これを参照し
て最終的な手術目標とする。

術前

PI

2 皮切と展開

正中縦切開で進入し，椎間関節や横突起に付着する筋群を切離する。骨膜下に筋層を剝離して横突起先端まで広く展開する。丁寧かつ徹底的な止血操作により無血野作成を目指す（**図5**）。

図5 術野展開後

外側は横突起先端まで，尾側はS2後神経孔が確認できるところまで広く展開する。

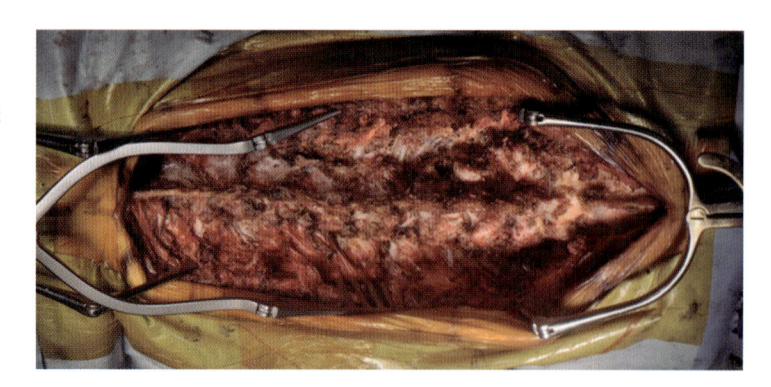

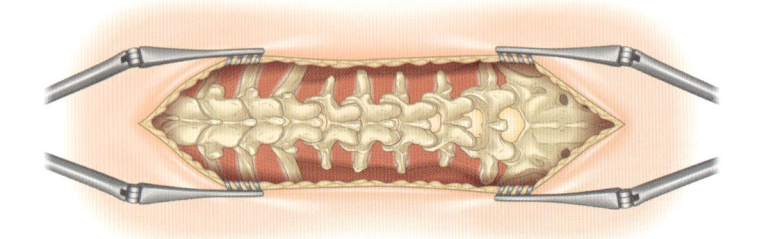

3 椎弓根スクリューの設置

S1を除く全固定椎にリダクション椎弓根スクリュー（reduction pedicle screw：RPS）を設置する（**図6a**）。インプラントはスクリューヘッドの可動域が大きいものが適している。S1には通常のPSをいわゆるtricortical screwとしてできるだけ尾側から仙骨岬に向けて設置し，L5-S1間の矯正操作でのワーキングスペースを確保する。矯正アライメント保持のため，さらに腸骨スクリューやS2 alar-iliac screwなど骨盤アンカーを設置する（**図6b**）。

図6 椎弓根スクリューの設置

a：S1以外にはリダクション椎弓根スクリュー（RPS）を設置する。
b：S1PSは尾側から仙骨岬に向けて設置し，L5-S1間のワーキングスペースを広く確保する（矢印）。

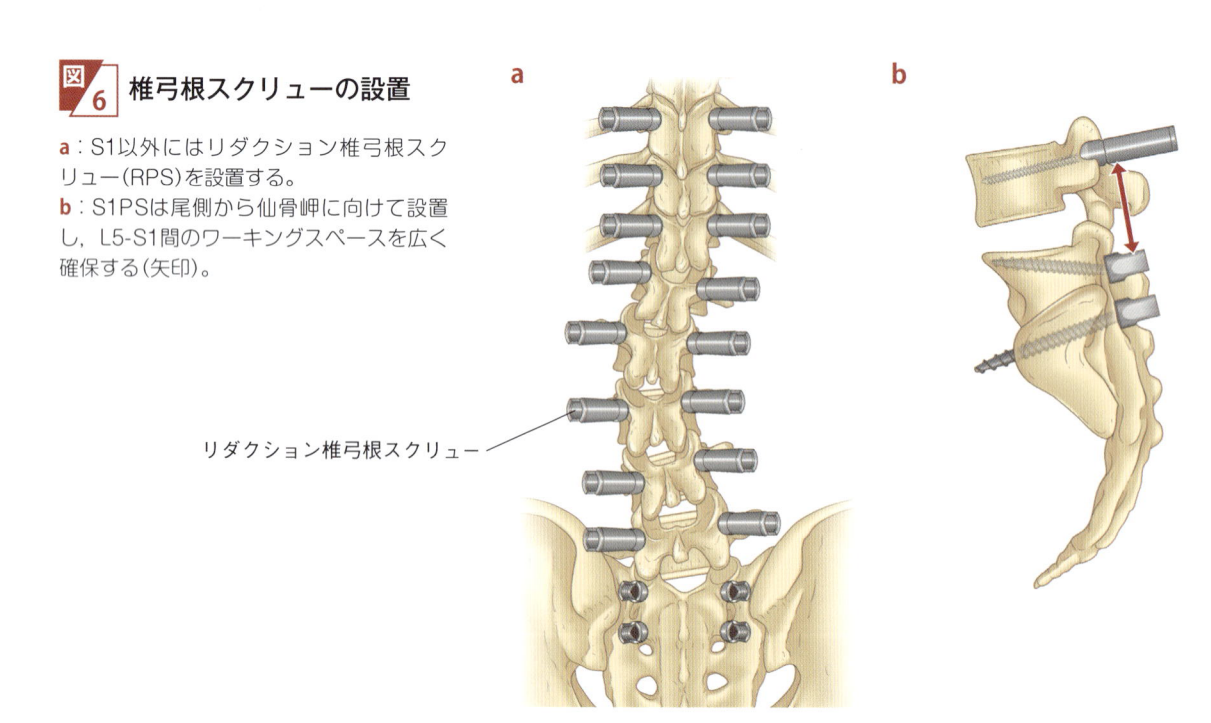

a   b

リダクション椎弓根スクリュー

4 椎体間の解離と骨移植，ケージ設置

L5-S1にgrade 2骨切り[4]を併用したPLIFを行う。椎間関節の全切除後，後方から線維輪を外側・前方ともに切離し，椎体間に十分な可撓性を得る（図7）。骨性終板を損傷しないようシェーバーなど鋭利な器具は用いず，徐々に椎体間を開大する。椎間板と軟骨終板を郭清して，自家骨チップとケージを設置する。側面透視を用いて左右のケージはできるだけ外側，前方に設置する（図8）。

● 線維輪の切離には平坦なエレバトリウムを用いている（図7）。

LLIFを施行した椎間（本症例ではL3/4とL4/5）に，後方短縮による局所前弯獲得と椎間孔狭窄予防のためgrade 2骨切りを加える。その他の椎間（T9/10からL2/3）ではgrade 1骨切り（下関節突起部分切除）にとどめて上関節突起を温存し椎間関節固定の骨移植母床を温存するが，黄色靱帯の切離を追加することで可撓性が増す。全椎間に十分な可撓性を獲得したことを徒手的に確認する。

● 椎間の十分なリリースが手術成績を左右するといっても過言ではない。リリースが不十分だと矯正不足となるか，無理な矯正操作でインプラントの脱転や骨折，前縦靱帯損傷をきたす恐れがある。

図7 L5-S1椎体間のリリース

平坦なエレバトリウムを椎体間に打ち込み，線維輪を外側・前方ともに切離する。

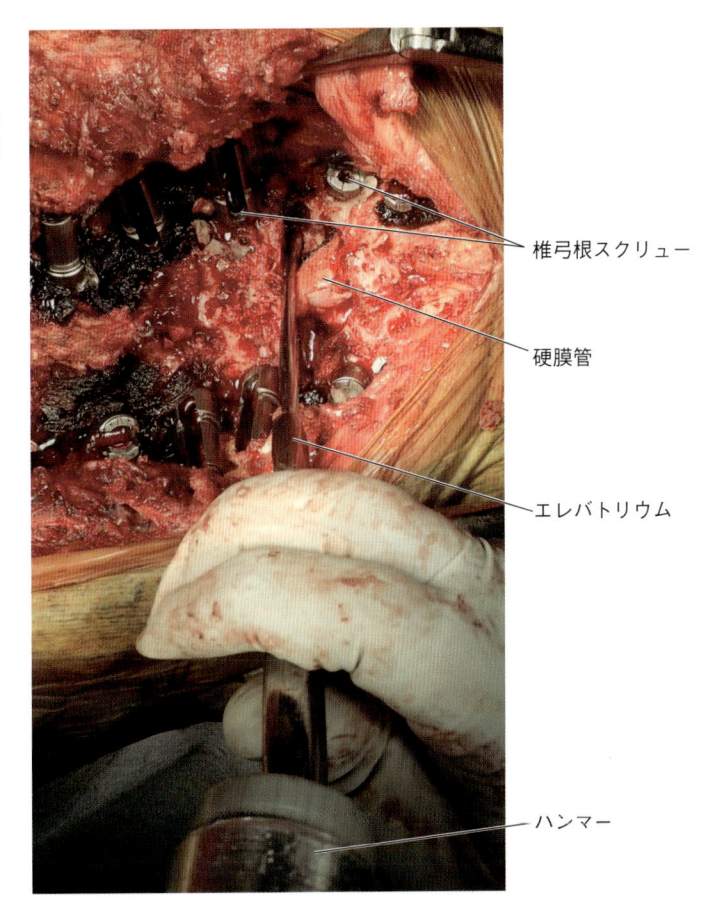

椎弓根スクリュー

硬膜管

エレバトリウム

ハンマー

図7 L5-S1椎体間のリリース（つづき）

a

直エレバトリウムを
椎体間に打ち込む

L5/S1椎間板線維輪

b

打ち込みを
進める

c

前方まで
打ち込む

d

次にエレバトリウム
を外側の線維輪に刺
し，そこを支点に外
側解離を進める

e

外側の線維輪に刺入する

f

線維輪への刺入部を支点にして外側へ
エレバトリウムを倒すことで後方の解
離が進む

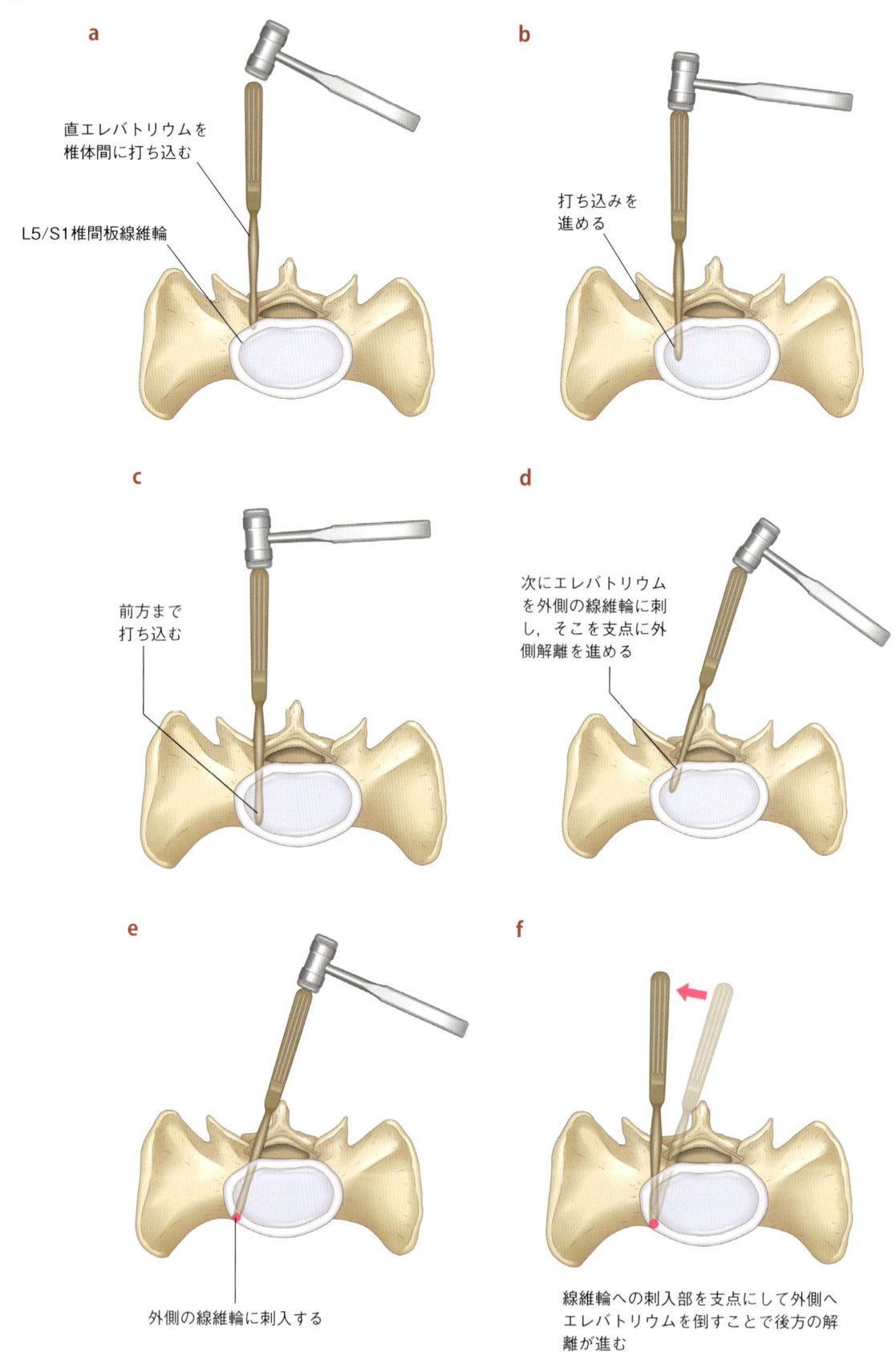

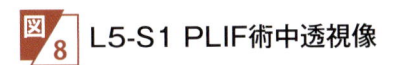

図8 L5-S1 PLIF術中透視像

側面透視を用いて，ケージはできるだけ前方に設置する。

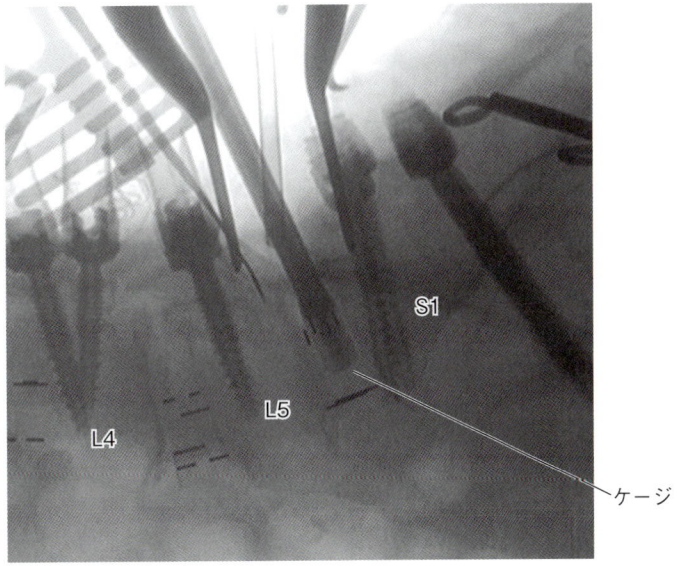

ケージ

5 ロッドの設置と骨盤への締結

　ロッドを左右とも同じ長さに切り，同じ弯曲にベンディングする。目標とする矢状面アライメントを想定して下位腰椎ほど弯曲を大きくする。滑らかなカーブとなるようにベンディングにはフレンチベンダーではなくフラットベンダーを用いる（**図9**）。ロッドを目標冠状面アライメントである側弯0°（左右のロッドが骨盤から頭側へ平行に延びた状態）で骨盤に設置する（**図10a**）。ロッドの頭側は背側に大きく浮かせ，左右のロッドの高さを合わせて，S1PSおよび骨盤アンカーとこの時点で最終締結する（**図10b**）。

Point
コツ&注意点

● 2本のロッドを目標アライメントで初めから骨盤に締結しておき，これを矯正のリファレンスガイドとして頭側隣接椎を尾側から1つずつ，左右同時に寄せていく，というのが本法のコンセプトである。

図9 ロッドベンディング

ベンディングにはフラットベンダーを用い，左右とも同じ長さ，弯曲にする。

フラットベンダー

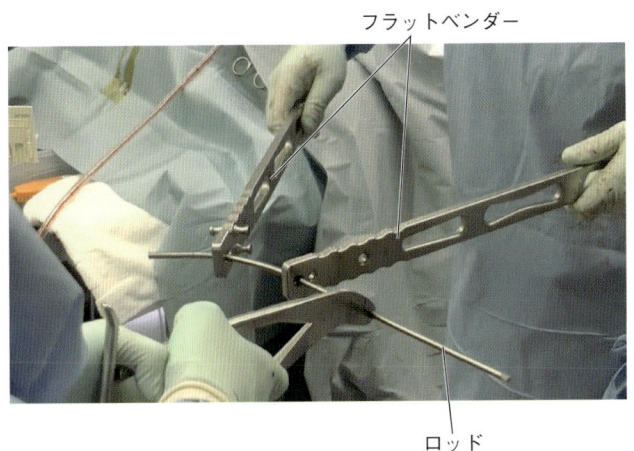

ロッド

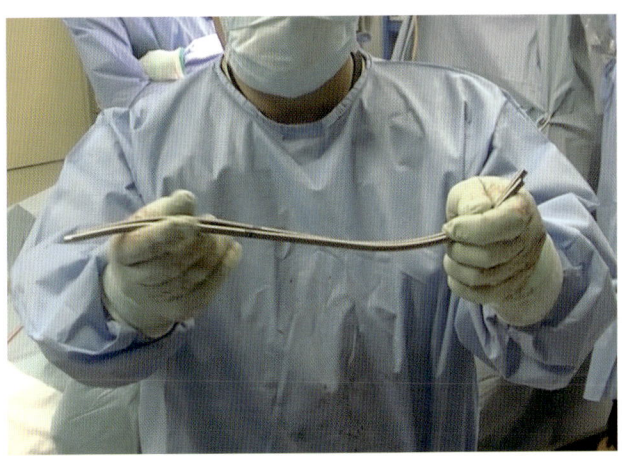

矢状面での矯正（direct pelvis manipulation）

a：ロッドを目標冠状面アライメント（左右のロッドが骨盤から頭側へ平行に延びた状態）で骨盤に設置し締結する。

b，c：左右のS1スクリューヘッドを介して骨盤を直接把持し，joystick操作により前傾させるように腹側に押し込むと，L5-S1間のケージがヒンジとなって椎体間後方が閉じる。

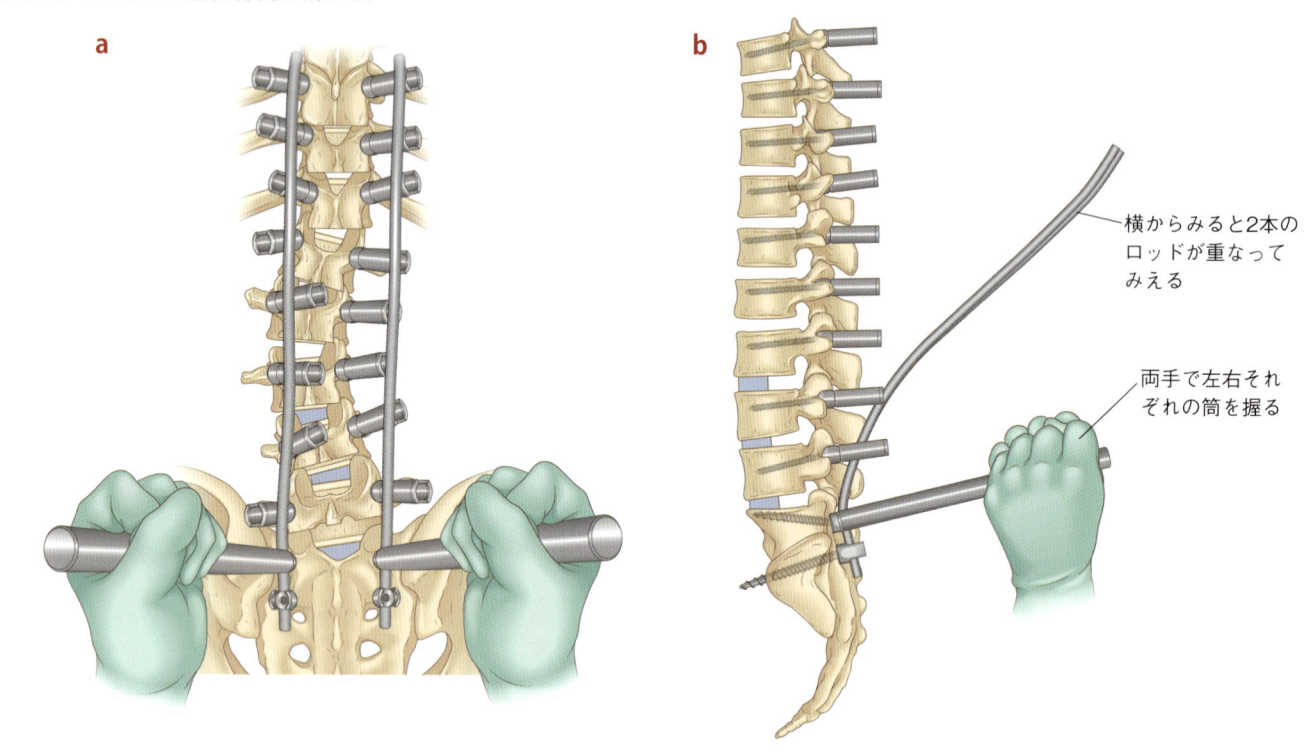

横からみると2本の
ロッドが重なって
みえる

両手で左右それ
ぞれの筒を握る

6 矢状面の矯正（direct pelvis manipulation technique）

　　左右のS1スクリューヘッドを，アライメントガイドやアピカルデロテーターなどと呼ばれる円筒状の器具（以下，「筒」とする）で把持し，骨盤を前傾させるように腹側に押し込むと，L5-S1間のケージがヒンジとなって椎体間後方が閉じる（図10c）。ロッドはL5PSのタブによりスクリューヘッド内に導かれるので，左右同時にセットスクリューを締結する。L5-S1スクリューヘッド間でのコンプレッション操作により微調整してL5-S1局所前弯を獲得し，L5-S1に冠状面の楔状化（oblique take-off）があればこれを矯正し，L5-S1の矯正をこの時点で完成する。後方短縮により椎間孔部でL5神経根の絞扼が生じていないかを確認する。

　　次いで1つ頭側であるL5PSのスクリューヘッドを筒で把持して左右同時に腹側へ押し込む（図10d）。この操作を繰り返して腰椎の前弯を形成していく。T12より頭側では左右同時に椎体を引き上げるように，尾側から徐々に締結していき生理的胸椎後弯を形成する（図10e）。

7 冠状面の矯正（segmental translation technique）

　　尾側椎体が腹側に押し込まれることにより，頭側隣接椎のPSタブ内にロッドが導入される。側弯凹側ではセットスクリュー締結によりtranslation forceがかかる。このとき凹側PSへの引き抜きストレスが最小となるように凸側PSを凹側に押し込む。左右同じ高さにしたロッドと連結することで左右のスクリューヘッドも高さがそろい，理論上，椎体のローテーションが矯正される（図11a，b）。矯正中はwiper actionを防ぐため，ロッド近位端を助手に把持してもらう。

　　スクリューヘッドにロッドが収まった後に，締結してある尾側椎体をカウンターにして左右のスクリューヘッドを筒で把持して同時に凸側に倒すとさらに凹側へのtranslationが加わる（図11b，c）。この操作を順次頭側へと進める。

図10 矢状面での矯正（direct pelvis manipulation）（つづき）

d：次いでL5PSのスクリューヘッドを筒で把持して左右同時に腹側へ押し込むとL4-5の局所前弯が形成される。
e：胸椎では左右同時に椎体を引き上げるように徐々に締結していき生理的胸椎後弯を形成する。

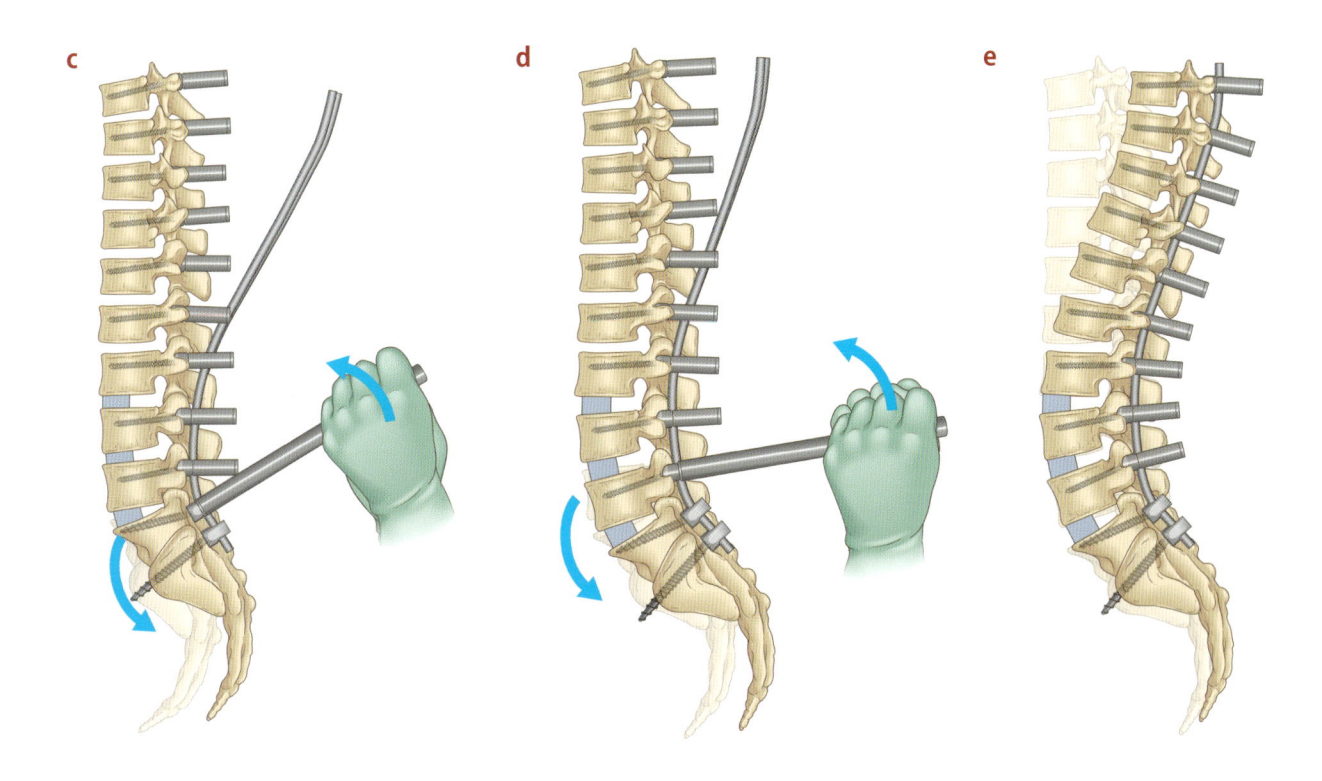

図11 冠状面での矯正（segmental translation）

a, b：左右同じ高さにしたロッドと連結することで左右のスクリューヘッドも高さがそろい，理論上，椎体のローテーションが矯正される。
c：スクリューヘッドにロッドが収まった後に，締結してある尾側椎体をカウンターにして左右のスクリューヘッドを筒で把持して同時に凸側に倒すとさらに凹側へのtranslationが加わる。

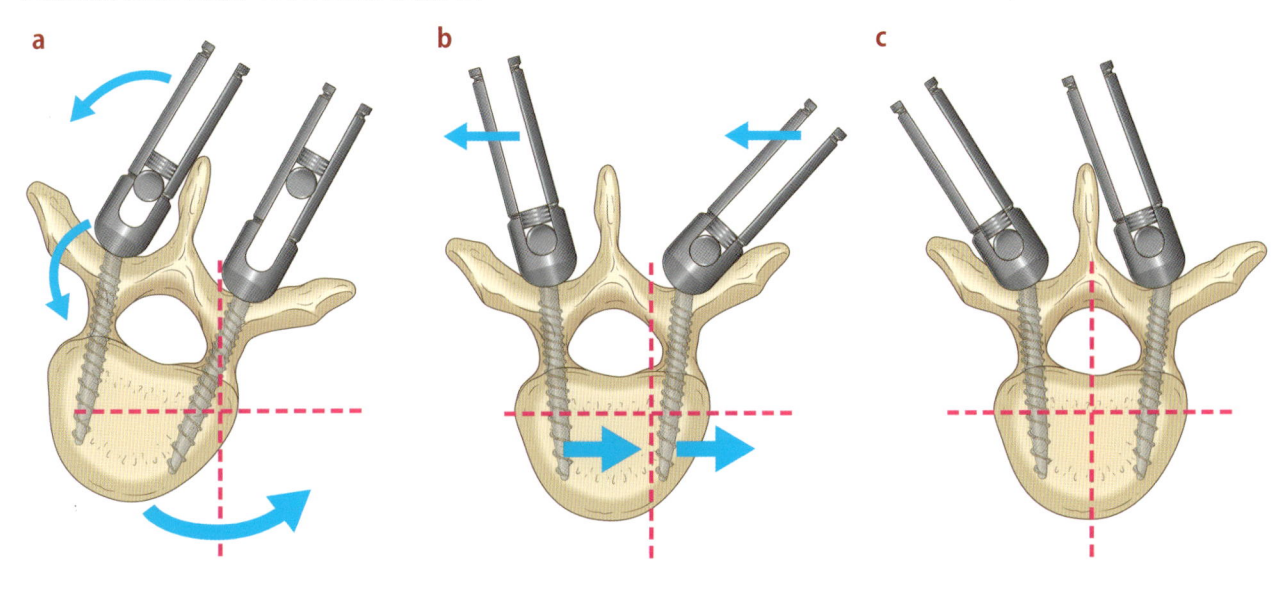

8 骨移植，閉創

　単純X線撮影をしてアライメントを確認し，すべてのスクリューの最終締結を終えたら，RPSのタブを除去する。椎弓と椎間関節のデコルチケーションを行い，自家骨チップを移植する。筋層下にドレーンを留置して閉創する。

　術翌日より離床訓練を開始する。術後6カ月はジュエット装具装着とし，椅子・ベッドの生活，蹲踞の禁止を指示している。

図12 代表症例

70歳代，女性。
a：術前。胸椎側弯38°，腰椎側弯65°，LL 9°，PI-LLミスマッチ48°，PT 39°，SVA 222mm
b：術後3年。胸椎側弯14°，腰椎側弯3°，LL50°，PI-LLミスマッチ7°，PT 20°，SVA 23mmに矯正，維持された。

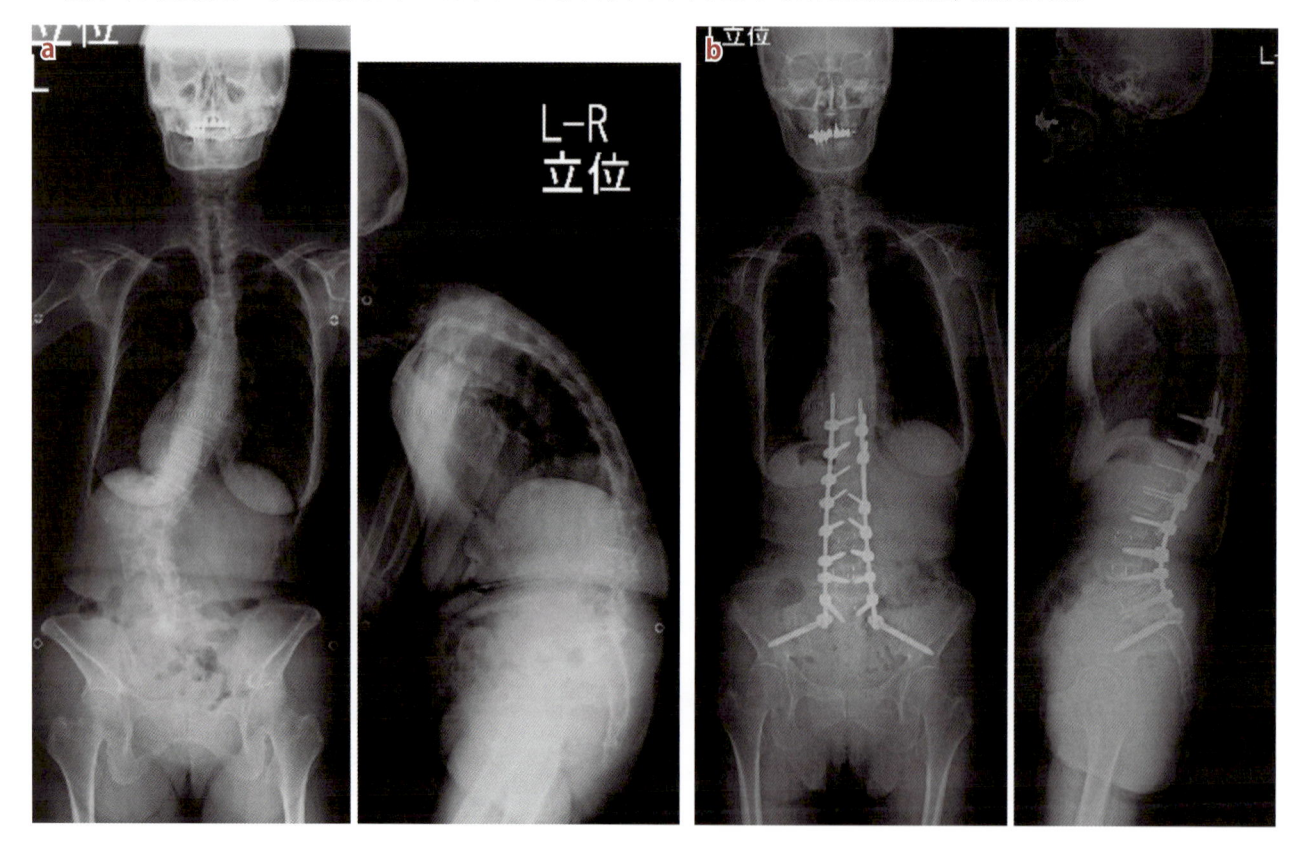

文献

1）福田健太郎，高橋勇一朗. Reduction screwを用いたsegmental translation と dual cantilever techniqueによる成人脊柱変形矯正固定術の治療成績—術後2年以上経過例. J Spine 2016; 1594-99.

2）福田健太郎. 成人脊柱変形矯正固定術の実際 Reduction pedicle screwを用いたdirect pelvis manipulationとsegmental translation technique. 脊椎脊髄 2022; 34: 779-85.

3）Ohya J, Kawamura N, Takasawa E, et al. Pelvic incidence change on the operating table. J.Eur Spine J 202; 30(9): 2473-9. doi: 10.1007/s00586-021-06753-z. Epub 2021 Aug 16.PMID: 34398336

4）Schwab F, Blondel B, Chay E, et al. The comprehensive anatomical spinal osteotomy classification. Neurosurgery 2014; 74: 112-20.

成人脊柱変形
－LIFとPPSを用いた矯正のポイント，適応と限界

洛和会丸太町病院　脊椎センター　**原田智久，槇尾　智**

手技の Point

▶ 基本的にL1からL5までの側方経路腰椎椎体間固定術（lateral interbody fusion：LIF）を行う。

▶ L5/Sの経椎間孔腰椎椎体間固定術（transforaminal lumbar interbody fusion：TLIF）では，下位腰椎の十分な前弯獲得と冠状面でのL5椎体の水平化を目指す。

▶ すべての経皮的椎弓根スクリュー（percutaneous pedicle screw：PPS）がスムーズに並ぶよう意識して挿入する。

▶ S1 PPSと腸骨スクリューの皮切から生理的なアライメントにベンディングしたロッドを回転させながら挿入する。各エクステンダースリーブ内にエンドキャップを装着後，rod rotation techniqueとreverse cantilever techniqueを使って，側弯矯正と腰椎前弯形成を行う。

▶ 最後に，L5/S TLIFの皮切から両sacral alar-iliac screw（SAIスクリュー）を挿入し，両側で経皮的に挿入したaccessory rodと連結する（4ロッド固定）。

introduction

本稿では，成人脊柱変形に対するLIFとPPSを用いた矯正術の手術手技を述べる。

術前情報

手術適応・術式選択

　本術式はLIFを行えることが前提の術式であるため，腰椎部での変形が主体の側弯および後弯が適応となる。禁忌は，椎体間に著明な変形癒合を有する症例や棘突起・椎間関節などの後方要素に多椎間の癒合を認める症例である[1-4]。

　本術式は椎間での矯正を主体とする術式であり，骨癒合を有する椎間の矯正は不可能である。変形が非常にrigidな症例や椎体自体に著明な変形を有する症例では，前後左右の動態X線像やfulcrum backward bendingなどを参考に慎重に適応を決定する[2-4]。

手術Step

手術に必要な解剖

　LIFを全腰椎に施行するため，LIFに際して注意すべき各臓器の位置を術前画像で確認する。特に成人脊柱変形では解剖学的変位が存在しやすいため，進入側の対側も含めて血管の走行や各臓器の位置，rising psoas，各椎間板と肋骨・腸骨の位置関係，腸骨の形状などをチェックする（**図1**）[1]。筆者は基本的に左アプローチを選択しているが，左アプローチが困難であると判断した場合には右アプローチも考慮する。LIFのアプローチをイメージするには，肋骨や腸骨を含めた3D-CTが有用である（**図2**）。

　椎体間や棘突起・椎間関節の骨癒合の有無，椎弓根径の確認も必要である。特に側弯凹側では椎体頭側が変形し椎弓根頭尾側径が小さくなっている症例も存在するため，椎弓根横径だけでなく頭尾側径もチェックする。椎体内に著明な骨硬化像を認める場合にはPPS挿入に苦労することがあり，骨硬化像の有無もチェックする。

図1 術前画像

a：造影3D-CT
骨盤腔内に左腎臓が存在する。
b：術前MRI
椎体の側面に静脈が存在する。動脈（赤矢印），静脈（青矢印）

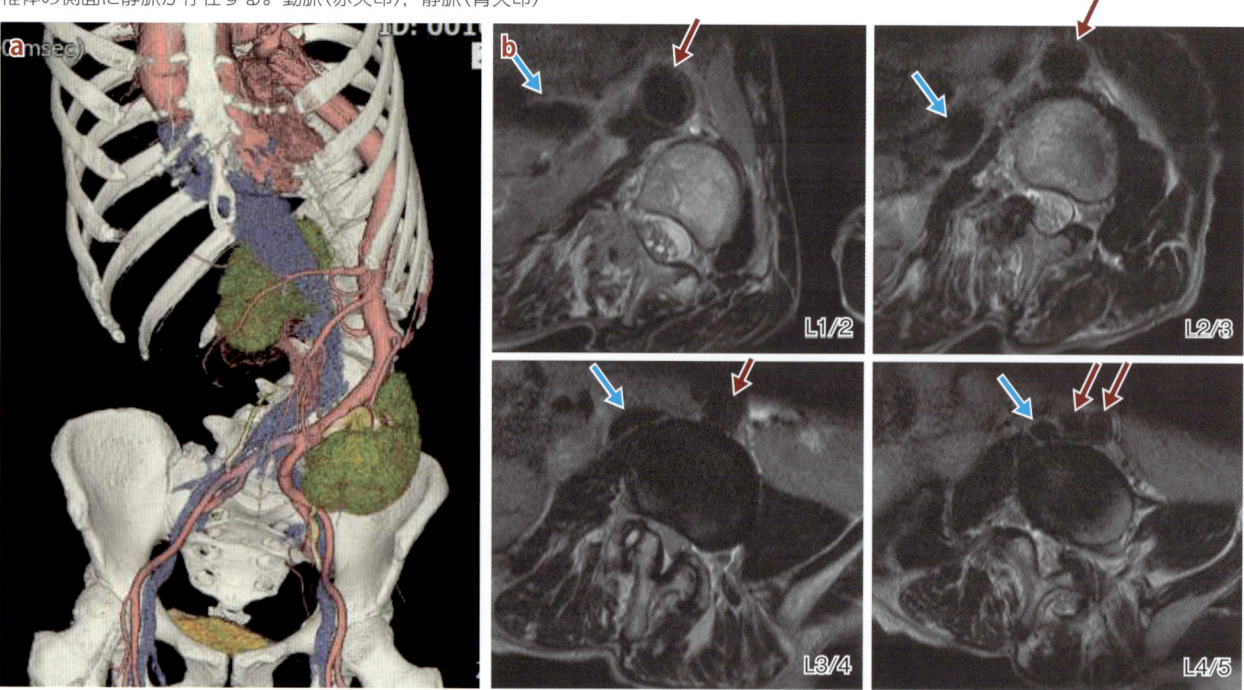

図2 3D-CT

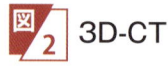

LIFのアプローチ（矢印）をイメージしやすい。

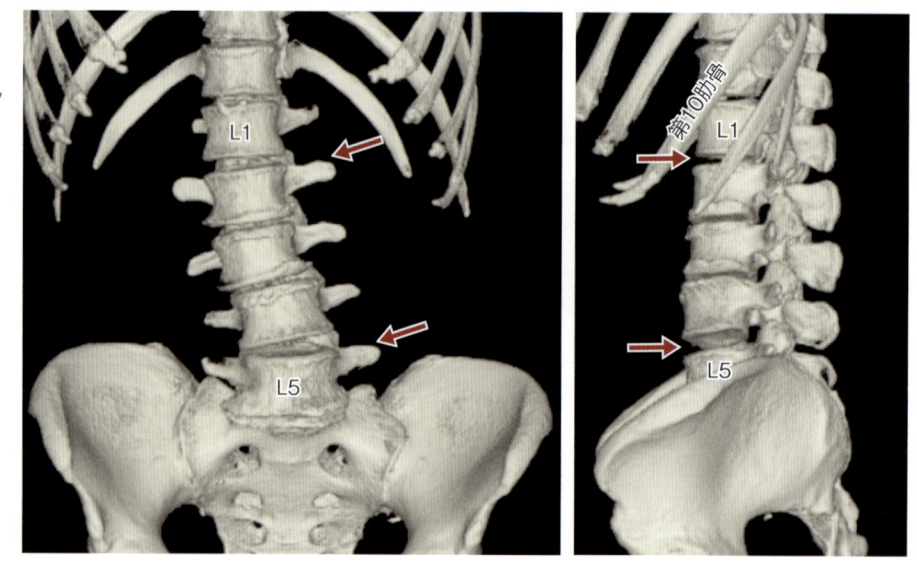

手術手技

T10から腸骨までの矯正固定術を想定して解説する。

1 側臥位でLIF

まず初めに側臥位で全腰椎にLIFを行う。Cアームの操作がしやすいように，当院ではテープのみで体幹を固定している(**図3**)。基本的にはLIF施行予定椎間が中間位で垂直になるようにセッティングする。垂直の確認には独自に作製した垂直棒をCアームに装着して確認している(**図4**)。All PPSでの後方矯正を可能にするためには，LIFの特性である強い矯正力，脊柱管の間接的除圧効果，椎間関節の間接的離開効果などを十分に引き出すことが重要であり，椎体終板を損傷しないように注意しなければならない。つまり，椎間にできるだけまっすぐ進入することが大切であり，凹側からの進入の際には1皮切を，凸側からの進入の際には2皮切を基本にしている(**図5**)。L1/2のLIFは，第10肋骨の下縁で第11肋骨の前方から進入すれば肋骨切除無しに施行可能であるが，第11肋骨が大きい場合などには症例に応じて一部肋骨切除を行う。

Point コツ&注意点

● 脊柱変形に対するLIFは通常のそれよりもはるかに難易度が上がる。術前にCTやMRIなどで各臓器の位置を確認すると同時にアプローチのイメージトレーニングを行うことが重要である。

図3 側臥位の体位固定

テープのみで体幹を固定している(**a**：前面，**b**：背面)。

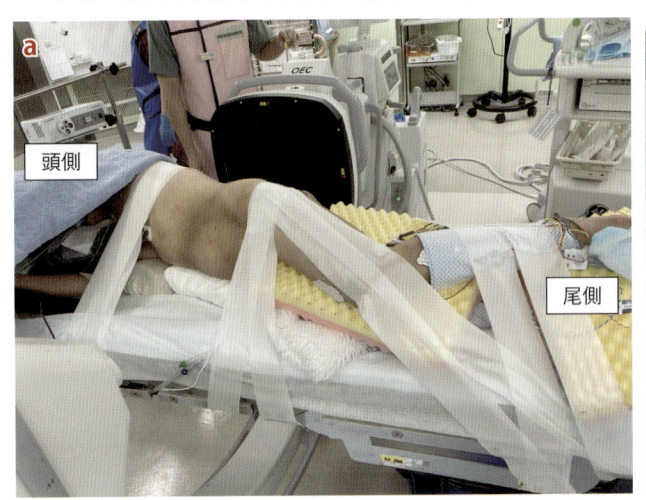
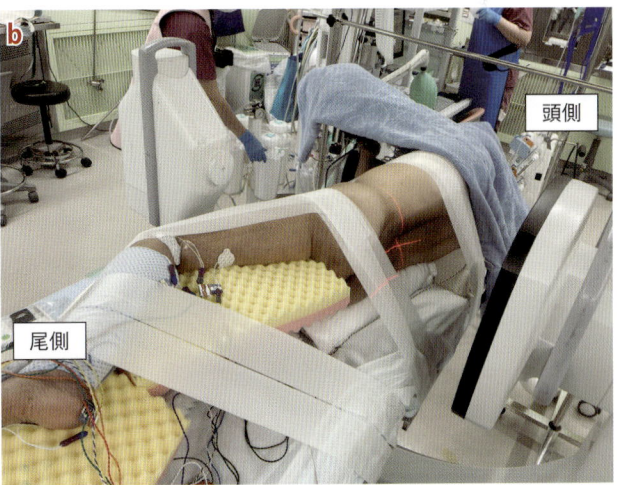

4 **垂直棒**

垂直棒（矢印）の先端にはゴムの重りが付いている。

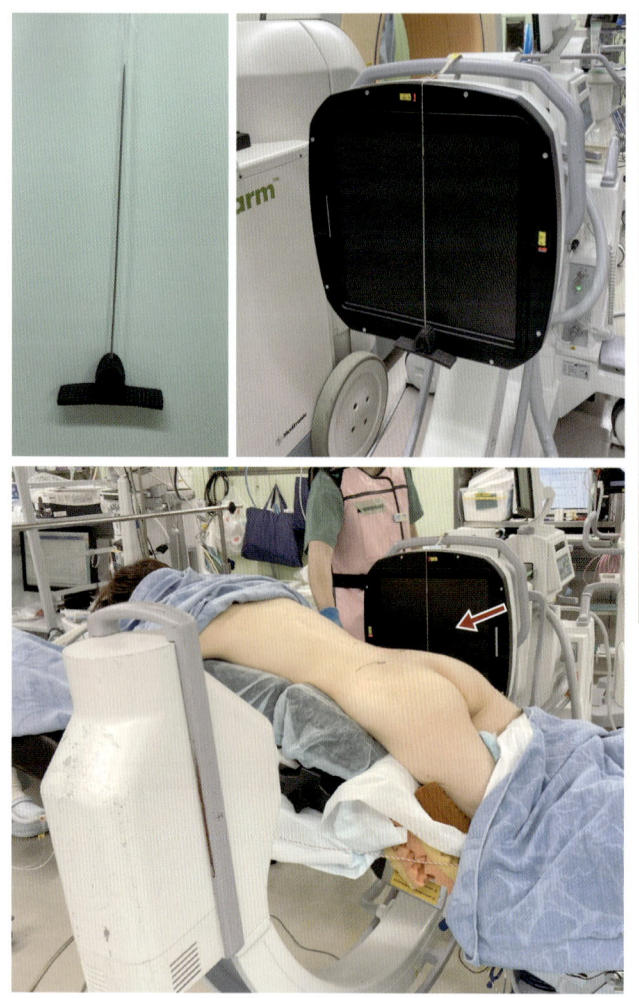

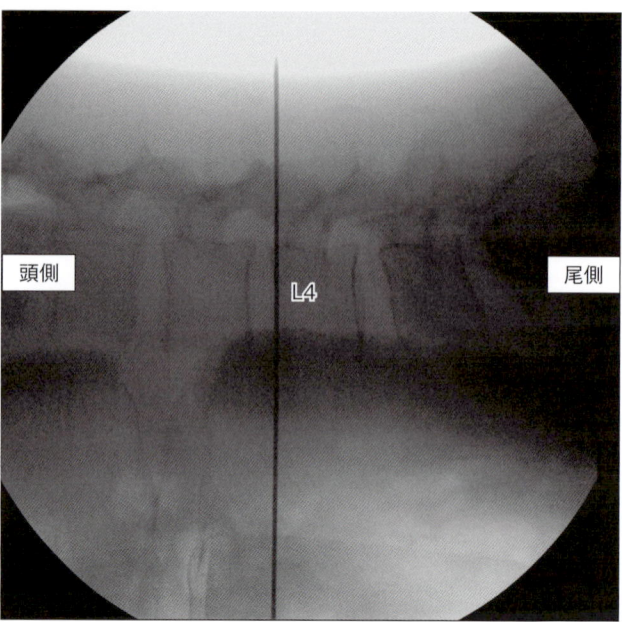

5 **LIFのアプローチ**

凹側から進入の際は1皮切（**a**矢印）を，凸側から進入の際は2皮切（**b**矢印）を基本としている。

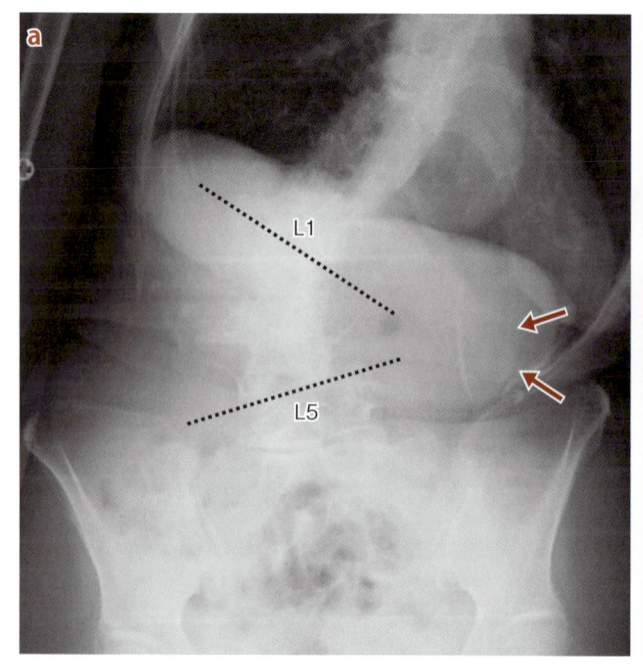

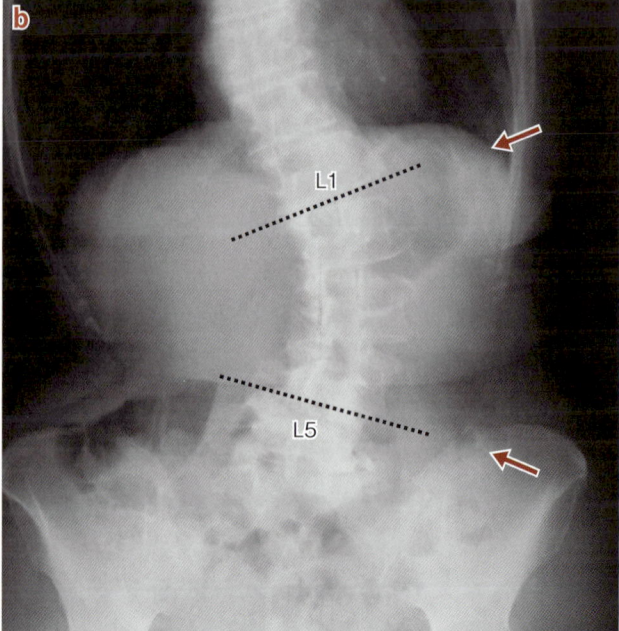

2 体位変換，後方矯正術のマーキング

Cアームを用いてT10からS1の椎弓根と皮切予定部のマーキングを行う。この際，各椎体の正しい正面像と側面像を描出することが重要である。PPSの挿入角度は尾側椎体ほど強斜位になるので，皮切のマーキングが胸椎部では椎弓根のすぐ外側に位置するのに対し，腰椎部では少し外側に移動する（**図6**）。皮切の向きは，accessory rod装着の際に皮切を延長できるよう，近年では縦切開を用いている。S1 PPSと腸骨スクリューは少し大きめの同一縦切開から挿入するため，後上腸骨稜の内側に縦切開用の4〜5cmのマーキングを行う（**図6**）。

図6 後方矯正術のマーキング

胸椎部では椎弓根の少し外側に皮切が置かれるが，尾側に行くに従い皮切は外側に移動する。
PPS用マーキングは胸椎では椎弓根外側縁より始まり，尾側に行くにしたがって椎弓根のやや外側に移動する。

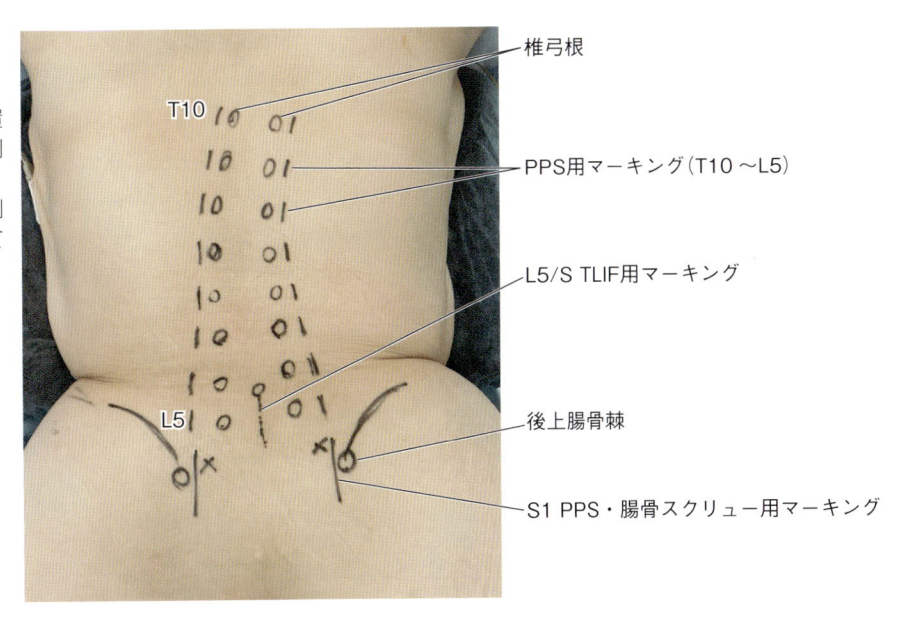

椎弓根

PPS用マーキング（T10〜L5）

L5/S TLIF用マーキング

後上腸骨棘

S1 PPS・腸骨スクリュー用マーキング

図7 Cアームの調整

回旋の強い椎体に合わせて正しい正面像（**a**）と側面像（**b**）を描出する。

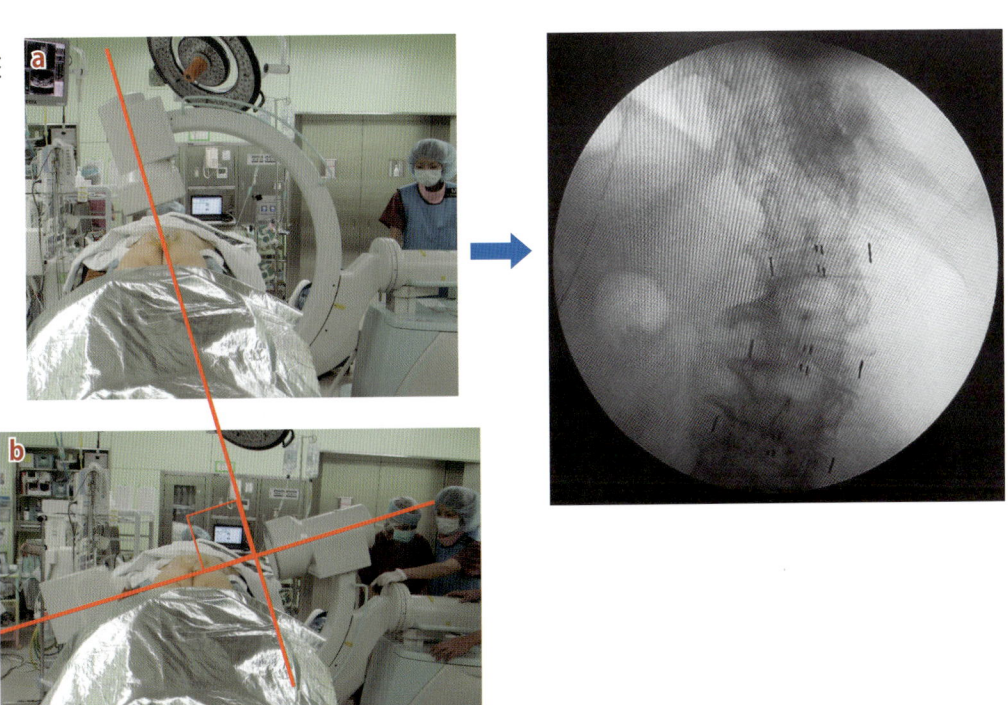

3 L5/S TLIF

L5/S1正中に約4cmの縦切開を加え，L5棘突起を縦割して展開する。L5/Sで十分な前弯が獲得できるようにL5両下関節突起は完全に切除し，凹側からTLIFを施行する。椎間ディストラクターで十分に椎間板高を持ち上げられるまで軟部組織を離開しておくと，のちにロッドの形状に合わせて局所の前弯が形成されやすい。

近年，筆者らはL5/Sで良好な局所前弯を得るためにexpandable cageを使用している。冠状面でL5椎体に傾きを有する症例が多いので，矯正後に全体のアライメントがoblique takeoffにならないように凹側を十分に離開してL5椎体の水平化を目指す。

4 T10からS1までのPPSと腸骨スクリューを挿入

術前のマーキングに沿ってPPS用の皮切を加える。筆者らは通常8本ずつPPSを挿入するため，8カ所同時に皮切を加えている（初めにT10からL1，続いてL2からL5）。筋膜も皮切と同様に縦切開で展開する。触診で刺入点を確認し，Cアームを調整して各椎体の正しい正面像を描出しながらJプローベを椎弓根の外縁から内縁まで刺入する。8本のJプローベを椎弓根の内縁まで刺入できたら，各椎体の正しい側面像でJプローベ先端が椎体内後方1/2にあることを確認する。

Jプローベが正しく刺入されていることを確認したのちにJプローベ越しにガイドワイヤーを挿入し，各椎体にPPSを挿入する。T10からL1までの8本のPPSを挿入できたら，同様の手技でL2からL5までのPPSも挿入する。その後，後上腸骨稜内側に約4cmの縦切開を加え，S1 PPSと腸骨スクリューを挿入する。すべてのスクリューを挿入後，エクステンダースリーブの先端がスムーズに並ぶように目視と指で高さを確認しながらスクリューの深さを調整する（**図8**）。

図8 PPSの並びの確認

目視と指ですべてのPPSのエクステンダースリーブ先端がスムーズに並んでいることを確認する。

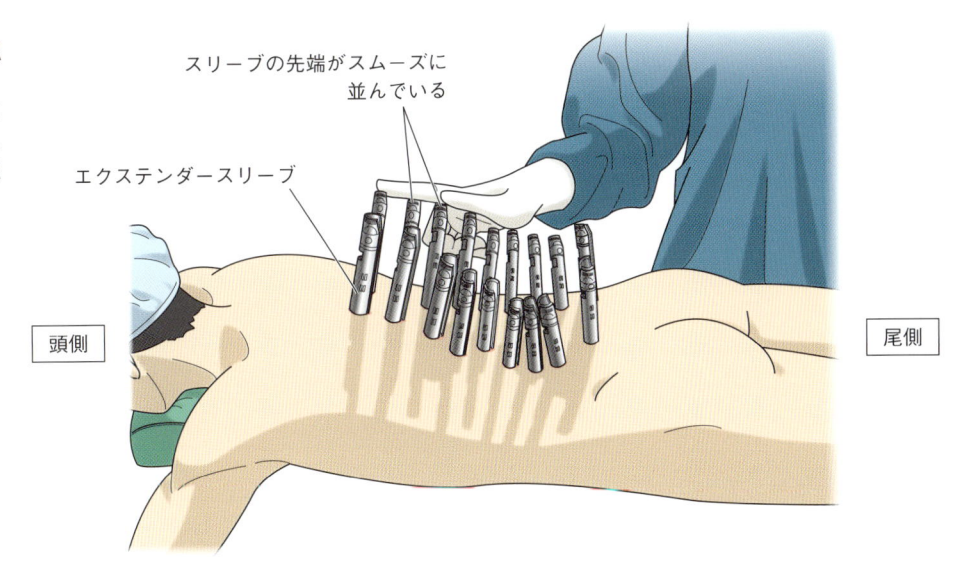

スリーブの先端がスムーズに並んでいる

エクステンダースリーブ

頭側

尾側

5 尾側からロッドを挿入

　S1 PPSと腸骨スクリュー用の縦切開から，生理的に弯曲させたロッドを頭側に向け挿入する。ロッド挿入の際には独自に作製した卵型のロッド把持器を装着し，ロッドを回転させながら挿入していく（**図9**）。ロッドがエクステンダースリーブ内を通りにくい場合には，独自に作製したフックデバイスをPPSの皮切から挿入し，ロッド先端をエクステンダースリーブ内に誘導していく（**図9**）。

Point コツ&注意点

●硬い変性や大きな矯正が必要な症例では，ロッドのベンディングは生理的弯曲より少し強めに行う。下位胸椎に後弯を，下位腰椎に前弯を作ることを意識してベンディングする（**図10**）。

図9 オリジナルデバイス

卵型のロッド把持器（**a**）とロッド先端を誘導するフックデバイス（**b**）。

a

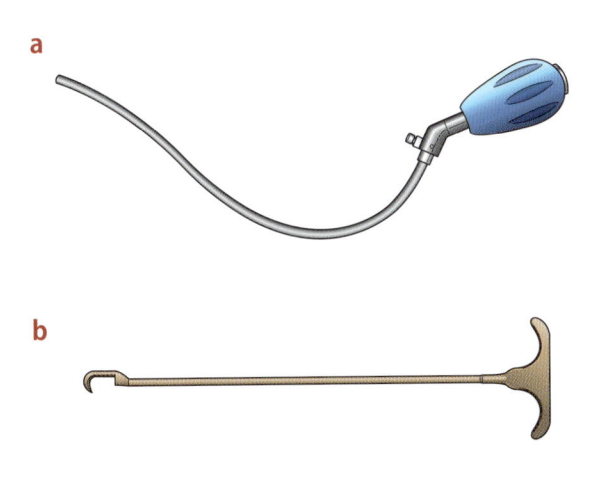

b

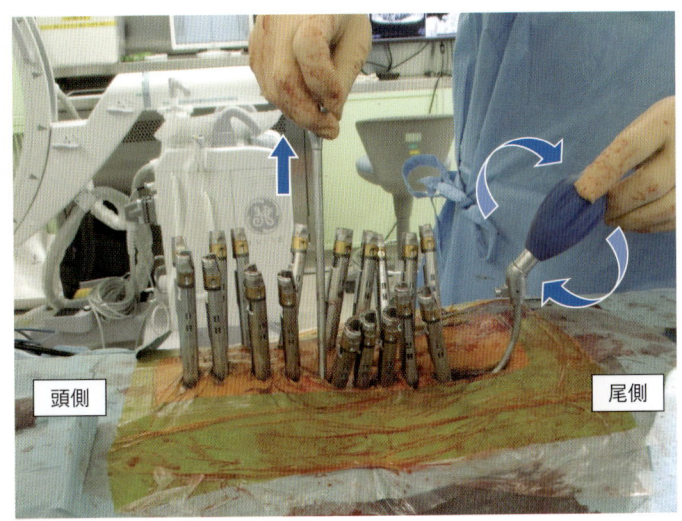

頭側

尾側

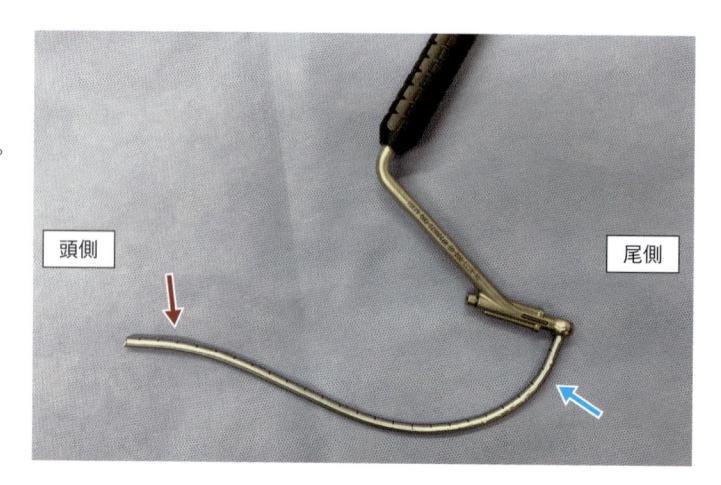

図10 ロッドのベンディング

下位胸椎での後弯（赤矢印）と下位腰椎での前弯形成（青矢印）を意識する。

頭側　　尾側

6 矯正操作（rod rotation techniqueとreverse cantilever technique）

　すべてのエクステンダースリーブ内にロッドが通ったことを確認後，ロッド把持器を卵型から直角型に変更し，ロッドに腸骨スクリュー用のコネクターを装着する（**図11**）。すべてのエクステンダースリーブ内にエンドキャップを挿入し，残り5mm程度まで落とし込み，その状態でロッド尾側端を腹側に押さえ込みながらrod rotation technique（**図12**）とreverse cantilever techniqueを用いて変形の矯正を行う（**図13**）。ロッドに沿うように変形が矯正される。エンドキャップを徐々に締結し，最後にコネクターを用いてロッドと腸骨スクリューを連結する。

　最終締結の前に正面像と側面像を撮像し，全体のアライメントを確認する。特に冠状面での調整が必要で，各エクステンダースリーブ間にcompressionとdistractionをかけて冠状面のバランスを調整する。

図11 直角型ロッド把持器への変更

ロッド把持器を直角型に変更し，ロッドに腸骨スクリュー用のコネクターを装着する。

直角型ロッド把持器

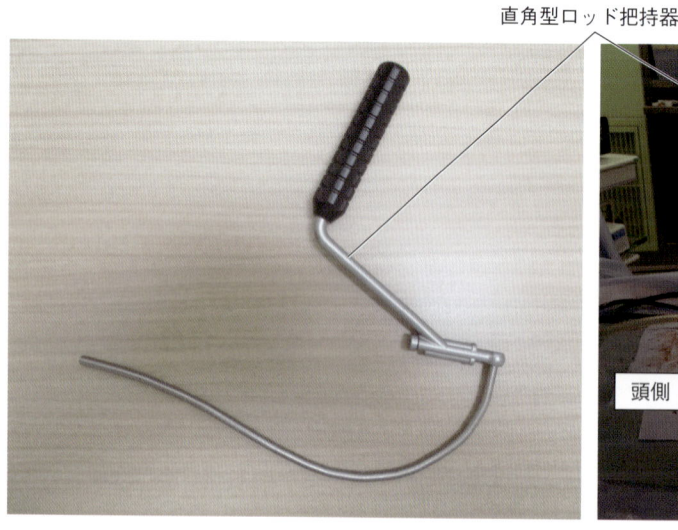
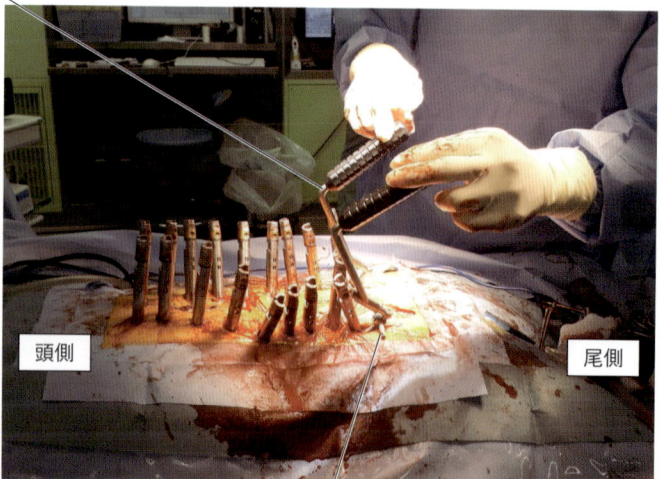

頭側　　尾側

腸骨スクリュー用のコネクター

図12 rod rotation technique

rod rotation techniqueで側弯を矯正する。

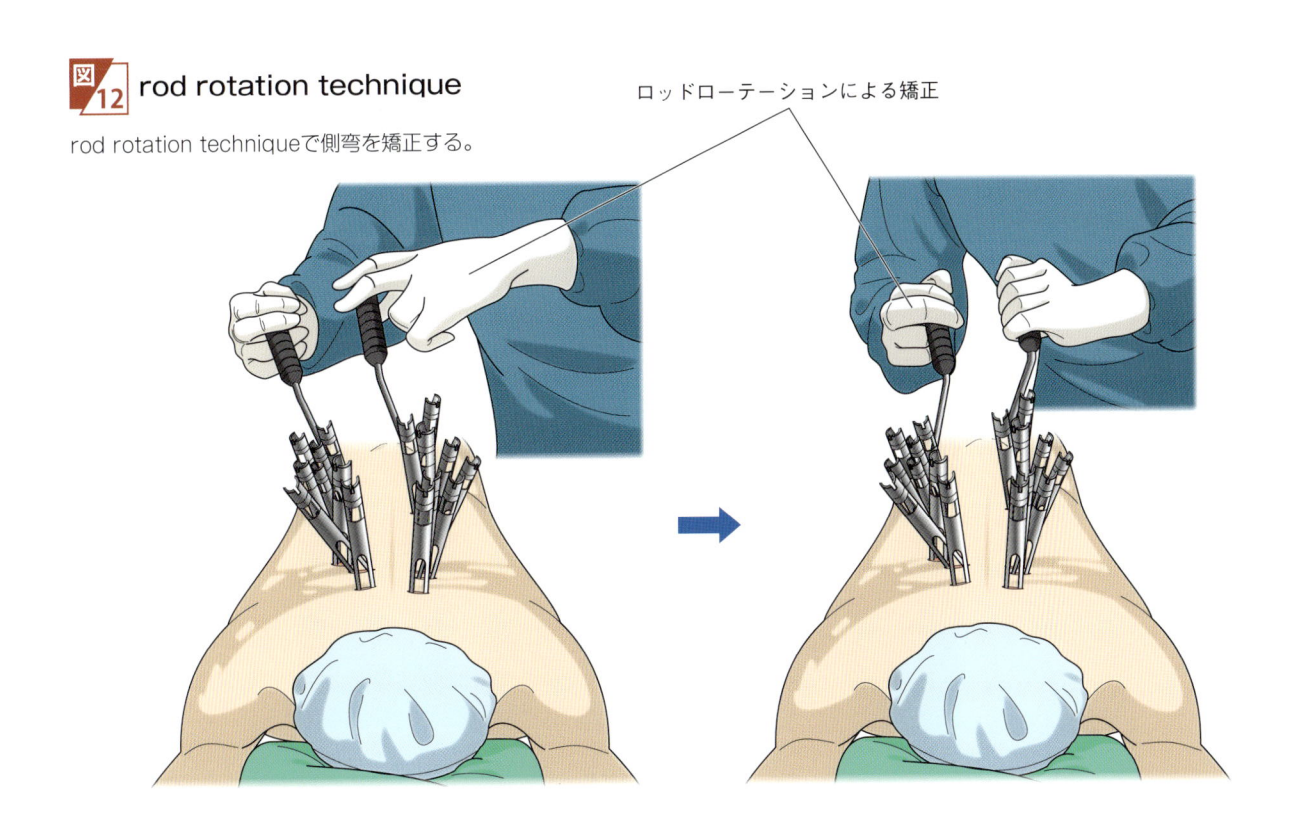

ロッドローテーションによる矯正

図13 reverse cantilever technique

ロッドの尾側端を腹側に押し込むことで，
ロッドに合わせて腰椎の前弯が形成される。

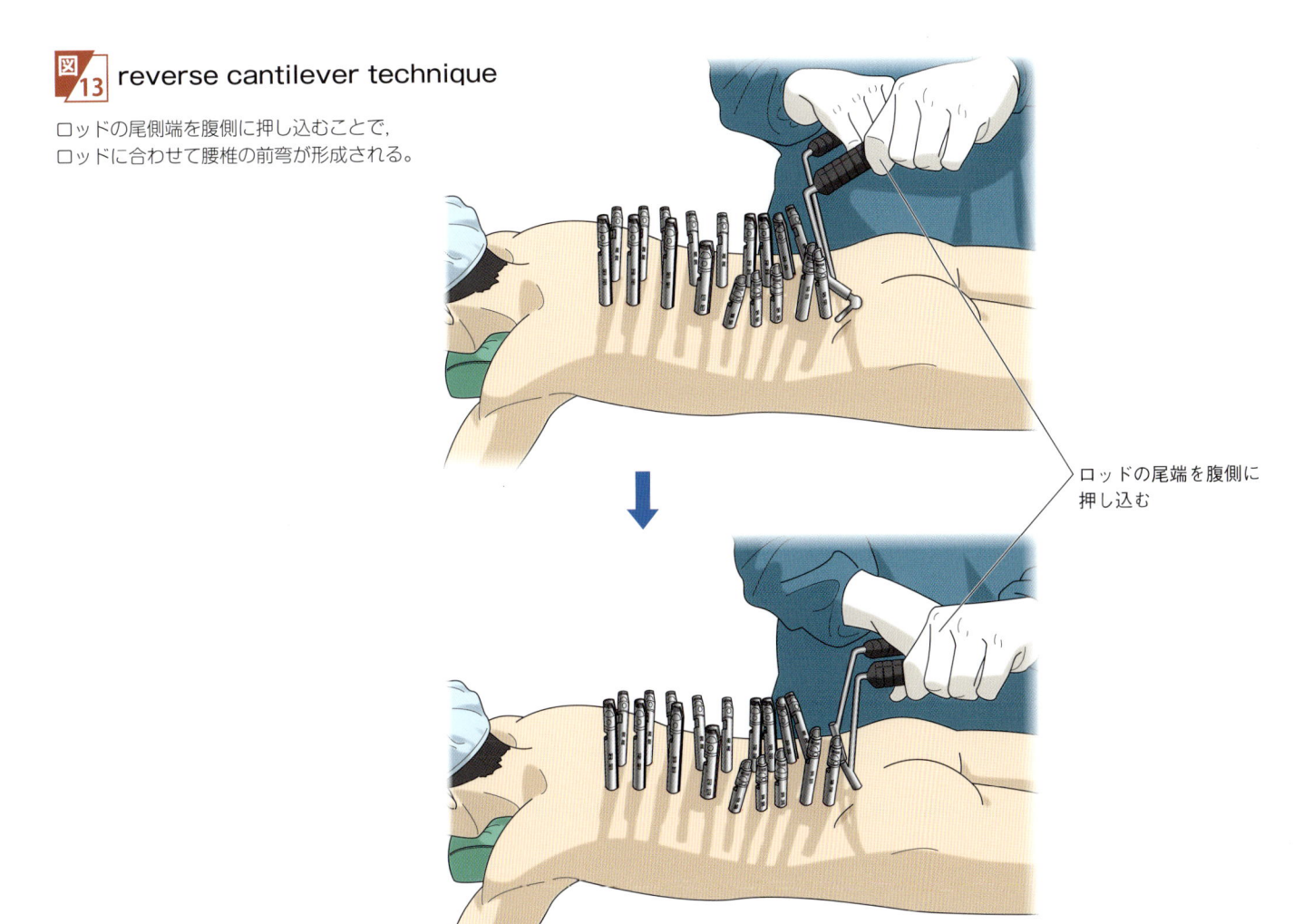

ロッドの尾端を腹側に
押し込む

- ロッドでの矯正操作の補助として，独自に作成したエクステンダースリーブプッシャーを凸側のエクステンダースリーブに装着し，凸側のPPSを腹側に押し込む。そうすることで椎体の回旋矯正と腰椎前弯獲得の補助を行う（**図14**）。
- 冠状面でoblique takeoffになっていないかを確認することが重要である。

図14 エクステンダースリーブプッシャー

凸側スクリューのエクステンダースリーブに装着し腹側に押し込むことで(矢印)，椎体回旋矯正と腰椎前弯形成の補助を行う。

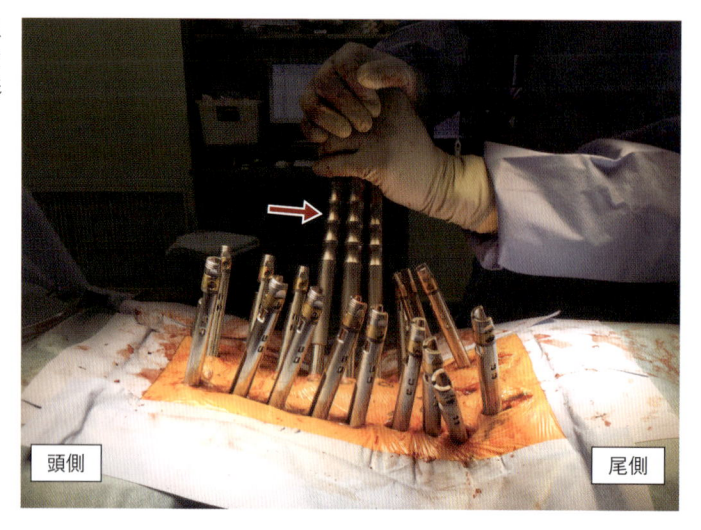

頭側　　尾側

7 両SAIスクリューの挿入とaccessory rodの追加（4ロッド固定）

　ロッド折損は術後合併症の1つであるため，2022年からは4ロッドによる固定を基本としている（**図15**）。L5/S TLIFの正中皮切からX線透視下に両SAIスクリューを挿入する。筆者はインレット位・アウトレット位の正面透視を用いてSAIスクリューを挿入している[5]。その後，経皮的に主ロッドの内側にaccessory rodを通し，頭側はコネクターを使って主ロッドに，尾側はSAIスクリューに直接連結する。応力の集中を防ぐため，頭側連結部の高さは左右で変えている。

Point
コツ&注意点

- 腸骨スクリューとSAIスクリューが干渉しないように，腸骨スクリューはその尾側に少しスペースを残して挿入する。

図15　4ロッド固定

70歳代，女性。両腸骨スクリューと両SAIスクリューを用いて4ロッドでの矯正固定を施行した。
a：術前
b：術後

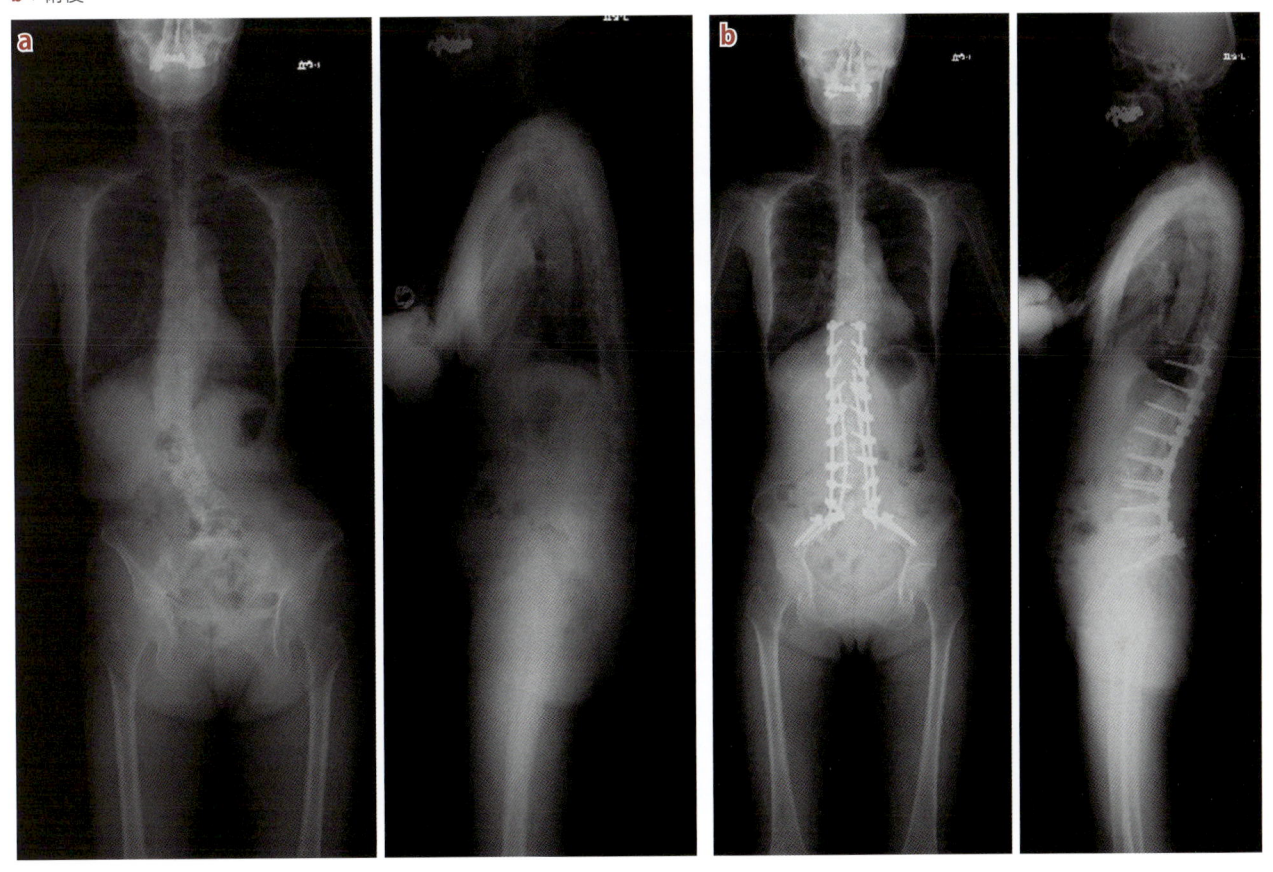

8 閉創

各創部を十分に洗浄後，筋膜および皮下を縫合し，閉創する。L5/S TLIF部にはドレーンを留置する。

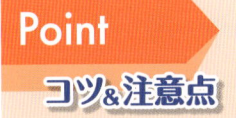

● 当院では術後帰室前にCTを撮像している。PPSの位置の確認と同時に，後腹膜腔に血腫などの異常がないかをチェックする。後方矯正による牽引ストレスによってLIF時には確認できなかった出血が生じていたり，対側の腸腰筋内に血腫が形成されていた症例を経験している（図16）。

術後CT

a：冠状断像
b：横断像
後腹膜腔に巨大な血腫を認める(矢印)。造影CTで持続性の出血がないことを確認し，輸血のみで経過観察を行った。

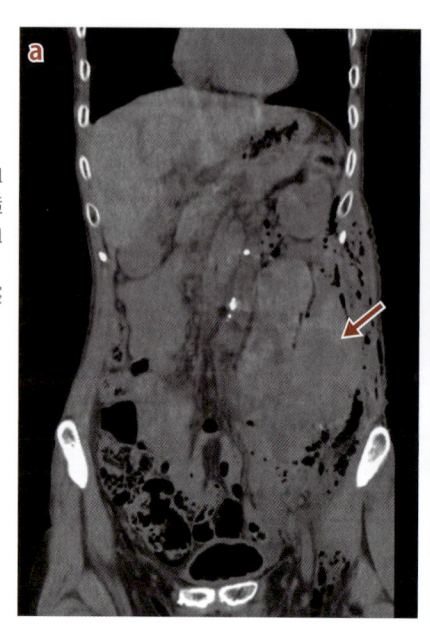

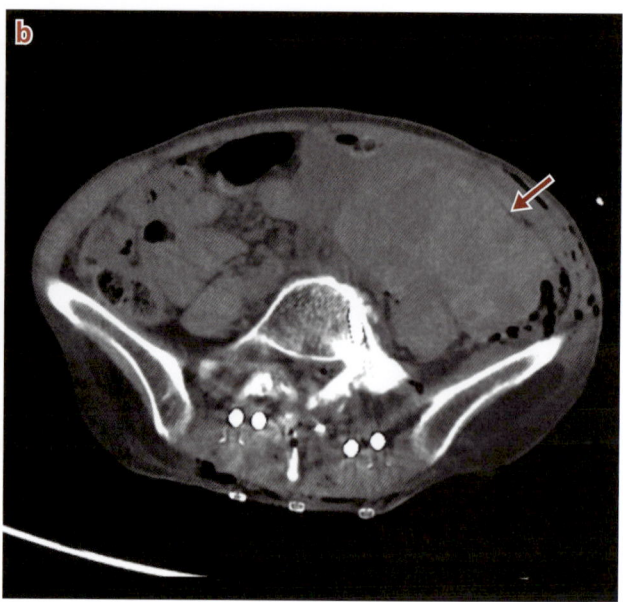

文献

1）原田智久，槇尾　智，ほか．成人脊柱変形に対するLIF．整形・災害外科 2019; 62: p637-41.
2）原田智久，槇尾　智，ほか．成人脊柱変形に対する経皮的矯正術　LIFとAll PPS を用いて．臨整外2021; 56 (4): p347-52.
3）原田智久，槇尾　智，ほか．第4章　治療　低侵襲化手術　適応と限界．脊椎脊髄ジャーナル 2022; 34: p787-92.
4）原田智久，槇尾　智，ほか．成人脊柱変形のMISの功罪．脊椎脊髄ジャーナル 2023; 35: p609-12.
5）寺山　星，大堀靖夫，ほか．インレット位アウトレット位の正面透視を用いたSacral Alar Iliac (SAI) スクリューの挿入法．J Spine Res 2018; 9 (7): p1195-9.

側臥位におけるL5/S1低侵襲前側方固定術（OLIF51™）

関西医科大学総合医療センター　整形外科・脊椎神経センター　**小谷善久**

手技の Point

▶ 手術体位は右側臥位，股関節伸展位とする

▶ 側面像でL5/S1椎間板と椎体終板の延長線を皮膚上にマーキングし，進入路をイメージする

▶ 皮切は上前腸骨棘の前方2〜3横指に3.5〜4cm斜皮切とする

▶ 後腹膜進入で両側総腸骨動静脈，尿管を左右にレトラクトしてL5/S1椎間板を展開する

▶ 椎間板の切除後に椎間ケージと骨移植を行う

introduction

本項ではOLIF51™手術の手術適応，相対的禁忌症例，画像検査による術前計画を解説する。

術前情報

手術適応

OLIF51™手術は従来型のanterior lumbar interbody fusion（ALIF）を低侵襲化したものであり，手術適応はALIFと同様である。腰仙椎変性疾患，L5/S1偽関節，化膿性椎間板炎・椎体炎，脊柱変形でL5/S1椎間で前弯あるいは側弯変形を効果的に矯正する必要がある病態などである[1-3]。

以下の場合は相対的禁忌となる。

1）左右の総腸骨動静脈間のvascular windowが15mm以下
2）既前方手術や近傍の悪性腫瘍手術の既往
3）画像上血管奇形がある
4）画像上L5/S1椎間板と周囲血管の強い癒着が疑われる例
5）神経の間接除圧が必要な病態であるが黄色靱帯石灰化などで間接除圧が期待できない例[4]

術前計画

本手術では術前のL5/S1椎間板と血管解剖の評価がきわめて重要となる。仰臥位のMRIでL5/S1椎間板レベルの左右血管の間の間隙（vascular window）と左総

手術Step

1. 手術体位 (p.154)
2. 皮膚上マーキング (p.155)
3. 皮切 (p.155)
4. 進入，腹膜の処置 (p.155)
5. 大血管の処置，レトラクト (p.156)
6. 開創器の設置 (p.157)
7. 椎間板・椎体軟骨性終板の切除 (p.157)
8. 骨移植，ケージの設置 (p.158)
9. 閉創 (p158)

腸骨静脈とL5/S1椎間板の癒着状態を評価する4)。vascular windowが15mm以下の場合は後方手術への代替を考慮する。

L5/S1椎間板と左総腸骨静脈間に明瞭な脂肪層が存在する場合には，通常血管組織と椎間板との癒着はない。しかし，脂肪層が存在しない場合や，骨棘の上に血管が存在する場合には癒着が強い場合があるので，造影CTを追加する。同部の血管奇形，特に静脈系には多くのvariationがあるが，血流がわずかであるため術前画像では描出されないことも多い。また，右側臥位になると仰臥位と比べ左総腸骨静脈で右側へ約4mm，bifurcationは6mm尾側に移動することも念頭に置く必要がある4)。

手術に必要な解剖（Anatomy Key Point）

vascular windowを示す（図1）。

 図1 L5/S1椎間板と周囲血管の関係

矢印（↔）はvascular windowを示す。

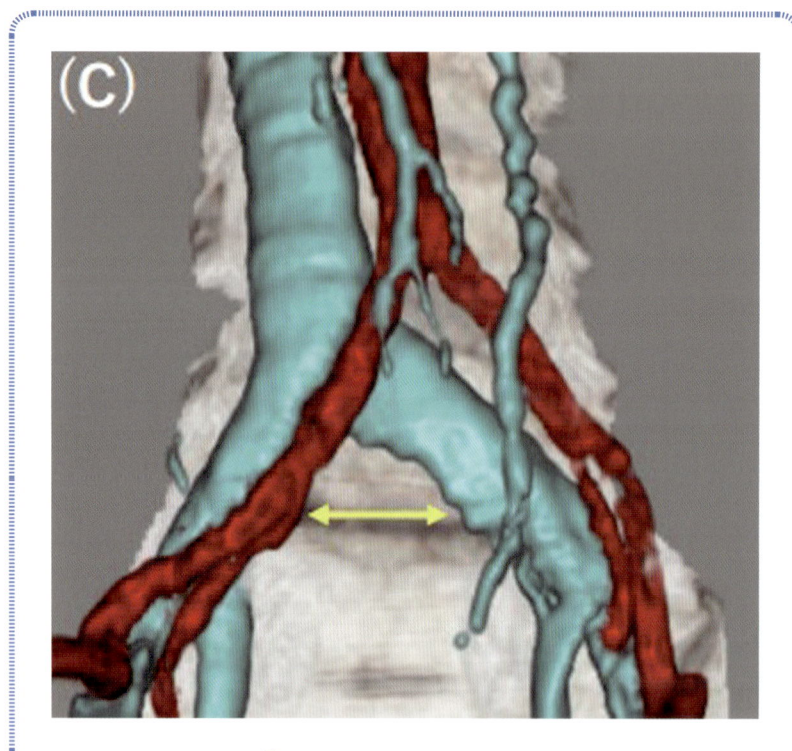

ANATOMY KEY POINT

手術手技

1 手術体位

基本，右正側臥位が望ましい。sacral slopeが大きい例ではかなり尾側から進入する症例もあるため，股関節は伸展位とする（図2）。脊柱変形で頭側の右側進入が必要な例などでは左側臥位を選択する症例もあるが，右利き手の術者では逆手となり手技がやや煩雑となる。術野が深い場合は途中やや半側臥位ぎみにすると手技はやりやすくなるが，C-arm imageが斜位となることに注意する。

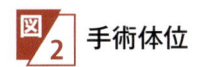 **手術体位**

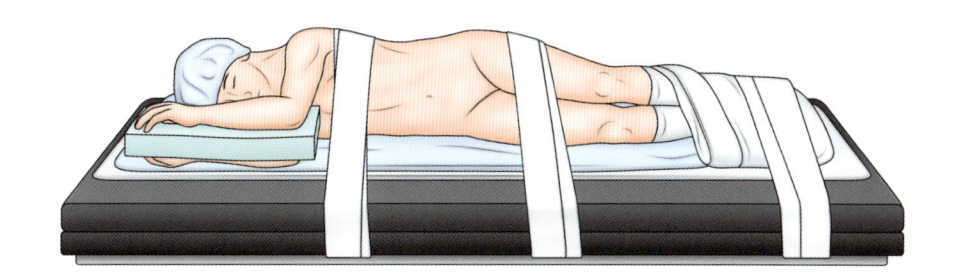

2 皮膚上マーキング

　側面透視でL5/S1椎間板のL5尾側終板とS1頭側終板にマーキングし，これを腹側へ延長する線を引くと，これがL5/S1椎間板へのアプローチプレーンとなる(図3)。

3 皮切

　上前腸骨棘(anterior superior iliac spine：ASIS)の前方2〜3横指に約35〜40mmの皮切を置く(図4)。体格により，やせ型では前方2横指，肥満体ではそれより内側に置くとよい。

4 進入，腹膜の処置

　外腹斜筋と内腹斜筋を切開して，腹横筋膜を鈍的にツッペルで分けると容易に後腹膜腔に進入する(図5)。同部では腹膜が腹横筋膜に密に接しているので丁寧に剥離するようにしたい。腹膜を右側かつ尾側に剥離しながら岬角尾側にスペースを作るようにしながら展開を進める。左尿管は腹膜とともに右側へ落とし込むようにする。

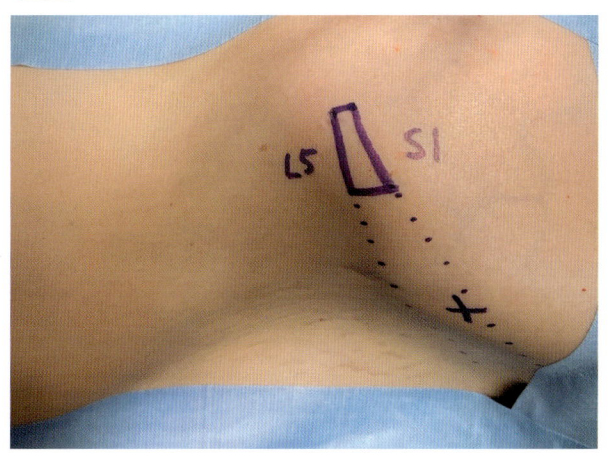 **L5/S1椎間板とアプローチプレーンのマーキング**

図4 皮切

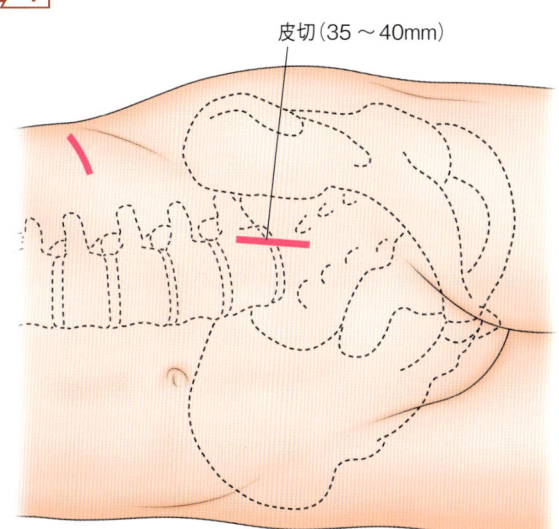

皮切(35〜40mm)

図5 後腹膜腔の展開

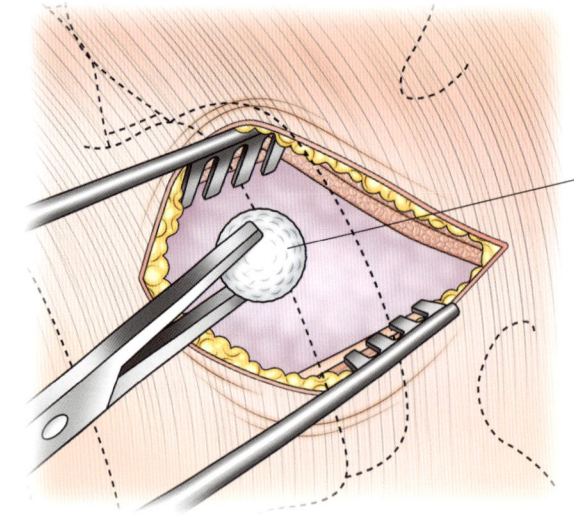

腹横筋膜をツッペルガーゼで
分けながら進入

【動画】
OLIF51
Sovereign v2

5 大血管の処置，レトラクト

　　左大腰筋の内側に左総腸骨動脈を同定する（**図6**）。このとき左総腸骨静脈は通常左総腸骨動脈の陰に隠れていることが多い。L5/S1椎間板の尾側で動静脈を一体として左にレトラクトしながら視野を得て，頭側，右側へ展開を進めていく。椎間板右側を胸腔鏡用の長い小ツッペルで十分に血管から剥離する。

図6 左大腰筋と左総腸骨動脈の
同定

左大腰筋

左総腸骨動静脈

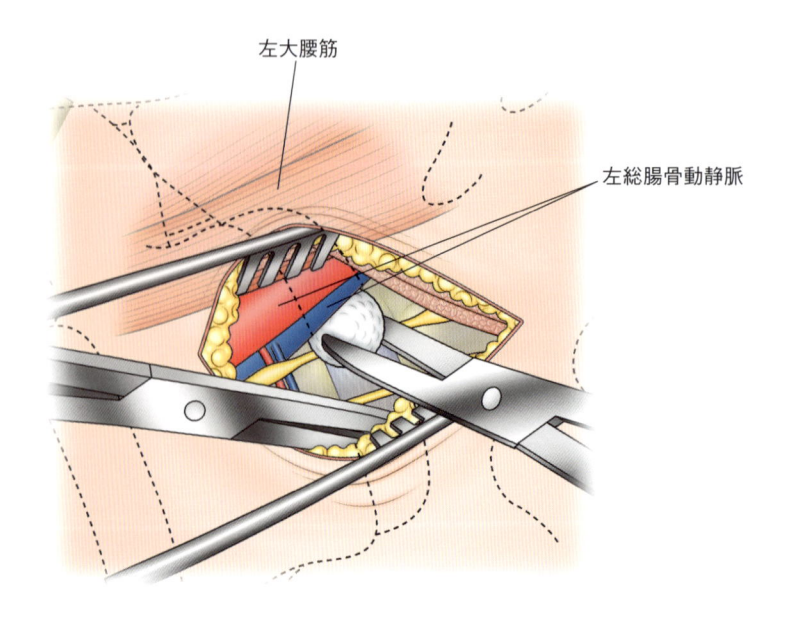

6 開創器の設置

左総腸骨動静脈を左に，椎間板上縁で同血管群を頭側によけながら専用のレトラクターを設置する。レトラクターの長さには個人差があるが，通常14～20cm長である。右側の血管群を保護しながら椎間板の右側に滑り込ませるように3本目のレトラクターをかける（**図7**）。術野は深いため，専用の光源をレトラクターに設置する。

左総腸骨静脈の可動性が不良な例では段階的にレトラクターを移動しながら，椎間板切除と解離を先行させると徐々に血管の可動性が得られる。

Point コツ&注意点
● 一度に開創器位置を決めようとせず，術野の展開の拡大に合わせて徐々にvascular windowを拡大していくのがコツである。

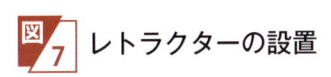
図7 レトラクターの設置

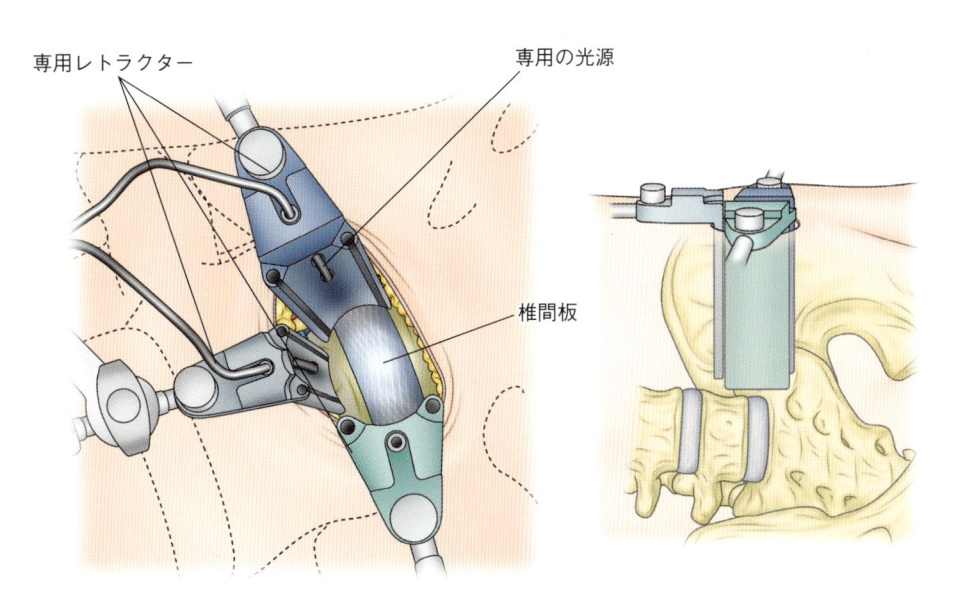

専用レトラクター　　専用の光源

椎間板

7 椎間板・椎体軟骨性終板の切除

十分な椎間板の確保が得られたら，正中仙骨動静脈を超音波凝固装置（ソノサージなど）で凝固止血する。椎間板の頭尾側で確実に処置する。椎間板の前方左右には網目状の下腹神経叢があるので，これらを可及的に左右へよけて保護するようにする。安易に切断または電気凝固すると男性では逆行性射精の原因となるので注意を要する。前方線維輪を箱状に切開して髄核を摘出し，軟骨性終板を丁寧に除去して骨移植母床を作成する（**図8**）。

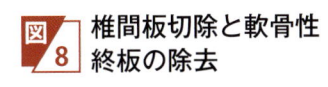
図8 椎間板切除と軟骨性終板の除去

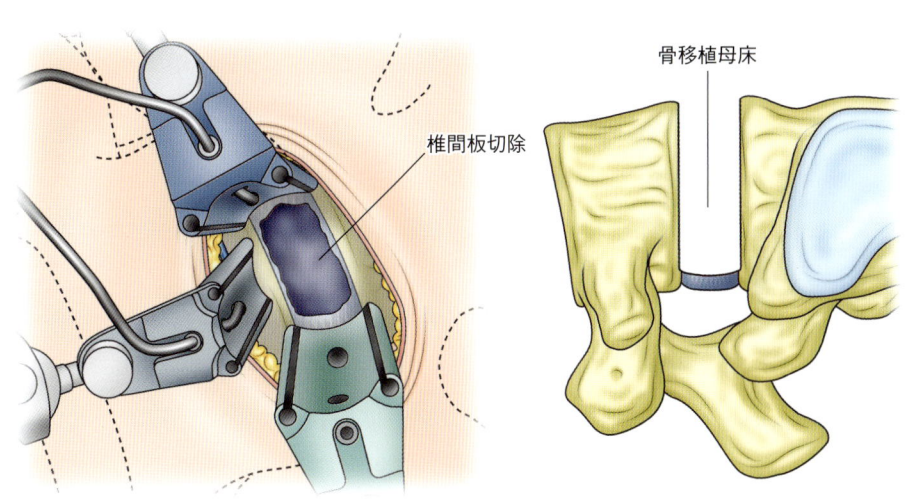

椎間板切除

骨移植母床

8 骨移植，ケージの設置

トライアルで適切なケージの前弯度，ケージ高さを選択したのち，椎間板腔の後方部分に移植骨を設置する。その前方に前方ケージを設置し，integrated screwで固定する（**図9**）。

●本手術ではケージは左斜め尾側より挿入される形となるため，イメージングで確認しながら終板損傷に十分に注意して挿入すること。

図9 骨移植とケージの設置

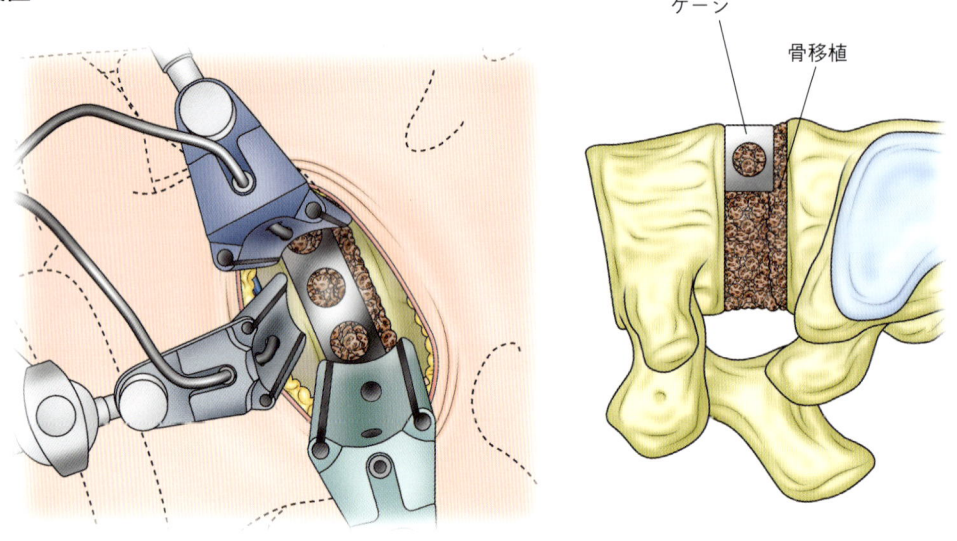

ケージ
骨移植

9 閉創

洗浄後，椎体終板あるいは仙骨前面からの出血が完全に止まっていないようであればドレーンを留置する。筋層は腹横筋膜と腹斜筋を一塊としてしっかりと縫合した後，皮下組織と皮膚を縫合する。

文献

1）Kotani Y, Ikeura A, et al. Single-level controlled comparison of OLIF51 and percutaneous screw in lateral position versus MIS-TLIF for lumbosacral degenerative disorders : clinical and radiologic study. J Orthop Sci. 2021;26:756-764
2）Kotani Y, Ikeura A, et al. Comparative clinical analysis of oblique lateral interbody fusion at L5/S1 versus minimally invasive transforaminal interbody fusion for degenerative lumbosacral disorders. Spine Surg Relat Res. 2023;7:66-73
3）Kotani Y, Ikeura A, et al. Clinical and Radiologic Analysis of Minimally Invasive Anterior-Posterior Combined Surgery for Adult Spinal Deformity: Comparison of Oblique Lateral Interbody Fusion at L5/S1 (OLIF51) versus Transforaminal Interbody Fusion. Medicina 2024, 60, 107. https://doi.org/10.3390/medicina60010107
4）Kotani Y, Tachi H, et al. Comparative Analysis of Vascular Structures in OLIF51 and the Lateral Corridor Approach under Supine MRI and Intraoperative Enhanced CT in the Lateral Decubitus Position. Medicina 2024, 60, 326. https://doi.org/10.3390/medicina60020326

基本手術手技

脊柱変形手術における halo牽引の基本手技

JA愛知厚生連豊田厚生病院整形外科　**大田恭太郎**

手技のポイント

- Cobb角120°以上の高度側弯などの一期的矯正が困難な症例，矯正に伴う麻痺のリスクが高い症例および矯正に伴う呼吸不全，消化器症状の出現などの発生が想定される場合に行う。
- halo ring装着は，精神発達遅滞やさまざまな併存疾患を認める症例が多いため，可能な限り麻酔科管理にて行う。
- 対象症例はほとんどが小児であり，未成熟な頭蓋骨にスカルピンを挿入するため，トルクは4ポンド以下で行い，長期間の装着や1本あたりのスカルピンの挿入トルクが低いため，少なくとも6本，可能であれば8本挿入する。
- 術前持続牽引および術中牽引ともに，通常は体重の10%程度，最大でも体重の20%程度を上限とする。

halo ring装着，病棟管理および矯正手術へのステップ

①halo ring装着前の確認事項（適応，禁忌，ピットフォールなど）
②halo ring装着時のセッティングおよび装着方法
③病棟管理
④矯正手術時のセッティング

手術手技

①halo ring装着前の確認事項（適応，禁忌，ピットフォールなど）

　Cobb角120°以上の高度側弯などの一期的矯正が困難で脊椎の可動性が残存している（牽引にて伸びる）症例，矯正に伴う麻痺のリスクが高い症例および矯正に伴う呼吸不全，消化器症状の出現などの発生が想定される症例が適応となる。

　矯正手術の2～4週間前にhalo ringを装着し，持続牽引を行い，時間をかけて緩徐に側弯を牽引していく。持続牽引を行うことで，矯正手術前に矯正に伴う下肢の神経症状などがある程度想定できるだけではなく，胸郭の環境変化に伴う呼吸不全の発生，腹腔の牽引に伴う消化器症状の出現などもある程度予期が可能である。それらの症状が発生した場合は再度各種検査結果を見直し，小脳扁桃下垂や空洞症の有無，脊髄係留や割髄など脊髄異常（奇形）の有無，椎体および椎体回旋に伴う気管支狭窄の有無，上腸間膜動脈と十二指腸の位置関係などを確認し，異常があれば術前に対応を行う。

　halo ring装着に伴う注意すべき併存疾患としては，脳腫瘍，脳血管障害，てんかん，水頭症，骨形成不全などの骨系統疾患，骨軟化症などの骨代謝性疾患などである。開頭術後の症例は，無計画にスカルピンを挿入すると頭蓋骨がない場合に脳実質を損傷することになるため，装着前の頭部CTによる確認は必須となる。それに関連するが，頭蓋内に脳室シャントが留置されている症例も，皮下を交通するシャントチューブを避けてスカルピンを挿入する必要がある。

筆者もシャントチューブを避けてスカルピンを挿入したが，近接した場所に挿入したために皮下組織の圧が上がりシャント閉塞を併発し，術前にシャント留置をしなおしていただいた経験があるため，シャントチューブ周囲の皮下組織を巻き込む距離の挿入も避けるべきである。halo ring装着に直接関係しているわけではないが，脳室腹腔シャントが若年齢時に留置されている場合，側弯矯正時にシャントチューブの長さが足りなくなり術後にシャントトラブルを併発する場合があるため，事前にシャント長を延長する場合もある。骨系統疾患や骨代謝性疾患の併存している症例は，通常のトルクにてスカルピンを挿入すると頭蓋骨を穿破し危険である。トルクブレイクタイプのスカルピンの挿入は避けるべきである。

②halo ring装着時のセッティングおよび装着方法

指示動作が困難な症例，精神発達遅滞を認める症例などは覚醒下のhalo ring装着が危険であるため，可能な限り麻酔科管理にて装着を行っている。仰臥位で頭部を専用の架台に乗せ，適切なサイズのhalo ringを4方向から対角にスカルピンを挿入し頭蓋骨に固定する。

小児例の場合，頭蓋骨が未成熟なため，挿入トルクを必ず4ポンド以下とし，症例によっては2ポンド程度まで挿入トルクを軽くする。小児例の場合，装着期間が長くスカルピンの挿入トルクがかけられないため，少なくとも6本，可能であれば8本挿入する。

スカルピンは浅側頭動脈や頭蓋骨の薄い蝶形骨を避けて挿入し，先述した開頭術後の症例や脳室シャント留置例にhalo ring装着を検討する場合は，頭部CTなどの画像所見及び体表面の触診を徹底的に行い，装着の是非および可否を再度確認し，4方向対角挿入にこだわらず，慎重にスカルピンを挿入する。スカルピン挿入は必ず閉眼時に行い，閉眼制限がでないように注意する。

③病棟管理

症例の活動性に応じて牽引方法を選択する。

・halo traction bed（図1）

両下肢麻痺および端坐位保持不能例。ギャッジアップないしはチルト30°以上とし，頭蓋直達牽引にて体重の10%程度から開始する。症状に応じて増減し，最大でも体重20%を上限とする。

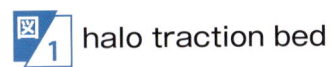

図1 halo traction bed

スカルピン8本にてhalo ring装着。チルト30°にて体重の15%程度で持続牽引。

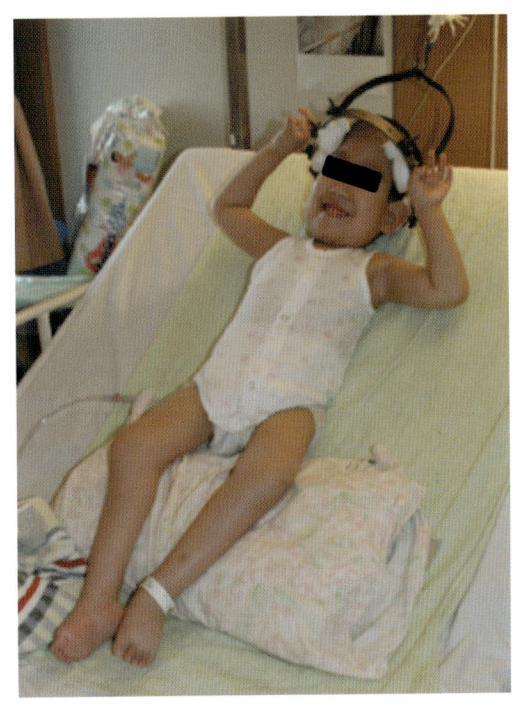

- **halo wheelchair（図2a）**

両下肢麻痺および端坐位保持可能例。車椅子の直上後方に滑車があり，車椅子座面後面に重りを設置する。90°直達牽引。牽引重量は同じく体重の10%から開始し，最大20%を上限とする。

- **halo walker（図2b）**

歩行可能例。5輪歩行器の直上に滑車があり，側方に重りを設置する。90°直達牽引とする。牽引重量は同じく体重の10%から開始し，最大20%を上限とする。

体幹傾斜例はhalo ringに支柱を立て，halo pelvic tractionとし，側弯の牽引矯正と同時に体幹のcentralizationも可能である（図2c）。

スカルピン刺入部の確認は連日施行し，発赤などの感染兆候を認めたピンは抜去を行う。頭蓋牽引に伴うHorner症候群（縮瞳，眼瞼下垂，眼球陥凹，発汗低下，顔面紅潮など）を注意し，脳室シャント留置例はシャントトラブルの有無を確認する。スカルピン頭蓋内穿破の可能性なども考慮し，何らかの異常所見を認めた場合は早急に牽引を終了後，頭部CTなどで頭蓋内精査を行う。

図2　さまざまなhalo traction tool

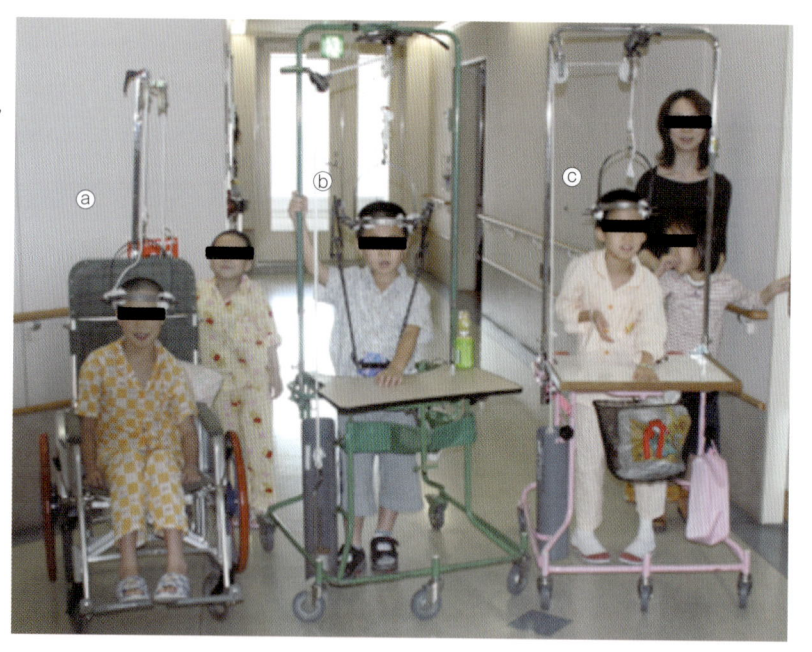

halo wheelchair（ⓐ），halo pelvic traction（ⓑ），halo walker（ⓒ）。

④矯正手術時のセッティング

後方手術の場合，腹圧を逃すように腹臥位とし，halo ringを体重の10～20%で牽引し，両下肢を介達牽引にて左右合わせて頭蓋牽引と同重量になるように牽引する（図3）。

牽引後にmotor evoked potential（MEP）を確認し，振幅の低下がないことを確認した後に手術を開始する。術中矯正時は，麻酔科の先生に頭蓋牽引をマニュアルで牽引してもらい，矯正固定終了後は速やかに牽引を終了する。術後は覚醒前にhalo ringを抜去する。

矯正手術時のセッティング

a：全体像
b：頭側
c：術野
d：尾側
体重20kgの症例であったため，halo traction 2kg，介達牽引を左右それぞれ1kgにて施行している。

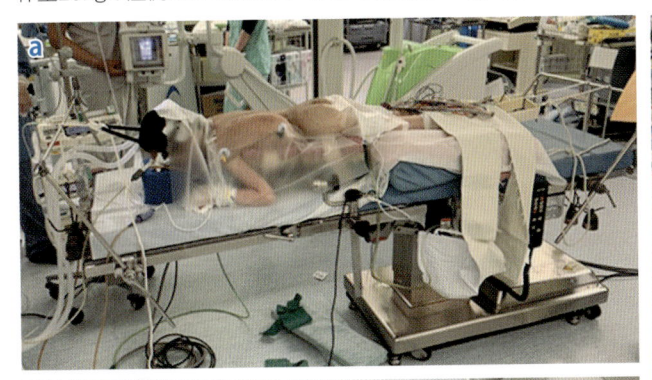
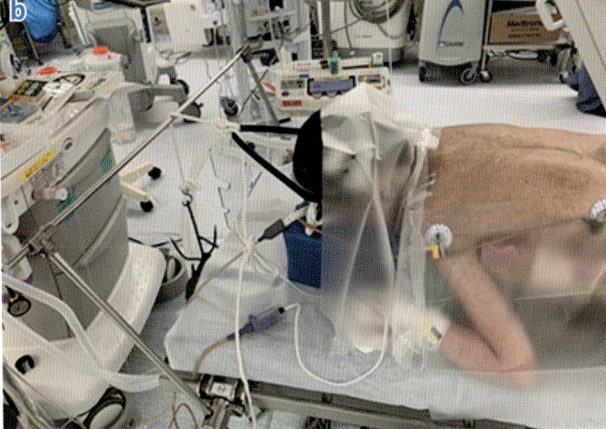
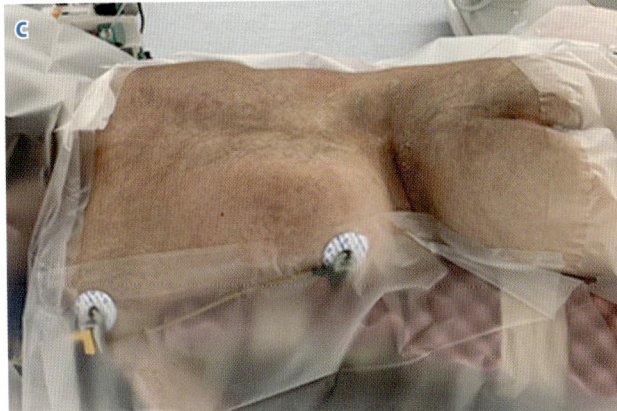
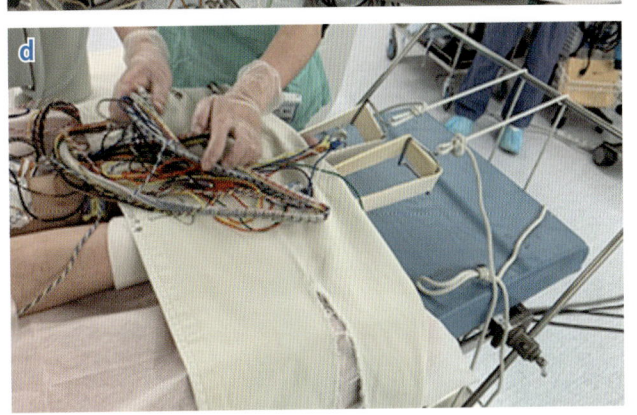

文献

1）Zhang YB, Zhang JG. Treatment of early-onset scoliosis: techniques, indications, and complications. Chin Med J 2020; 133(3): 351-7.
2）Koller H, Zenner J, et al. The impact of halo-gravity traction on curve rigidity and pulmonary function in the treatment of severe and rigid scoliosis and kyphoscoliosis: a clinical study and narrative review of the literature. Eur Spine J 2012; 21(3): 514-29.
3）Pu X, Yang B, et al. Halo-gravity traction combined with growing rod treatment: an effective preoperative management for severe early-onset scoliosis. J Neurosurg Spine 2023; ;39(6): 734-41.
4）Hwang CJ, Kim DG, et al. Preoperative Halo Traction for Severe Scoliosis. Spine 2020; 45(18): E1158-E1165.

脊柱変形矯正手術後新規麻痺発生を防ぐ術中脊髄モニタリングのポイント

公立森町病院整形外科　**後迫宏紀**

浜松医科大学整形外科　**松山幸弘**

手術ステップ

①モニタリング機器の設置
②手術開始前に刺激
③ベースライン波形の取得
④アラーム発生時の対応法
⑤術中最終波形の評価および判定

術前情報

手術適応と禁忌

　術中脊髄障害の可能性が高い脊髄腫瘍・後縦靱帯骨化症・脊柱変形などのハイリスク脊椎手術において，術後の麻痺を防ぐためには術中脊髄モニタリング(intraoperative neurophysiological monitoring：IONM)がきわめて重要である[1]。IONMの適応は脊髄や神経根に対する侵襲が予想される脊柱変形矯正手術全般にわたる。

　てんかん，頭蓋骨欠損，脳血管クリッピング術後，ペースメーカー，その他の植込み型電気機器を有する患者はIONMの相対的禁忌である[2]。

麻酔

　麻酔の管理はIONMにおいてきわめて重要である。揮発性麻酔薬や筋弛緩薬はIONMの精度に影響を与えるため，これらの使用を最小限に抑えることが推奨される。具体的に全身麻酔を行う場合は，プロポフォールおよびレミフェンタニル，フェンタニルを併用する全静脈麻酔を使用し，筋弛緩薬は必要最小限の使用にとどめることが推奨される[3]。麻酔科医と連携し，最適な麻酔法を選択することが重要である。

体位

　手術中の体位は，患者の安全とIONMの精度に影響する。体位変換後に電極配置が妨げられないように注意する。また，長時間手術となる場合は，褥瘡の予防や体位による末梢神経障害を防ぐための適切な体圧分散を要する。

手術計画

　手術計画には事前の詳細なシミュレーションとともに，どのモダリティのIONMを行うのか，手術高位に応じてどの導出筋を選択するのかを考慮することが重要である。また，手術の進行に伴う脊髄や神経根への影響を予測し，各ステップでのモニタリング波形の導出を計画する。

　以上の術前情報を踏まえたうえで，具体的な手術手技のポイントについて以下で詳述する。

fast check

・脊柱変形矯正手術中の神経障害を予防するためにmulti-modal IONMを行い，そのモダリティのひとつである経頭蓋刺激運動誘発電位（Tc-MEP）ではmulti-channelのモニタリングを行う。

・外科医，麻酔科医，臨床検査技師などの多職種で連携・協力してIONMを実施する。

・手術中はベースライン波形を基準としてモニタリングの波形変化を定期的に記録し，アラーム発生時には迅速に対応する。

手術手技

脊柱変形矯正手術に対するmulti-modal IONMを想定して記載する。

①モニタリング機器の設置

multi-modal IONMを推奨する。当院では以下の3種を併用してIONMを行っている。

・Tc-MEP：運動系のモニタリング

国際10-20法のCzより前方約2cm，左右外側5cm頭皮上に刺激電極を配置し（**図1**），主要な筋に記録電極を配置する[4]。上肢では主に三角筋，上腕二頭筋，上腕三頭筋，短母指外転筋，小指外転筋，下肢では大腿四頭筋，大腿二頭筋，前脛骨筋，腓腹筋，母趾外転筋から選択する。

・体性感覚誘発電位（SEP）：感覚系のモニタリング

末梢神経に刺激電極を配置し，頭皮上に記録電極を配置する。上肢では正中神経を手関節部で，下肢では脛骨神経を足関節部で刺激する。

・自発筋電位（free-run EMG）：神経侵襲による自発筋活動のモニタリング

異常波形（train型およびburst型）の持続がアラームとされているが偽陽性が多い[5]。

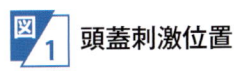

図1 頭蓋刺激位置

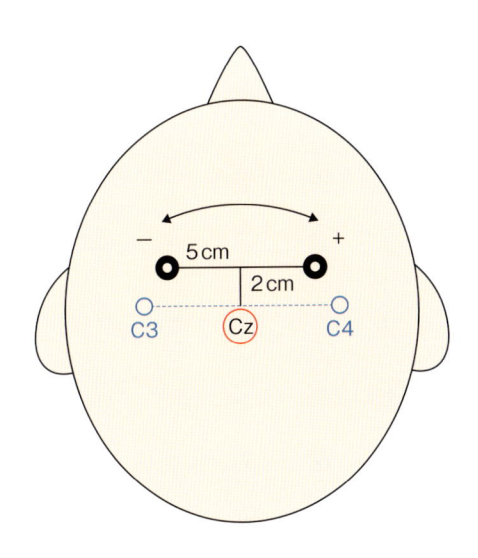

● 術中の偽陽性アラーム発生を鑑別するために，コントロール波形（**図2**）を取ることが重要である[4]。また，脊柱変形矯正手術中の神経障害は神経根障害が多く，multi-channelのモニタリングが偽陰性を防ぐために望ましい[6]。

図2 胸腰椎移行部高位の脊椎・脊髄手術時におけるコントロール波形の取得部位

コントロール波形とは正常部位（手術操作に影響を受けない筋）で測定される波形。

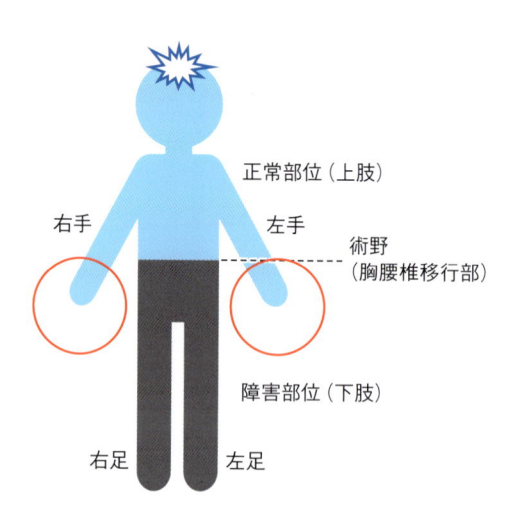

正常部位（上肢）

右手　　左手

術野（胸腰椎移行部）

障害部位（下肢）

右足　　左足

②手術開始前に刺激

　手術開始前に刺激を行い，導出された波形が明瞭で再現性があることを確認する。筋弛緩薬の影響が残存している場合には拮抗薬を使用可能かどうか，麻酔科医と相談する。

● 外科医，麻酔科医，臨床検査技師などの多職種で連携・協力しIONMを実施する。

③ベースライン波形の取得

　ベースライン波形とは侵襲的な操作前の基準となる波形である[4]。手術開始直後もしくは展開後にベースライン波形を取得する。手術中の各ステップでベースラインと比較し，変化がないかを確認する。

● 5時間以上の手術ではfade現象（麻酔深度を保っているにも関わらず，麻酔時間とともにTc-MEPの振幅が低下する現象）を生じる可能性がある[7]。

④ アラーム発生時の対応法

手術中は定期的にモニタリング波形を確認し，アラームが発生した場合は以下の手順(a～d)に沿って対応する。

Point
コツ&注意点

- 日本脊椎脊髄病学会モニタリング委員会のアラームポイントは，Tc-MEPベースライン波形振幅の70%以上の低下，SEPベースライン波形振幅の50%以上の低下[8]。
- a. インピーダンスを確認後に体位による神経や血管の圧迫，配線，電極の脱落がないか確認する。
- b. 再現性のあるアラームが持続した場合，直ちに手術を中断し，温生食にて術野を洗浄して速やかに原因を特定する。
- c. 麻酔深度や血圧・体温の変化など生理学的要因を確認し，必要に応じて補正する。
- d. 波形が回復しなければ，外科医は神経の圧迫や牽引の有無を確認する。手術操作に応じた介入手技を実施する(**表1**)。特に矯正操作後のアラームでは矯正を解除する。小児側弯矯正操作後に，遅発性にアラームが発生することがあるため注意を要する。介入操作後に波形が回復しない場合には，外科医の判断でステロイド静注や手術撤退なども考慮する。

表1 アラーム発生時別の介入手技の例

手術操作	介入手技
除圧	圧迫病変の有無を評価後，除圧の追加
椎弓根スクリュー挿入	逸脱スクリューの入れ替え
椎体間ケージ挿入	圧迫病変の有無を評価後に，除圧の追加
骨切り	椎弓および椎間孔除圧の追加
ロッド挿入による矯正操作	矯正解除後に矯正量の調節，除圧の追加
脊髄短縮	矯正解除後に脊髄短縮長の調節
椎体間の矯正操作	矯正解除後に矯正量の調節，除圧の追加

⑤ 術中最終波形の評価および判定

手術終了時にIONMを記録し，ベースライン波形と比較する。最終波形にてアラームの有無を確認し，麻酔から覚醒後に術後上下肢の神経機能が維持されていることを確認する。

rescue症例の提示（図3，4および動画1）

　　rescue症例とは，アラームに対して介入手技の実施後に波形の回復が得られ，術後に新規麻痺が出現しなかった症例のことである。

【動画】
介入手技について

右L4/5椎間関節を
切除し，右L4神経
根の除圧を確認。

図3　矯正後に右L4/5椎間孔狭窄を生じ，術中にrescueできた症例

60歳代，女性。変性後側弯症に対する二期的脊柱変形矯正手術を施行した。
a：術前立位単純X線像
b：側方侵入腰椎椎体間固定術後の腰椎CTにて右L4/5椎間孔狭窄あり
c：T9から腸骨までの後方矯正固定術後立位単純X線像

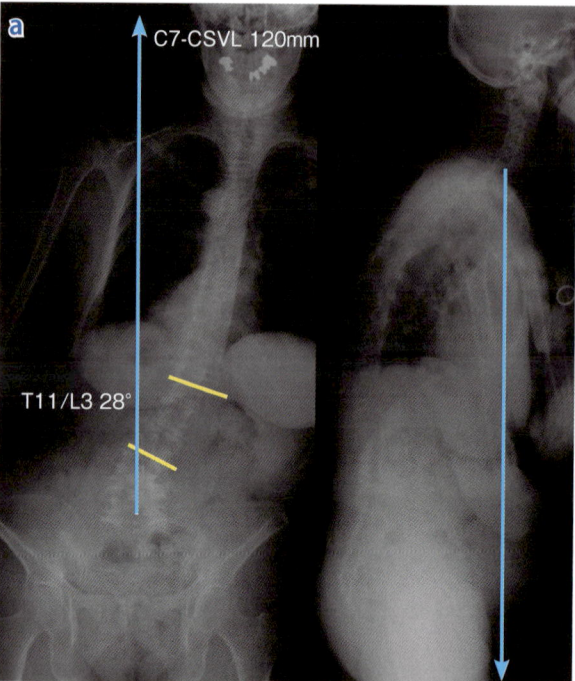

a　C7-CSVL 120mm

T11/L3 28°

SVA 160mm
TK 43°
LL 22°
SS 16°
PT 33°
PI-LL 27°

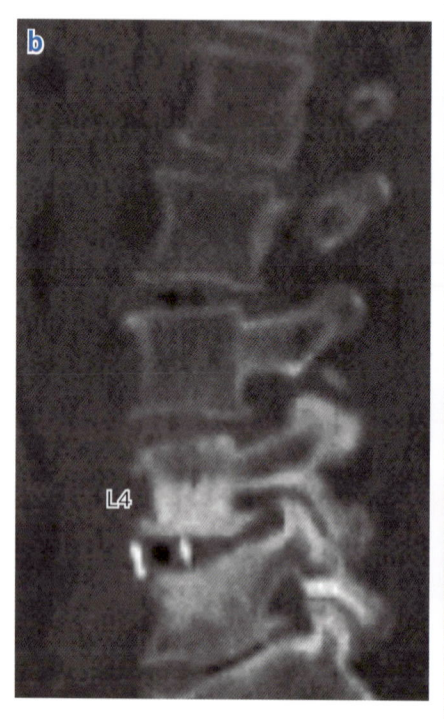

b　L4

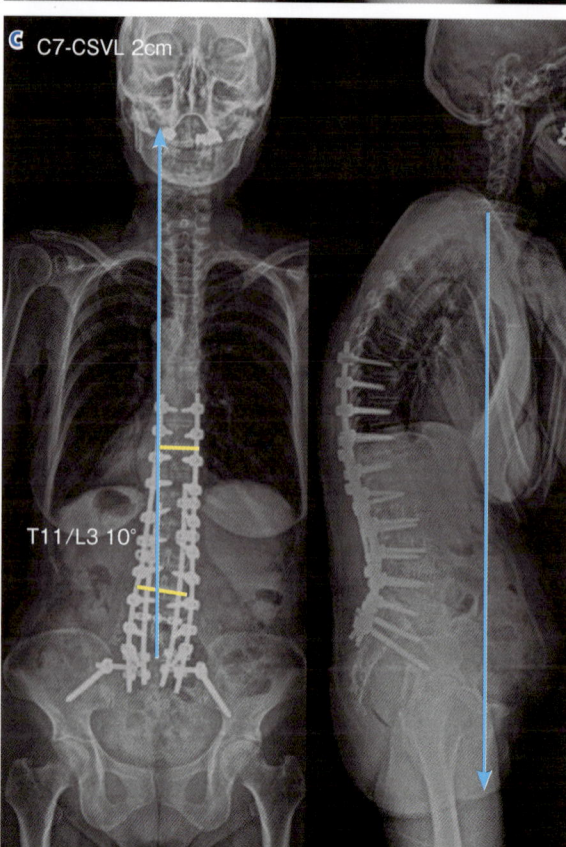

c　C7-CSVL 2cm

T11/L3 10°

SVA 70mm
TK 50°
LL 43°
SS 30°
PT 24°
PI-LL 11°

術中脊髄モニタリングTc-MEP波形の推移

ピンク色のTc-MEP波形をベースライン波形（10時22分；展開後）とした。矯正操作後（12時39分）に右大腿四頭筋の波形振幅がベースライン波形と比較し99％低下した。

本症例のように部分的に波形振幅低下をきたした場合には，神経根障害を考える。脊柱変形矯正手術後の神経障害のリスク因子は，術前からの椎間孔狭窄と骨切り術である。動画1の介入手技を実施したところ，徐々に波形が回復し術後に右大腿四頭筋の筋力低下はなかったため，rescue症例と判定した。

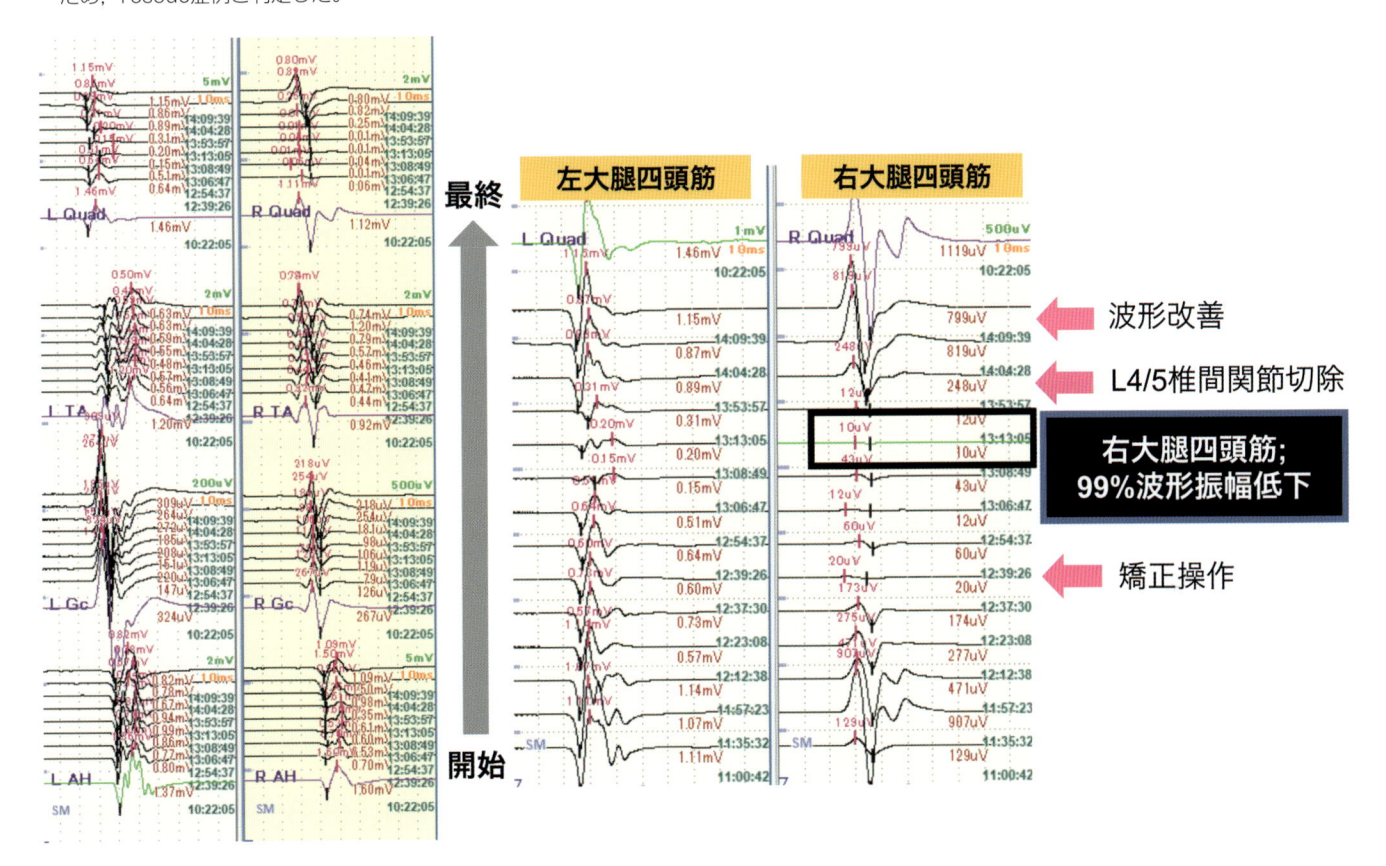

文献

1）Yoshida G, Ando M, Imagama S, et al. Alert timing and corresponding intervention with intraoperative spinal cord monitoring for high-risk spinal surgery. Spine 2019; 44(8): 470-9.

2）山本雅史, 田中　聡. 有害事象とその予防. 術中脳脊髄モニタリングの指針2022. 診断と治療社; 2022. p.36-8.

3）福岡尚和, 飯田宏樹. 脳脊髄モニタリング時の成人の麻酔法. 術中脳脊髄モニタリングの指針2022. 診断と治療社; 2022. p.54-5.

4）高谷恒範. 記録方法. 術中脳脊髄モニタリングの指針2022. 診断と治療社; 2022. p.31-6.

5）川端茂徳, 橋本　淳. 自発筋電図 (sEMG, free-run EMG). 術中脳脊髄モニタリングの指針2022. 診断と治療社; 2022. p.75-6.

6）吉田　剛. 経頭蓋刺激・運動誘発電位 (Tc-MEP). 術中脳脊髄モニタリングの指針2022. 診断と治療社; 2022. p.62-5.

7）Lyon R, Feiner J, Lieberman JA. Progressive suppression of motor evoked potentials during general anesthesia: the phenomenon of "anesthetic fade." J Neurosurg Anesthesiol 2005; 17: 13-9.

8）Kobayashi S,Matsuyama Y, Shinomiya K, et al. A new alarm point of transcranial electrical stimulation motor evoked potentials for intraoperative spinal cord monitoring: a prospective multicenter study from the spinal cord monitoring working group of the Japanese society for spine surgery and related research. J Neurosurg Spine 2014; 20(1): 102-7.

バックナンバーのご案内

Ⅰ　股関節
股関節鏡の基本的手術手技／股関節鏡視下関節唇縫合術・再建術／Femoroacetabular impingement（FAI）に対する股関節鏡視下手術／股関節関節外病変に対する鏡視下手術／股関節鏡による小児股関節疾患の治療

Ⅱ　膝関節
膝関節鏡の基本的手術手技／半月板縫合術：縦断裂／半月板縫合術：横断裂，水平断裂／円板状半月板に対する手術／内側半月板後根断裂に対する修復術／二重束前十字靱帯再建術／膝蓋腱を用いた前十字靱帯再建術（長方形骨孔法）／後十字靱帯再建術／膝内側支持機構修復・再建術／Modified Larson法による膝関節後外側支持機構再建術／関節鏡視下滑膜切除術

基本的治療手技
股関節疾患に対する注射療法／膝窩嚢胞に対する治療

No.11 最小侵襲脊椎外科

企画・編集　佐藤公治／204ページ・Web動画26本，2024年8月発行，定価12,100円（10％税込）

Ⅰ　頚椎症と腰部脊柱管狭窄症に対するMIST

低侵襲頚椎椎弓形成術／頚髄症に対する内視鏡手術／棘突起縦割式椎弓切除術／腰椎変性疾患に対するMEDシステムを用いた除圧手術－腰椎MED，椎間孔外ヘルニアの外側アプローチを含めて－／Tubular MIS-TLIF／全内視鏡下腰椎椎体間固定術：PETLIF®システムを用いたtransforaminal approach lumbar interbody fusion（TF-LIF）

Ⅱ　その他疾患別MIST

成人脊柱変形に対するLLIFとPPSを用いたcircumferential minimally invasive surgery／脊椎外傷に対する最小侵襲脊椎治療（MIST）の手術手技／転移性脊椎腫瘍に対するMISt－緊急PPS，metaの部位によるコツを中心に－／骨粗鬆症性椎体骨折に対する骨セメントなどによる（経皮的）椎体形成術／脊髄刺激療法（SCS）

Ⅲ　MISTの工夫

術中3D透視ナビゲーションを用いた側臥位single position surgery／採骨を必要としない低侵襲腫瘍脊椎骨全摘術／脊椎手術支援ロボットのMISTへの応用：ロボット支援経皮的椎弓根スクリュー

Ⅳ　最新トピックス

腰椎椎間板ヘルニアに対する酵素注入療法／経仙骨的脊柱管形成術（TSCP）

最小侵襲手術における基本的手術手技

X線透視下経皮的椎弓根スクリュー挿入法／全内視鏡下脊椎手術の基本（transforaminal approach）

No.12 上肢の関節鏡視下手術

担当編集　今井晋二／164ページ・WEB動画20本，2024年11月発行，定価12,100円（10％税込）

Ⅰ　肩関節

肩関節鏡手術の基本手技／腱板断裂に対する鏡視下腱板修復術／広範囲腱板断裂に対する鏡視下肩上方関節包再建術／肩鎖関節脱臼に対する鏡視補助下靱帯再建術／肩不安定症に対する鏡視下Bankart修復術／鏡視下Bankart・Bristow法

Ⅱ　肘関節

肘関節鏡手術の基本手技／肘離断性骨軟骨炎に対する鏡視下手術／上腕骨外側上顆炎に対する鏡視下手術／肘スポーツ障害に対する鏡視下手術

Ⅲ　手関節

手関節鏡手術の基本手技／橈骨遠位端骨折に対する鏡視下整復術／TFCC損傷に対する鏡視下縫合術／月状三角骨障害に対する鏡視下手術－尺骨短縮術・鏡視下デブリドマン・月状三角骨間仮固定

基本的手術手技

de Quervain病の基本手術手技／手関節ガングリオンの基本知識と手関節手術

■年間購読お申し込み・バックナンバー購入方法

・年間購読およびバックナンバー申し込みの際は，最寄りの医書店または小社営業部へご注文ください。
・小社ホームページからでもご注文いただけます。
・ホームページでは，本書に紹介されていないバックナンバーの目次の詳細・サンプルページもご覧いただけます。

【お問い合わせ先／ホームページ】
株式会社メジカルビュー社　〒162-0845 東京都新宿区市谷本村町2-30　Tel：03-5228-2050
E-mail：eigyo@medicalview.co.jp（営業部）　URL：https://www.medicalview.co.jp

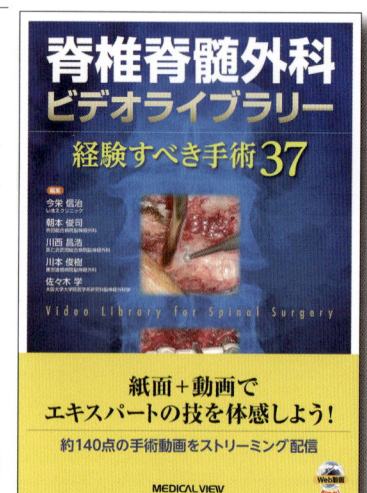
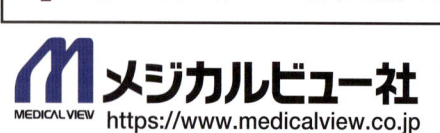

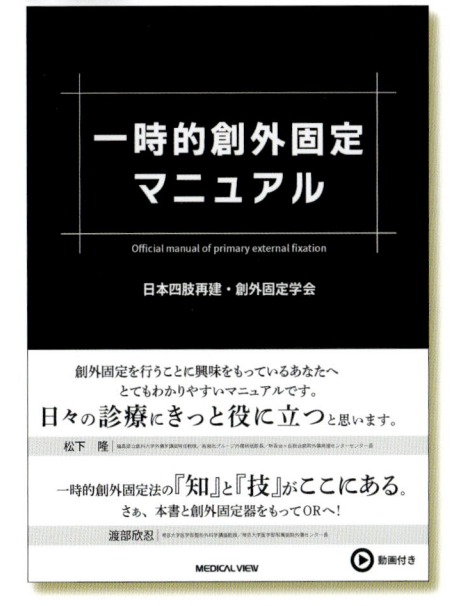
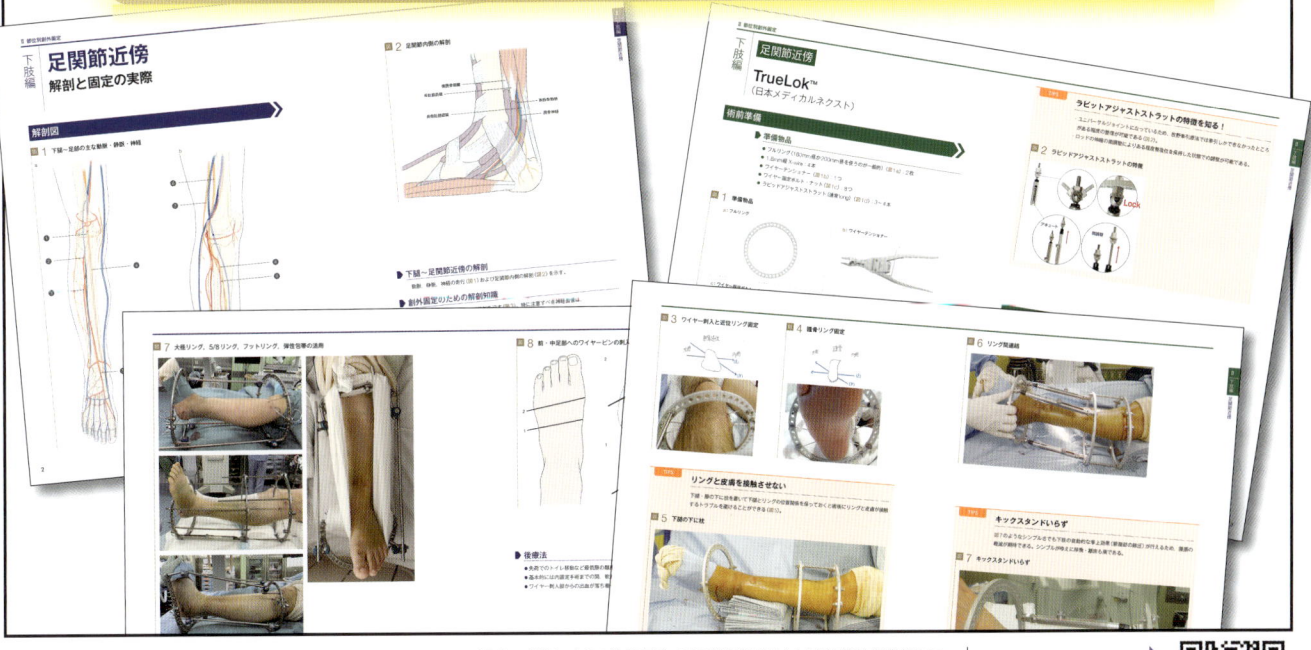
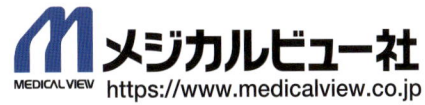

新OS NEXUS No.13
脊椎の再建法　すべり症から脊柱変形まで

2025年2月10日　第1版第1刷発行

■編集委員　松田秀一・今井晋二・今釜史郎
　　　　　　（まつだ しゅういち・いまい しんじ・いまがま しろう）

■担当
　編集委員　今釜史郎　いまがま　しろう

■発行者　吉田富生

■発行所　株式会社メジカルビュー社
　　　　　〒162-0845 東京都新宿区市谷本村町2-30
　　　　　電話　03(5228)2050(代表)
　　　　　ホームページ https://www.medicalview.co.jp/
　　　　　営業部　FAX 03(5228)2059
　　　　　　　　　E-mail eigyo@medicalview.co.jp
　　　　　編集部　FAX 03(5228)2062
　　　　　　　　　E-mail ed@medicalview.co.jp

■印刷所　シナノ印刷株式会社

ISBN978-4-7583-2163-1 C3347

ⓒ MEDICAL VIEW, 2025. Printed in Japan